U0674327

全国中医药行业高等教育"十四五"规划教材

全国高等中医药院校规划教材（第十一版）

医学伦理学

（新世纪第三版）

（供中医学、中西医临床医学、针灸推拿学、康复治疗学等专业用）

主 编　崔瑞兰　赵 丽

中国中医药出版社
·北 京·

图书在版编目（CIP）数据

医学伦理学 / 崔瑞兰，赵丽主编 . —3 版 . —北京：
中国中医药出版社，2023.8（2025.3 重印）
全国中医药行业高等教育"十四五"规划教材
ISBN 978-7-5132-8224-6

Ⅰ.①医…　Ⅱ.①崔…　②赵…　Ⅲ.①医学伦理学—
中医学院—教材　Ⅳ.① R-052

中国国家版本馆 CIP 数据核字（2023）第 108247 号

融合出版数字化资源服务说明

全国中医药行业高等教育"十四五"规划教材为融合教材，各教材相关数字化资源（电子教材、PPT 课件、视频、复习思考题等）在全国中医药行业教育云平台"医开讲"发布。

资源访问说明

扫描右方二维码下载"医开讲 APP"或到"医开讲网站"（网址：www.e-lesson.cn）注册登录，输入封底"序列号"进行账号绑定后即可访问相关数字化资源（注意：序列号只可绑定一个账号，为避免不必要的损失，请您刮开序列号立即进行账号绑定激活）。

资源下载说明

本书有配套 PPT 课件，供教师下载使用，请到"医开讲网站"（网址：www.e-lesson.cn）认证教师身份后，搜索书名进入具体图书页面实现下载。

中国中医药出版社出版

北京经济技术开发区科创十三街 31 号院二区 8 号楼
邮政编码　100176
传真　010-64405721
廊坊市祥丰印刷有限公司印刷
各地新华书店经销

开本 889×1194　1/16　印张 16.25　字数 424 千字
2023 年 8 月第 3 版　2025 年 3 月第 5 次印刷
书号　ISBN 978-7-5132-8224-6

定价　58.00 元
网址　www.cptcm.com

服 务 热 线　010-64405510　　微信服务号　zgzyycbs
购 书 热 线　010-89535836　　微商城网址　https://kdt.im/LIdUGr
维 权 打 假　010-64405753　　天猫旗舰店网址　https://zgzyycbs.tmall.com

如有印装质量问题请与本社出版部联系（010-64405510）

匡海学（黑龙江中医药大学教授、教育部高等学校中药学类专业教学指导委员会主任委员）

吕志平（南方医科大学教授、全国名中医）

吕晓东（辽宁中医药大学党委书记）

朱卫丰（江西中医药大学校长）

朱兆云（云南中医药大学教授、中国工程院院士）

刘　良（广州中医药大学教授、中国工程院院士）

刘松林（湖北中医药大学校长）

刘叔文（南方医科大学副校长）

刘清泉（首都医科大学附属北京中医医院院长）

李可建（山东中医药大学校长）

李灿东（福建中医药大学校长）

杨　柱（贵州中医药大学党委书记）

杨晓航（陕西中医药大学校长）

肖　伟（南京中医药大学教授、中国工程院院士）

吴以岭（河北中医药大学名誉校长、中国工程院院士）

余曙光（成都中医药大学校长）

谷晓红（北京中医药大学教授、教育部高等学校中医学类专业教学指导委员会主任委员）

冷向阳（长春中医药大学校长）

张忠德（广东省中医院院长）

陆付耳（华中科技大学同济医学院教授）

阿吉艾克拜尔·艾萨（新疆医科大学校长）

陈　忠（浙江中医药大学校长）

陈凯先（中国科学院上海药物研究所研究员、中国科学院院士）

陈香美（解放军总医院教授、中国工程院院士）

易刚强（湖南中医药大学校长）

季　光（上海中医药大学校长）

周建军（重庆中医药学院院长）

赵继荣（甘肃中医药大学校长）

郝慧琴（山西中医药大学党委书记）

胡　刚（江苏省政协副主席、南京中医药大学教授）

侯卫伟（中国中医药出版社有限公司董事长）

姚　春（广西中医药大学校长）

徐安龙（北京中医药大学校长、教育部高等学校中西医结合类专业教学指导委员会主任委员）

高秀梅（天津中医药大学校长）

高维娟（河北中医药大学校长）

郭宏伟（黑龙江中医药大学校长）

唐志书（中国中医科学院副院长、研究生院院长）

彭代银（安徽中医药大学校长）

董竞成（复旦大学中西医结合研究院院长）

韩晶岩（北京大学医学部基础医学院中西医结合教研室主任）

程海波（南京中医药大学校长）

鲁海文（内蒙古医科大学副校长）

翟理祥（广东药科大学校长）

秘书长（兼）

陆建伟（国家中医药管理局人事教育司司长）

侯卫伟（中国中医药出版社有限公司董事长）

办公室主任

周景玉（国家中医药管理局人事教育司副司长）

李秀明（中国中医药出版社有限公司总编辑）

办公室成员

陈令轩（国家中医药管理局人事教育司综合协调处处长）

李占永（中国中医药出版社有限公司副总编辑）

张峘宇（中国中医药出版社有限公司副总经理）

芮立新（中国中医药出版社有限公司副总编辑）

沈承玲（中国中医药出版社有限公司教材中心主任）

编审专家组

全国中医药行业高等教育"十四五"规划教材
全国高等中医药院校规划教材（第十一版）

组　长

余艳红（国家卫生健康委员会党组成员，国家中医药管理局党组书记、局长）

副组长

张伯礼（天津中医药大学教授、中国工程院院士、国医大师）

秦怀金（国家中医药管理局副局长、党组成员）

组　员

陆建伟（国家中医药管理局人事教育司司长）

严世芸（上海中医药大学教授、国医大师）

吴勉华（南京中医药大学教授）

匡海学（黑龙江中医药大学教授）

刘红宁（江西中医药大学教授）

翟双庆（北京中医药大学教授）

胡鸿毅（上海中医药大学教授）

余曙光（成都中医药大学教授）

周桂桐（天津中医药大学教授）

石　岩（辽宁中医药大学教授）

黄必胜（湖北中医药大学教授）

前　言

为全面贯彻《中共中央　国务院关于促进中医药传承创新发展的意见》和全国中医药大会精神，落实《国务院办公厅关于加快医学教育创新发展的指导意见》《教育部　国家卫生健康委　国家中医药管理局关于深化医教协同进一步推动中医药教育改革与高质量发展的实施意见》，紧密对接新医科建设对中医药教育改革的新要求和中医药传承创新发展对人才培养的新需求，国家中医药管理局教材办公室（以下简称"教材办"）、中国中医药出版社在国家中医药管理局领导下，在教育部高等学校中医学类、中药学类、中西医结合类专业教学指导委员会及全国中医药行业高等教育规划教材专家指导委员会指导下，对全国中医药行业高等教育"十三五"规划教材进行综合评价，研究制定《全国中医药行业高等教育"十四五"规划教材建设方案》，并全面组织实施。鉴于全国中医药行业主管部门主持编写的全国高等中医药院校规划教材目前已出版十版，为体现其系统性和传承性，本套教材称为第十一版。

本套教材建设，坚持问题导向、目标导向、需求导向，结合"十三五"规划教材综合评价中发现的问题和收集的意见建议，对教材建设知识体系、结构安排等进行系统整体优化，进一步加强顶层设计和组织管理，坚持立德树人根本任务，力求构建适应中医药教育教学改革需求的教材体系，更好地服务院校人才培养和学科专业建设，促进中医药教育创新发展。

本套教材建设过程中，教材办聘请中医学、中药学、针灸推拿学三个专业的权威专家组成编审专家组，参与主编确定，提出指导意见，审查编写质量。特别是对核心示范教材建设加强了组织管理，成立了专门评价专家组，全程指导教材建设，确保教材质量。

本套教材具有以下特点：

1.坚持立德树人，融入课程思政内容

将党的二十大精神进教材，把立德树人贯穿教材建设全过程、各方面，体现课程思政建设新要求，发挥中医药文化育人优势，促进中医药人文教育与专业教育有机融合，指导学生树立正确世界观、人生观、价值观，帮助学生立大志、明大德、成大才、担大任，坚定信念信心，努力成为堪当民族复兴重任的时代新人。

2.优化知识结构，强化中医思维培养

在"十三五"规划教材知识架构基础上，进一步整合优化学科知识结构体系，减少不同学科教材间相同知识内容交叉重复，增强教材知识结构的系统性、完整性。强化中医思维培养，突出中医思维在教材编写中的主导作用，注重中医经典内容编写，在《内经》《伤寒论》等经典课程中更加突出重点，同时更加强化经典与临床的融合，增强中医经典的临床运用，帮助学生筑牢中医经典基础，逐步形成中医思维。

3.突出"三基五性"，注重内容严谨准确

坚持"以本为本"，更加突出教材的"三基五性"，即基本知识、基本理论、基本技能，思想性、科学性、先进性、启发性、适用性。注重名词术语统一，概念准确，表述科学严谨，知识点结合完备，内容精炼完整。教材编写综合考虑学科的分化、交叉，既充分体现不同学科自身特点，又注意各学科之间的有机衔接；注重理论与临床实践结合，与医师规范化培训、医师资格考试接轨。

4.强化精品意识，建设行业示范教材

遴选行业权威专家，吸纳一线优秀教师，组建经验丰富、专业精湛、治学严谨、作风扎实的高水平编写团队，将精品意识和质量意识贯穿教材建设始终，严格编审把关，确保教材编写质量。特别是对32门核心示范教材建设，更加强调知识体系架构建设，紧密结合国家精品课程、一流学科、一流专业建设，提高编写标准和要求，着力推出一批高质量的核心示范教材。

5.加强数字化建设，丰富拓展教材内容

为适应新型出版业态，充分借助现代信息技术，在纸质教材基础上，强化数字化教材开发建设，对全国中医药行业教育云平台"医开讲"进行了升级改造，融入了更多更实用的数字化教学素材，如精品视频、复习思考题、AR/VR等，对纸质教材内容进行拓展和延伸，更好地服务教师线上教学和学生线下自主学习，满足中医药教育教学需要。

本套教材的建设，凝聚了全国中医药行业高等教育工作者的集体智慧，体现了中医药行业齐心协力、求真务实、精益求精的工作作风，谨此向有关单位和个人致以衷心的感谢！

尽管所有组织者与编写者竭尽心智，精益求精，本套教材仍有进一步提升空间，敬请广大师生提出宝贵意见和建议，以便不断修订完善。

国家中医药管理局教材办公室

中国中医药出版社有限公司

2023 年 6 月

编写说明

医学伦理学是中医学、中西医临床医学、针灸推拿学、康复治疗学等专业医学人文核心课程之一。通过本课程的学习，可以帮助中医从业人员系统掌握伦理学知识，掌握医学领域的伦理要求，从而提高解决医学伦理问题的能力和水平，更好地为患者服务。本教材也适合作为国家医师资格考试《医学伦理学》部分的参考教材和医学工作者的学习用书。

本教材的编写，旨在引导医学生用医学伦理学基本理论、基本原则、基本规范，分析和解决执业过程中的伦理问题，挖掘和提升伦理与人文价值，培养医学生的伦理、人文素养，增强医学从业者与患者交流沟通能力，实现和谐的医患关系。

本教材编写坚持以学生为中心，坚持"三基五性"；以能力培养为导向，将"知识、能力、素质"有机融合于教材之中。着力培养学生知识传承与运用知识分析问题、解决问题的能力；着力培养学生良好的职业素养和岗位胜任能力；着力培养学生的批判性思维与创新能力。本教材的主要特点：①承继上版教材的特色与精华。本教材是修订教材，力求对上版教材精华进行继承和发扬，并在此基础上更加完善教材内容。②注重教材的实用性和时效性。在保障医学生学习的基础上将国家最新的执业医师考试大纲和相关的法律法规等内容纳入本教材，增强教材的实用性和时效性。③注重教材的学术性和前沿性。坚持与时俱进，吸收目前国内外学界研究的最新成果，使教材内容更加富有时代特色。④增加课程思政相关内容，增进课程育人功能。⑤增加数字化内容，便于教师教学、学生学习。

本教材是全国中医药行业高等教育"十四五"规划教材之一，由全国18所医药院校及1所医院的编委们共同承担完成。本教材共有15章，具体编写分工：崔瑞兰编写第一章，袁和静编写第二章；方新文、赵楠编写第三章；赵丽编写第四章；王晓波、李莹波编写第五章；吉广庆、江陆平编写第六章；包玉颖编写第七章；李红文编写第八章；彭迎春编写第九章；马芸编写第十章；赵翌辰编写第十一章；胡晓燕、韩丹编写第十二章，陈冰、郭强编写第十三章；刘月树编写第十四章；衣翠翠编写第十五章。副主编吉广庆、包玉颖、刘月树、李红文、王晓波、方新文对部分章节进行了修稿、审稿，全书由崔瑞兰、赵丽负责统稿修稿，崔瑞兰负责定稿。

本教材的编写得到了国家中医药管理局教材办公室、中国中医药出版社和各编写单位的大力支持，同时，我们还借鉴吸收了国内外有关专家和学者的一些最新研究成果，在此一并致以诚挚谢意!

由于编者水平和时间有限,书中错漏之处难免,诚恳广大读者和专家、同行批评指正,以便今后做进一步的修订。

《医学伦理学》编委会

2023 年 5 月

目　录

扫一扫，查阅
本书数字资源

扫一扫，查阅本章数字资源，含PPT、音视频、图片等

医学伦理学是医学与伦理学的交叉学科。学习和研究医学伦理学，可以帮助医学生和医务工作者系统掌握医学伦理学知识，分析和解决医学实践中的伦理问题，提升医务工作者的人文素养和职业精神，促进医学人际关系的和谐和医学的健康发展。

第一节　伦理学概述

伦理学与道德密切相关。只有从理论上深入分析研究道德的起源、本质和特征等内容，才能更好地了解和把握伦理学及医学伦理学。

一、道德

（一）道德的含义

在中国伦理思想史上，道德最初是作为两个概念而分别使用的。"道"与"行"的含义相通，表示四通八达的街道或道路。后引申为事物运动和变化的规律，或做人的规矩、道理。"德"表示对"道"的认识、践履而后有所得。东汉时刘熙对"德"的解释是："德者，得也，得事宜也。"意思是说，"德"就是把人与人之间的关系处理得合适，使自己与他人都有所得。由此说明，人与人之间道德关系的发生，必须是对人、对己双方都有所"得"的时候。

道德二字连用，成为一个概念，始于春秋战国时期的《荀子》。荀子不但将道和德连用，而且赋予了它较为确定的意义，即指人们在社会生活中所形成的道德品质、道德境界和调整人与人之间关系的道德原则和规范。在西方文化史上，"道德"一词源于拉丁语，表示风尚、习俗之意，后演化为"特点""内在本性""规律""规定""性格""本质"等含义。

根据马克思主义伦理学的说法，道德是人类社会生活中所特有的，由一定的经济关系决定的，依靠人们的内心信念、社会舆论和传统习俗维系的，用以调整人与人、人与社会之间的利益关系，并以善恶标准进行评价的原则、规范、心理意识和行为活动的总和。对此定义可以从以下几个方面进行理解。

1. 道德的本质　道德属于上层建筑，是由经济基础决定的，在阶级社会里，道德是阶级的道德，这是道德的一般本质。道德是调整利益关系的，这是道德的特殊本质。

2. 道德的评价标准　善与恶是道德的评价标准。善行，即利于他人、社会的行为，是道德的行为，是高尚的；恶行，即危害他人和社会的行为，是不道德的行为，是卑劣的。

3. 道德的评价方式　道德依靠人的内心信念、社会舆论和传统习俗的非强制性力量来维系，

体现道德的自律性特征。

4. 道德的功能　道德不仅借助于道德观念、道德准则等形式，通过道德评价等方式，调节人与人、人与社会的关系，使之协调一致，而且作为一种精神力量，促进人类实现自我完善。

5. 道德的内在结构　道德是道德意识现象、道德规范现象和道德行为现象三个方面所构成的有机整体。

（二）道德的起源与形成

在伦理学史上，关于道德的起源问题，不同的时代有着不同的伦理学派，主要有以下几种观点。

客观唯心主义的"神启论"认为，道德是上帝意志的创造，是神对人们启示的结果。主观唯心主义的"天赋道德论"认为，道德是先验的纯粹理性的产物，把道德看成是人们与生俱来、人心固有的东西。旧唯物主义的"感觉欲望论"认为，道德的根源在于人类自身的生理欲望与生理功能，从人的自然本能、人的抽象"人性"来说明道德的起源问题。"自然起源论"或"动物本能论"认为，道德是动物的某种合群性的本能的直接延续和复杂化的结果。

上述观点都没有科学地说明人类道德的起源问题。除了阶级与历史局限性以外，很重要的一点就是脱离了社会物质资料的生产活动及整个社会的实践活动。

马克思主义的诞生，尤其是历史唯物主义的创立，为揭示社会道德现象的起源，提供了科学的世界观和方法论。马克思主义认识论告诉我们，道德的产生有多方面的条件。首先，社会关系的形成是道德赖以产生的客观条件。道德是社会关系的产物，只有形成了人与人、人与社会之间的相互关系，才会产生道德。其次，人类自我意识的形成与发展是道德产生的主观条件。应该认识到，道德产生所需要的主客观条件是统一于生产实践的。劳动创造了人和人类社会，是人类道德起源的第一个历史前提。

道德的形成经历了一个漫长的历史过程。人类最初的道德以风俗习惯等形式表现出来，随着社会生产力的发展和社会生活的日益复杂化、多样化，特别是随着人类文明时代的开始，道德逐渐从风俗习惯中分化出来，成为一种相对独立的社会意识形态。

（三）道德的特征

道德不同于其他社会意识形式的根本特征，在于它的特殊的规范性。

1. 道德是一种非制度化的规范，是处于同一社会或同一社会环境的人们，在长期的共同生活过程中逐渐积累起来的某些要求、理想和秩序，具体表现在人们的视听言行之上，蕴含于人们的品格、习性和意向之中。

2. 道德主要是通过传统习俗、社会舆论和人们内心信念的力量来实现的。

3. 道德还是一种俗称为良心的内化性规范。内化的规范也称为良心，由此形成特定的动机、意图和目的，促使人们自觉自愿地以此为言行的标准和尺度，并外化为一定的道德行为。

二、伦理

（一）伦理的含义

在中国古代，"伦"和"理"是分别使用的概念。古汉语中，"伦"与"辈"同义，引申为群、类、比、序等含义。孟子把"父子有亲，君臣有义，夫妇有别，长幼有序，朋友有信"称为五伦，表明了我国封建社会中人与人之间的不同辈分关系、人伦秩序和做人的规范。"理"带有加工使其显示其本身的纹理之意，后引申为条理、精微、道理、事理等含义。"伦理"是处理人与人之间关系的道理。将"伦"和"理"合为一个概念使用，最早见于《礼记·乐记》，云："乐者，通伦理者也。"它不是现代意义的"伦理"，只是指称"处理次序的通理"。

在西方，伦理（ethics）一词来源于希腊语 ethika，原指包括人类在内的动物不断出入的场所、住惯了的地点，后引申为"习俗""习惯"，逐渐发展为由风俗、习惯养成的个人性格和品行，主要指行为的具体原则。

（二）伦理与道德的关系

伦理与道德是相近的概念，多数情况下可以通用。道德的"道"本质上是指人们在处理各种关系时应遵循的道理和准则，含义与伦理的"理"完全一致，但二者也有区别。伦理侧重强调人们在社会生活中客观存在的各种社会关系，侧重反映人伦关系及维护关系所必须遵循的规则。道德侧重强调社会个体，侧重反映道德活动或道德活动主体（人）的行为之应当。在伦理学中，道德表达的是最高意志，主要是一种精神和最高原则；伦理表达的是社会规范的性质。道德是伦理的精神基础，道德是最高的、抽象的存在。

在生活中，人们常常说"某个人有道德"或者"有道德的人"，但一般不会说"这个人有伦理"或者"有伦理的人"；另一方面，我们一般用"伦理学"，甚至直接用"伦理"来指这门学问，而较少以"道德学"来指称。

三、伦理学

（一）伦理学的概念

伦理学是研究社会道德现象、本质及其规律的学说。它对道德的起源、本质、特点、结构、功能等进行深入的研究，揭示其中的规律性。伦理学是哲学的一个分支，又称道德哲学。

（二）伦理学的产生与发展

1. 伦理学的产生　伦理学是一门古老的道德哲学。自古以来，中外历代思想家均从各自的时代要求和阶级利益出发，围绕着各种社会道德现象进行研究。在人类道德文化的优秀成果宝库中，中国以其丰富的伦理思想著称于世。但由于我国古代文化发展和学科分类的特殊性，其道德论述和伦理思想往往与政治、哲学、礼仪交织在一起。春秋战国时期著名的思想家、教育家孔丘（前551—前479年）就是著名的政治伦理学家。他的《论语》是我国第一部规范的伦理学著作。他主张以"仁"为中心的道德理论和人生哲学，他本人是中国伦理思想史上第一位具有完整理论体系的伦理学家。

在古希腊，远在荷马时代的一些文献中就有了某些伦理思想的萌芽，后来的一些哲学家如毕达哥拉斯、赫拉克利特、苏格拉底、德莫克里特和柏拉图等，都从不同侧面注意对伦理道德进行理论的思考和研究。亚里士多德在雅典学院讲授了一门关于道德品性的学问，创造了一个新名词"ethika"，即以伦理学来表示这门学问，对古希腊的道德思想和伦理思想的发展进行了全面的分析、概括和总结。根据他的讲述整理而成的《尼可马克伦理学》等专著，第一次成为具有独立体系并且论证严格的伦理学著作，对西方伦理学的发展产生了深远的影响。亚里士多德以后，伦理学便作为一门独立的学科，在西欧各国日益发展起来。清代末年，我国学者将其引入中国，沿用至今。

2. 伦理学的发展　在西方，自古希腊亚里士多德创立伦理学这门学科以后，伦理学逐步发展起来，并表现出不同的时代特点。古希腊伦理思想的重点是个人品行方面，尤其注重行为准则的研究。欧洲中世纪的伦理思想主要是以宗教神学的形式，围绕个人对上帝的关系问题展开的。宗教与伦理合一是中世纪伦理思想的一个重要特征。14世纪以后，产生了与封建伦理思想相对立的资本主义伦理思想，在资本主义社会不断发展的过程中，形成了更加系统和完整的伦理思想体系。

19世纪40年代马克思主义创立，以唯物史观为理论基础的马克思主义伦理思想的形成，是人类道德发展史上的一次深刻变革，它使人类社会伦理思想的发展和研究进入了一个崭新的阶段。马克思主义伦理学，是应用马克思主义世界观和方法论，从总体考察社会道德现象，揭示道德的本质、功能和各方面发展规律和作用的理论学科。

（三）伦理学的类型及其研究对象

自伦理学创立以来，针对伦理学的研究对象有许多不同的理解。总的来说，多数伦理学家认为，伦理学是以道德和规则为研究对象的。从伦理学的内容看，伦理学可分为规范伦理学、描述伦理学和元伦理学三大类。

1. 规范伦理学　规范伦理学又称规定伦理学，是采用价值－规范的方法，主要研究伦理规范的来源、内容和根源，研究人们的行为准则，制定规范和价值体系，从而规定人们应当如何行动。规范伦理学构成伦理学的主体，是传统伦理学的主流，如功利主义、义务伦理等均属规范伦理学范畴。一般意义上的规范伦理学均包含三个重要部分，即道德理论、道德原则和道德规范。规范伦理学分为普通规范伦理学和应用规范伦理学。应用规范伦理学就是规范伦理学的理论、原则在具体领域中的应用，如医学伦理学、商业伦理学、法学伦理学等。

2. 描述伦理学　描述伦理学是根据经验描述的方法，从社会的实际状况来再现道德、说明道德的本质。它可以是历史的描述，如各种道德史、风俗史；也可以是现实的描述，如某些社会道德状况的调查报告；还可以是外在的描述，如道德社会学；也可以是内在的描述，如道德心理学等。描述伦理学的目的是如实地呈现现实的或历史的、内在的或外在的、综合的道德状况。

3. 元伦理学　元伦理学又称分析伦理学，主要从语言和逻辑的角度，以分析的方法研究伦理学。它在道德劝诫上是相对独立的，它的目的主要是求真，但不是求历史或现实生活的现象之真，而是求人们使用的道德逻辑语言之真。元伦理学是一门基础性学科，它对于概念的语言揭示，对道德判断功能的分析，对道德逻辑规则的设立，对伦理学高度的科学性、逻辑性的追求和确证等，使它在伦理学中占据一定的地位，与描述伦理学、规范伦理学相互补充，丰富和深化了伦理学的研究内容。

（四）伦理学的基本概念

1. 道德原则　道德原则也称"伦理原则"，是处理个人利益与整体利益关系的根本准则，是调整人们关系的各种规范要求的最基本的出发点和指导原则，是道德的社会本质和阶级性的最直接、最集中的反映。在各种道德规范体系中，它居于首要地位，起着主导作用，具有普遍性、全面性和相对稳定性，成为贯穿于各种道德规范体系的总纲和精髓。

2. 道德规范　道德规范也称"伦理规范"，是人们的道德行为和道德关系普遍规律的反映，是一定社会和阶级对人们行为或关系的基本要求或概括，它是判断善与恶、正当与不正当、正义与非正义、荣与辱、诚实与虚伪、权利与义务等的道德准则。道德规范随着社会的发展而不断发展，具有历史性和继承性。

3. 道德选择 道德选择是指行为主体（个人或社会集团）在一定目的和道德意识的支配下，对某种道德行为所做出的自觉选择。道德选择是产生道德行为的前提，它又通过具体行为表现出来。道德选择受两个因素的制约：一是客观条件，即社会为人们提供了多少可供选择的可能性；二是主观条件，即表现为人发挥的主观能动性，它使人们在多种可能性中根据自己的需要、信念和目的进行选择。

4. 道德行为 道德行为也称"伦理行为"，是指在一定道德意识支配下表现出来的具有道德意义并能进行道德评价的行为，与"非道德行为"相对。道德行为分为道德的行为和不道德的行为。一般而言，道德的行为是指符合一定的道德原则和规范，有利于他人和社会的行为，常被称为"善行"。反之，违背一定的道德原则和规范，有害于社会和他人的行为，则为不道德的行为，常被称为"恶行"。对道德行为的判断是一个复杂的过程，需根据行为者的动机、目的及行为的效果，综合各方面对行为的善恶做出评价。

5. 道德内化 道德内化是指个体在社会实践中，通过对社会道德的学习、选择和认同，将其转化为自身内在的行为准则和价值目标，形成相应的个体道德素质的过程。

6. 道德评价 道德评价也称"伦理评价"，是指人们根据一定的社会或阶级的道德标准对他人或自己的行为进行善恶、荣辱、正当与不正当等道德价值的判断和评论，表明肯定或否定、赞成或反对的倾向性态度。道德评价是道德活动的重要形式之一。

7. 道德修养 道德修养也称"伦理修养"，是指个人在道德品质上的自我锻炼、自我改造及由此达到的道德水平和道德境界，是道德活动形式之一，是个人自觉地将一定的道德要求和规范转变为个人内在的道德品质的过程，是完善自身道德人格的道德实践。不同社会、不同时代的道德修养有不同的目标、途径、内容和方法。

第二节 医学伦理学概述

医学伦理学以医学道德为研究对象，是伦理学的分支学科，亦是医学的有机组成部分。随着医学的发展和社会的变迁，在弘扬医学人文精神的时代背景下，医学伦理学的理论和现实意义日益凸显。

一、医学道德概述

（一）医学道德的概念

医学道德（medical morality）是社会占主导地位的道德在医学领域中的具体体现，有广义和狭义之分。狭义的医学道德是指医学职业道德，是医务人员在医疗卫生工作中形成的具有医学职业特征的主要依靠社会舆论、传统习俗和内心信念发挥作用，并用以调整医务人员与服务对象之间、医务人员与医务人员之间，以及医务人员与社会之间关系的道德观念和道德行为规范的总和。广义的医学道德是指在医学活动过程中所形成的，规范人的行为及其在人身上形成的品德。不仅包括医学职业道德、医学科学道德、卫生管理道德，还包括患者道德。

（二）医学道德的特点

人类社会自有文化以来，医学道德一直是医疗技术的重要组成部分。基于医学的特殊性，医学道德除了具有一般道德的特征外，还具有自身的特点。

1. 全人类性与阶级性的统一　医学需要是全人类性的，没有国家、阶级的差别。医术无国界，医学工作者为全人类的健康服务，不受国籍、种族、肤色、年龄、政治派别、社会地位等方面的影响。医学道德的基本理论和观点在世界范围内具有广泛的适应性。例如，一视同仁是古今中外医学道德规范的永恒主题。但是在阶级社会里，医学道德也打上了阶级的烙印。医学道德的全人类性只有在消灭了阶级的社会中才能得以彻底实现。

2. 继承性与时代性的统一　医学道德与医学相伴而生，医学的发展伴随着医学道德的发展变化。由于医学的特殊性质和服务对象的相对稳定性，医学道德的很多内容是可以超越时代而得以继承的。可以说，继承并弘扬医学道德传统是医学道德进步的基本条件。当然，随着社会的进步和医学的发展，医学道德也在与时俱进，其内容也在不断修正、丰富和完善，体现出时代的特征。

3. 稳定性与变动性的统一　医务人员的医学道德品质，是在医学实践过程中逐渐形成的比较稳定的心理状态和行为习惯，是道德认知、道德情感、道德意志和道德行为的统一体现。尽管在不同的历史阶段，医学道德规范及医务人员的品德内涵会有一定的差别，但包含着相对稳定的因素，如医学绝不能成为残害人类或者政治党派的斗争工具；忠于医学、仁爱救人、信守诺言、无私奉献等一般被认为是医务人员应具备的美德等。随着社会的发展，医学道德的内容会发生相应的变化，如《希波克拉底誓言》中"不为妇人施堕胎手术"的规定已逐渐被医学界所摒弃。

4. 理论性与实践性的统一　医学自诞生之日起就不是单纯的技术，而是维护生命的一种道德实践活动。医务人员的个人品德也不是个人的某种先天禀赋，而是在长期的医学实践中，遵守社会道德规范，不断锤炼而形成的一种特殊品质，具有很强的实践性。在社会历史条件和科学技术条件的变迁中，医学道德经历了从观念萌芽到理论形态的转变，医学道德理论反过来又指导着医学实践。

（三）医学道德的社会作用

1. 对医学人际关系的协调作用　随着医学的发展和社会的进步，特别是高新技术应用于临床，给医疗机构人际关系带来了许多新的问题。加强医学道德建设，不仅意味着医务人员要提升医学道德修养，端正服务态度，严守医学道德规范，做到文明行医，礼貌待患，尊重同行，团结协作，而且还意味着患者能遵守就医道德，文明就医。责、权、利的明确，避免了医学人际关系冲突，促进了医学人际关系的和谐，也有利于提升医疗效果。

2. 对医疗质量的保障作用　医疗质量是医疗机构的生命线。医疗质量不仅指医疗服务的及时性、有效性和安全性，而且还包括患者的满意度、医疗工作效率、医疗技术经济效益，以及医疗的连续性和系统性等。医务人员医学道德修养的高低、医德医风的好坏，直接涉及患者的切身利益，影响着医疗质量。在医学实践中，医学道德成为衡量医务人员职业素养的标准之一，是调整医学工作内外部各种关系的有力杠杆。医务人员崇高的医学道德品质，促进了角色的认同和职责的履行，医务人员之间分工明确，又通力合作，必然有利于"以患者为中心，患者至上"服务理念的落实，从而保证医疗质量的提高。

3. 对医学学科的促进作用　医学是一座知识的宝库，既包括医学技术知识，也包括医学道德知识。道德是一种精神力量，精湛的医学技术往往又是在高尚的医学道德的指导下获取的。国内外历代著名医家，无不是怀着"普济众生""为病家谋幸福"的医学理想，投身于医学事业的。目前，在社会和医学的发展过程中，医学的发展面临着更多的挑战，这就需要医务人员不断提升道德修养，为医学和医疗卫生事业及医学学科的健康发展贡献力量。

4. 对社会文明的推动作用 医学道德建设是精神文明建设的重要组成部分，是建设社会主义精神文明的必经之路。医疗行业是一个救死扶伤的特殊行业，是经济社会发展的一个窗口。在市场经济的发展过程中，以医谋私、以医牟利的现象时有出现，影响着医疗行业的形象，也不利于社会的和谐。良好的医学道德，有利于医务人员自觉抵制利己主义思想，自觉纠正行业不正之风。此外，人的情感是相互传递的，医务人员高尚的道德情感以一种示范姿态，可以传递给患者，患者因此而心情舒畅，并把这种情感体验转化为自己的行为依次传递下去，促进社会风气的净化，推动社会文明的发展与进步。

二、医学伦理学的概念与研究对象

伦理道德是医学的固有因素，医学本身包含道德价值和道德追求。随着社会的发展，在医学实践中不断产生新的伦理问题，这就需要专门的学科对此进行论证和研究，这门学科就是医学伦理学。

（一）医学伦理学的概念

医学伦理学（medical ethics）是运用一般伦理学原理去研究医学领域中的道德现象和道德关系的科学，是医学与伦理学交叉的学科。作为伦理学的分支，医学伦理学属于应用规范伦理学的范畴。作为医学的组成部分，它属于基础医学的范畴。

（二）医学伦理学的研究对象

任何一门学科，都有自己特定的研究对象。医学伦理学的研究对象就是医学道德，即医学领域中的道德关系和道德现象。

医学道德关系是指发生在医学领域中具有道德意义的人与人、人与社会之间的非技术性关系。医学道德关系不仅包括医务人员与患者之间、医务人员相互之间、医务人员与社会之间的关系，还包括医务人员与医学技术发展之间的关系。

医学道德现象是医学道德关系的具体体现，是一个由医学道德意识现象、医学道德规范现象和医学道德活动现象构成的有机整体。医学道德意识现象是指在医学道德实践活动中形成并影响道德行为的各种具有善恶价值的思想、观点和理论体系，如医学道德观念、医学道德情感、医学道德意志等。医学道德规范现象是指在一定的社会历史条件下评价和指导医学道德活动主体行为的准则，如医学道德戒律、医学道德箴言、医学道德规范、医学道德要求等。医学道德活动现象是指在道德意识的支配下，围绕着善恶进行的可以用善恶评价的医学道德活动群体和个人行为的实际表现，如医学道德教育、医学道德修养和医学道德评价等。

三、医学伦理学的研究内容

医学伦理学作为一门不断发展的、开放的学科，不同的社会和医学发展阶段，其研究内容不同。从传统的医德学，到近代医学伦理学，再到现代医学伦理学，它的研究内容不断丰富和扩展。

（一）传统医德学的研究内容

传统医德思想根植于古代文化与哲学思想的土壤里，反映在经验医学模式的实践中，具有完善的理论体系和丰富的思想内容。在这一阶段，民间医师一般是以个体劳动者身份从事医疗活动的，医患之间是直接的一对一的相对稳定的关系，医师独自承担对患者诊疗的全部责任。因此，传统医德学的研究范围一般局限于临床医疗方面，以医患关系为研究中心，内容包括不同社会历史形态的医德关系和医德现象，揭示医德的起源、本质、特点、功能、作用和发展规律，重点研究医德规范和医德评价的标准和方法。

（二）近代医学伦理学的研究内容

此时医学超越经验医学，逐步走向实验医学，生物医学模式随之确立，患者被当作生物体变量。1803 年，英国医生托马斯·帕茨瓦尔出版的《医学伦理学》一书，标志着近代医学伦理学的形成。这一阶段个体行医被医疗机构集体行医所代替，医患关系之外出现了医疗机构之间的关系、医务人员之间的关系。医学伦理学在传统医德学的基础上，开始研究行业自律的内容。

（三）现代医学伦理学的研究内容

第二次世界大战以后，医学快速发展，国际社会对"二战"过程中出现的反人道的医学行为进行了深入反思，医学伦理学发展迅速。其研究范围从临床医疗扩展到整个卫生保健领域，不仅对医学道德的含义、本质、特点、功能与作用，以及医学道德的产生与发展规律有了更为深入的研究，而且研究论证医学伦理学的理论基础、医学伦理关系、医学道德的基本原则、医学道德范畴、医学道德修养与评价、卫生政策，以及医学具体工作部门的道德规范。此外，医学伦理学还研究医学道德与医学模式的转变、医学目的变迁、医学实践的发展之间的关系等。

20 世纪 60 年代以来，医学技术突飞猛进，日新月异，取得了举世瞩目的成绩，特别是生命科学发展迅速。但科学技术具有两面性，在给人类带来福祉的同时也带来很多问题和困扰。这些问题已经超越了医学道德的范畴，需要全社会的共同参与和讨论，医学伦理学的研究领域随之扩展到了生命伦理学阶段。在原有的医学伦理学研究内容的基础上，生命伦理学侧重于研究人类辅助生殖技术与生育控制、器官移植、死亡标准与安乐死、人类胚胎干细胞、优生学与有缺陷新生儿处理、医药卫生资源的合理使用与分配等问题。

四、医学伦理学与其他学科之间的关系

（一）医学伦理学与哲学的关系

伦理学又称道德哲学，是对人类道德生活进行系统思考和研究的一门科学，是现代哲学的学科分支。医学伦理学从属于伦理学，其本质上是医学哲学学科。可以说，哲学是医学伦理学之根，医学伦理学需要借助哲学的方法来研究医学领域中的道德现象、道德关系和道德问题，并致力于解决问题。

（二）医学伦理学与医学的关系

医学伦理学是医学与伦理学相互渗透、相互作用而产生的新兴交叉学科。医学伦理学与医学是互相依存、互相作用的。医学实践活动是医学道德产生和发展的基础，而医学道德又指导和规范着医学实践的发展方向。医学伦理学与医学相辅相成，不可分离。

（三）医学伦理学与卫生法学的关系

卫生法学是研究卫生法律规范及其发展规律的学科。一般而言，伦理学是法学之母，伦理学

为法学理论和法律体系的构建提供价值基础；法学将道德力量难以解决的问题提升为法律制度，为道德的实现提供制度保障。医学伦理学与卫生法学既有区别又有联系，相互作用，相互渗透，相互补充，共同调整医学领域中的社会关系，为维护社会秩序和人民的健康服务。

（四）医学伦理学与医学心理学的关系

医学心理学是研究心理活动与病理过程相互影响的心理学分支，研究心理因素在疾病病因、诊断、治疗和预防中的作用。医学伦理学与医学心理学是姊妹学科。良好的医学道德是从事医学心理学研究的前提，医学伦理学的研究需要从医学心理学中获取理论支持和补充。两门学科相互依赖，在相互促进中共同发展。

（五）医学伦理学与社会学的关系

社会学是一门用多重研究方法研究社会主客观事实的学科。社会学为医学伦理学的研究提供实证性的具体材料，同时对医学伦理学形成的理论提供强有力的支持；医学伦理学的研究为社会学的研究提供道德判断依据和原则。

此外，医学伦理学与宗教学、教育学、美学等均具有一定的联系。美国著名医学伦理学家恩格尔哈特认为，医学伦理学内容的拓展与丰富，要回到宗教信仰或某种终极视野之中。可见，医学伦理学要与这些相关学科互相渗透，互相借鉴，并不断吸取这些学科的最新研究成果来促进自身的发展与完善。

第三节　学习医学伦理学的意义与方法

医学伦理素养是医学从业人员的必备素质。医学生和医务人员都要积极、主动地学习医学伦理学。要取得好的学习效果，就应明确学习医学伦理学的意义与方法。

一、学习医学伦理学的意义

1. 有利于培养德才兼备的合格医学人才　新型合格的医学人才，不仅要有坚定、正确的政治方向，而且要有良好的医学道德观念；不仅要掌握医学基础理论知识和娴熟的医学技能，拥有良好的心理素质，而且需要培养崇高的医学道德品质。医学教育的目标就是培养德、智、体、美、劳全面发展的具有科学素养和人文修养的医学人才。医学道德不仅是"德"的重要内容之一，从临床医疗实践的角度看，也是"智"的一个重要方面。新的医学模式对医务工作者的素质提出了全新的要求，医学道德素质已经成为医学生和医务人员必不可少的素质。要提高这些基本素质，就必须努力学习医学伦理学。

2. 有利于提高医疗质量，推动医学事业的发展　希腊医学之父希波克拉底曾说："医生有三件法宝，第一是语言，第二是药物，第三是手术刀。"医疗实践证明，医务人员仅有精湛的医术是不够的，还应有优良的医学道德，方可真正提高医疗质量。医学道德是影响医疗质量的重要因素，良好的医学道德是医疗优质服务和医疗管理水平的重要表现。高尚的医学道德可以使医患关系更加密切，保证医疗工作的顺利进行；可以发挥心理治疗的作用，促进患者的康复；可以提高医务人员的责任心，防范、杜绝医疗差错和医疗事故，从而提高医疗质量。医学生和医务人员系统学习医学伦理学，就能运用道德理论指导自己的医学实践，正确回答现代医学实践中出现的道德问题，排除道德选择中的困难，为自己的医疗工作和科研找到正确的方向，推动医学事业的发展。

3. 有利于提高医疗机构的信誉、经济效益和社会效益　医疗机构的整体效益和信誉取决于医疗质量的高低。优良的医学道德必将提高医疗机构的信誉，同时也会给医疗机构带来经济效益和社会效益。这是因为质量和效益是密不可分的，好的质量必将带来好的信誉；注重信誉又必然更加讲究质量，从而满足社会和人们的需要。尤其在市场经济体制下，竞争愈来愈激烈，医疗机构之间竞争的焦点，除了医疗设备等因素外，很大程度上是服务的质量，即医疗服务态度。如果一个医院的医务人员医疗技术质量高、服务态度好，就会赢得患者和社会的信赖，前来就医者就会多，就会为医院带来较好的经济效益和社会荣誉，医院经济效益的提高，就能不断更新设备和改善医疗条件，以满足社会更多人的医疗保健需要，社会效益自然也会得到提高。

4. 有利于医疗机构和社会主义精神文明建设　道德建设是社会主义精神文明建设的重要内容，医学道德是社会道德体系的一个重要组成部分，是精神文明在医护人员及医疗卫生单位的具体体现。学习医学伦理学，运用道德理论对医务人员进行道德教育，不仅能提高其道德水平，还有助于树立文明的医学道德新风。此外，医疗行业作为社会服务的"窗口"行业，与人的健康和生死安危有重要关系，其道德风貌在精神文明建设中有较强的社会辐射和示范作用。医务人员实践着高尚的医学道德，患者就会从中得到启迪，受到感染，产生共鸣，并传递到家庭、单位和社会，有利于社会风尚的转变，从而推动医疗机构和社会主义精神文明建设。

二、学习医学伦理学的方法

1. 历史与逻辑相统一的方法　医学伦理学研究医疗领域中的道德关系和道德现象，同当时的社会经济、医学状况有着密切的联系，并受当时社会政治、法律、文化、宗教等社会意识形态的影响。任何医学伦理观念，都是以往的道德思想发展的继续。所以学习和研究医学伦理学，要善于将医学道德现象和医学道德关系的研究与一定的社会经济关系、意识形态、政治和法律制度、医疗实践的发展状况等联系起来，要根据当时的经济、政治、风俗习惯和医学发展水平等历史现状，具体地分析和运用归纳、演绎、推理、分析等逻辑思维方式，深入研究医学道德产生和发展的基础，探求其发生、发展的根源和条件。只有这样，才能对医学道德做出科学的说明，揭示医学道德的产生和发展规律。

2. 理论与实践相结合的方法　理论与实践相结合是学习和研究医学伦理学的重要方法。医学伦理学的理论来自医学实践，又要受医学实践的检验。要做到理论联系实际，必须认真学习和研究医学伦理学的基本理论及其相关学科的知识，同时要注意了解和掌握医学的发展动态。医务人员学习研究医学伦理学绝不仅仅是为学习而学习、为研究而研究，根本目的是用医学伦理规范约束、规范、督导自己的行为，促使其更好地做好和改进医疗工作，推进医学研究与探索，保证医学研究成果得到良好利用。因此，医务人员要理解、掌握医学伦理学的理论和规范，必须坚持联系实际，包括联系世界医学实践和医学发展的动态、我国医学实践和医学产生发展的道德状况，以及个人的医疗、科研工作实际情况等，注意发现医疗实践中产生的新道德问题，并用所掌握的医学道德理论进行解释并加深认识、分析并解决伦理问题和难题，增强道德判断力和自觉性，推动医学的发展和道德的进步。

3. 案例分析的方法　案例分析方法又称个案研究法，是把实际工作中出现的问题及事件作为案例，用现有的观念和理论进行归纳和分析，以达到理论联系实际并解决问题的一种方法。一个典型的案例有时能反映人类认识实践的真理，有时可从众多的案例中找到理论假设的支持性论据。通过对典型案例剖析，可以认识案例中医学伦理学的相关内容，明辨善恶是非，提高医学行为的自觉性。案例分析的方法是理论联系实际方法的具体运用，是行之有效的方法，可以避免纯理论教学的空洞性、乏味性，提高针对性和实效性，培养分析问题、判断问题和解决问题的能力。

【思考题】

1. 什么是伦理学？
2. 什么是医学伦理学，其研究对象是什么？
3. 学习医学伦理学的意义和方法是什么？

第二章
医学伦理学的发展历史

在人类文明发展史上，医学伦理思想和医学伦理学伴随着人类医疗实践的产生、发展而发展。医学的每一次进步，在探求如何更好地造福于人类的生命与健康时，也推动了医学伦理思想的发展，医学伦理的演变始终与医学技术的发展相适应。中西方医学伦理学各自经历了古代医德思想、近现代医学伦理学和生命伦理学三个发展阶段。

第一节　中国医学伦理思想的发展历史

古代医家们以高尚的医德、精湛的医术，为人类医学事业的繁荣做出了积极贡献，在长期的医疗实践中形成了独特的医学伦理思想，其中"生命至贵""医乃仁术"等伦理观念，使中医学不同于一般的学术体系，而被赋予了更高层次的实践要求和伦理目标。

一、古代医德思想的发展历程

古代医德是以医生为主体、以医患关系为重点的职业道德，属于医学伦理学的初创阶段，历代医学名家结合自身经历、体验，不断丰富和发展了医德思想。我国古代医德产生于春秋末期，发展于汉唐，完善于明清。

1. 古代医德思想的萌芽和起源　古代医德思想是劳动人民在漫长的生产实践中，与疾病抗争的过程中逐渐形成的。原始社会由于生产力水平极其低下，人们构木为巢或穴居野外，过着采集和狩猎生活，野兽、毒蛇、饥饿、寒暑、风雨雷电等是人们生命和健康的主要威胁。随着火的发明和使用，人们逐步掌握了治疗疾病的原始方法，学会了热敷、火罐、按压止痛，用裹敷以救外伤，用石刀切开疮疖，以及包扎、止血、挤压脓液等方法，为防止中毒，人们对采来的各种野果、野菜等进行无数次的尝试、验证。《帝王世纪》记载："伏羲氏……画八卦……乃尝味百药而制九针，以拯夭枉焉。"《淮南子·修务训》记载："神农氏……尝百草之滋味，水泉之甘苦，令民知所避就。当此之时，一日遇七十毒。"这些原始医疗活动以"以拯夭枉""令民知所避就"为目的，可见当时已有了朴素的"仁爱救人"的医德思想。医家们为疗民疾而亲身试验的自我牺牲精神和勇于探索精神，对我国古代医德的形成和发展有着重要的作用，人们逐步认识到医疗活动关系到人的生命安危，开始形成对医家的尊重和医家对患者的关爱。

2. 我国古代医德思想的形成　古时，随着生产力的发展和社会分工的出现，有了专门从事医疗工作的医生，并且有了较细的分科和考核制度，也有了对医术和医德的严格要求。《周礼·天官冢宰》记载："使医分而治之，岁终则稽其医事，以制其食：十全为上，十失一次之，十失二次之，十失三次之，十失四为下。"年终稽考不仅是技术考核，还包括对医生品德、作风、态度等方面的考察。《素问·征四失论》明确指出："所以不十全者，精神不专，志意不理，内外相失，故时疑殆。"医生必须认真负责、一丝不苟，只有德才兼备的医生才能获得"十全为上"的肯定。

战国末期，封建社会逐渐代替奴隶社会，社会生产力水平不断提高，为科学技术与社会文化的发展提供了物质条件。这个时期产生了我国现存最早的一部医学典籍《黄帝内经》。其中包含了许多医德方面的专论，如《灵枢·师传》专门论述了医生的责任和良心，《素问·疏五过论》指出了五种医疗行为与医疗态度的过失。"五过"即"良工所失，不知病情，此亦治之一过也""愚医治之，不知补写，不知病情，精华日脱，邪气乃并，此治之二过也""善为脉者，必以比类奇恒从容知之，为工而不知道，此诊之不足贵，此治之三过也""医不能严，不能动神，外为柔弱，乱至失常，病不能移，则医事不行，此治之四过也"。也讲到从医必须具备的"四德"，即诊病务详病因，治病务重扶正，操作务遵常规，明察务求始终。"五过"与"四德"紧密相连，"无过即有德，重德可疏过"。《素问·征四失论》专门论述了医生在临床诊疗中易犯的四种失误，以诫示医生。《黄帝内经》总结了西汉以前的医学伦理思想与实践经验，不仅确立了我国古代医学理论体系的雏形，而且标志着我国传统医德的初步形成。

3. 我国古代医德思想的发展　我国传统医德至汉代有了长足发展，张仲景是杰出代表。他在《伤寒杂病论》一书中，对医学的性质和宗旨、医学道德、医学的发展都进行了精辟阐述，提出医学的目的是"上以疗君亲之疾，下以救贫贱之厄，中以保身长全"。医生要"精究方术"与"爱人知人"，对当时医界中"不留神医药"而"竞逐荣势""惟名利是务"的医疗作风予以愤怒谴责。他指出："观今之医……各承家技，始终顺旧，省疾问病，务在口给，相对斯须，便处汤药，按寸不及尺，握手不及足，人迎趺阳，三部不参，动数发息，不满五十。"这一时期还有淳于意、华佗、郭玉等医学大家，他们不仅医术精湛，且医德高尚，不慕名利，不攀权贵，为后世称道。

隋唐时期名医辈出，医德理论进一步发展，提出了内容比较全面的医德规范。孙思邈是这一时期我国传统医德的集大成者。其著作《备急千金要方》不仅是一部医学经典，也是医学伦理思想的光辉巨著，对后世医德发展产生了深远的影响。其中"大医精诚"和"大医习业"两篇较为全面地论述了从医目的、医生品德、治学态度、医疗作风、医患关系、同道关系等体现医学伦理的问题。他联系临床实践，使伦理渗透于医理中，进行医德教育和医德评价，强调医家必须兼具"精"和"诚"两个方面，"精"指精湛的医术，"诚"指高尚的医德。他明确指出，"人命至重，有贵千金"，医者首先要有仁爱的"大慈恻隐之心""好生之德"，对患者要"普同一等""一心赴救"。

4. 我国古代医德思想的完善　经过医家的不断补充和发展，宋代医德的内容更加丰富和规范，非常重视医德的教育和修养。张杲整理历代医学中的典故和16位名医的传记，编成《医说》十卷，发展和补充了孙思邈的医德思想。寇宗奭的"治病必要"、林逋的《省心录·论医》、陈自明的《外科精要》《妇人大全良方》及南宋时的《小儿卫生总微论方·医工论》等著作中对医德规范均有具体和详细的论述。

金元时期，医学界出现了学派争鸣的局面。这一时期的医德思想除了继承"济世救人"的传统外，突出表现为关心人民疾苦、热心救治、不计名利和不图回报的道德风尚；从实际出发著书立论、遵古而不泥古、探索创新精神；热衷医业、勤求博采、勇于实践、反对巫医骗术的科学态度和作风。如刘完素认为，"夫医道者，以济世为良，以愈疾为善"，以"济世"和"愈疾"评价一个医生的医德。朱震亨认为应诊不惮路途遥远，有请必往，虽风雪载途，亦不为止。

到了明代，我国的医德规范、医德教育、医德理论发展已日趋完善和成熟。名医陈实功提出了医德守则"医家五戒十要"，对古代医家的名利观念、医学保密、救命施药、学习作风、同行关系的处理等方面均有论述，提出了非常具体而实用的医德规范，对我国传统医德进行了系统总结。李中梓的《医宗必读》分析了新形势下医患关系的特点，提出"不失人情"的原则。龚廷贤提出医家和病家"十要"，对医患双方提出道德规范。张介宾在《景岳全书》、徐春甫在《古今医统大全》、龚信在《古今医鉴》、龚廷贤在《万病回春》、李梴在《医学入门》中阐述的医德规范，均对我国医德思想发展做出了重要贡献。

清代医家在医德规范的探索与实践方面又有新的发展，影响最大的是喻昌所著的《医门法律》一书。其突破了过去医家用"五戒""十要"等箴言式的说教方法论述医德原则的传统，而以临床四诊、八纲辨证论治的法则作为医门的"法"，以临床诊治疾病时易犯的错误提出的禁例作为医门的"律"，两者结合称为"医门法律"，确立了医德评价的客观标准。此外，徐大椿提出医当有"救世真心"，行医当"正其心术"，用药当"至精至当"；黄凯钧提及"病有十不治""医当革十弊"，从医"二十四条"；张石顽提出"医门十戒"，并要戒"三种大病"；夏鼎提出"十种人不可学医"。

总之，我国古代医学伦理思想在漫长的医疗实践中逐渐形成，不断发展，并源远流长，经历代医家的实践探索和立论著述，日臻完善。

二、我国医学道德的优良传统

我国古代医学道德思想十分丰富，它汲取了中国传统文化之精华，以"仁"和"义"为根本，以仁爱人，以义正己。"医乃仁术"是两千多年来对医德最集中和最深刻的概括。具体来说，主要有以下内容。

1. 以德为先，无德不可作医 林逋在《省心录·论医》中指出："无恒德者，不可以作医。"我国医学从一开始就受古代传统文化的影响，并深刻地影响了两千多年来医学伦理思想的形成与发展，形成了"为医先做人，做人先修德"的人生信条和"不为良相，则为良医"、济世救人的道德操守。《黄帝内经》中不少篇章记载了对医者的道德要求。如古人要求乐恬淡之能，从欲快志于虚无之守；《素问·上古天真论》要求"高下不相慕""嗜欲不能劳其目，淫邪不能惑其心"；《素问·征四失论》尖锐批评那些"谬言为道，更名自功""后遗身咎"的恶劣行径。魏晋杨泉在《物理论》中特别提出了评价"良医"的标准："其德能仁恕博爱，其智能宣畅曲解。能知天地神祇之次，能知性命吉凶之数。处虚实之分，定逆顺之节，原疾疹之轻重，而量药剂之多少。贯微达幽，不失细小，如此乃谓良医。"北宋年间成书的《小儿卫生总微论方》提出："凡为医之道，必先正己，然后正物。"华岫云在《临证指南医案序》中说道："良医处世，不矜名，不计利，此其立德也。"医者不仅要有高深的理论、精湛的医术，还应具备高尚的医德。吴瑭在《医医病书》中指出："天下万事，莫不成于才，莫不统于德，无才固不足以成德；无德以统才，则才跋扈之才，实足以败，断无可成。有德者必有不忍人之心。不忍人之心油然而出，必力学诚求。"翻开中医学史不难发现，一个以"救人""活命"为己任的医生，在其医学实践中，必然具备高尚的道德人格和行为品质。

2. 仁者爱人，博施济众 《孟子·梁惠王上》曰："无伤也，是乃仁术也。"正是由于儒家"仁学"的影响和历代名家的实践，中医形成了优良的医德传统，"医乃仁术"表明医学是施行仁道的术业，历代医家皆以"医乃仁术"为行医宗旨和基本准则。

"人命至重"在古代医学道德中是最基本、最朴素的观念，也是"医乃仁术"的理论基础。

《素问·宝命全形论》明确提出："天覆地载，万物悉备，莫贵于人。"孙思邈在《大医精诚》中也说："人命至重，有贵千金。"人的生命是天地万物中最宝贵的，医生必须珍惜一切人的生命。同时医乃生命所系，责任重大，因而医学道德的根本出发点就是以患者为先、竭诚尽智地为患者服务。

"医乃仁术"，医者必须具有仁爱之心，对患者一视同仁，这是一名医者必须具备的德行。孙思邈在《大医精诚》中云："凡大医治病，必当安神定志，无欲无求，先发大慈恻隐之心，誓愿普救含灵之苦。若有疾厄来求救者，不得问其贵贱贫富，长幼妍媸，怨亲善友，华夷愚智，普同一等，皆如至亲之想。"不分亲疏贵贱、年龄老少、容貌美丑、聪明愚钝都要精心诊治，全力以赴，把所有患者当作自己的至亲好友看待。明代著名儿科医家万全不念旧恶，不计前仇，曾千方百计治好一怨家小儿的危重病证。他认为，医者在为患者救治中，应当摒弃一切私心杂念，这样才能全力救治。他在《育婴家秘》中说："医者，仁术也，博爱之心也，当以天地之心为心，视人之子，犹己之子，勿以势利之心易之。"元代朱震亨主动去贫苦之家诊治，尤其照顾"困厄无告"的患者。明代医家龚廷贤强调"贫富虽殊，药施无二"。陈实功在《外科正宗》中说："贫穷之家，及游食僧道衙门差役人等，凡来看病，不可要他药钱，只当奉药。再遇贫难者，当量力微赠，方为仁术。"这种博施济众的仁爱精神，一直为后人称颂。

古代学医的弟子出师时，师父都要以一把雨伞和一盏灯笼相送，便是让弟子在行医中牢记医生的职责和使命，不畏艰险，全力赴救。医生为患者看病应不避风雪雷电，不分昼夜寒暑。

3. 重义轻利，义以为上　医者的仁心与仁术也体现在对义利的态度上。明代名医龚信在《古今医鉴》中说："今之明医，心存仁义……不计其功，不谋其利，不论贫富，施药一例。"真正的名医在诊治、审脉、给药的各个环节，以患者利益为上，不计其功、不谋其利，志存救济，不贪财利，说明古代医德的传统有着以义为上、不图名利的价值追求。孙思邈认为："医人不得恃己所长，专心经略财物，但作救苦之心，于冥运道中，自感多福者耳。又不得以彼富贵，处以珍贵之药，令彼难求，自炫功能。"要求医生不得挟技以邀财，吝术以自贵。古代医家严辨义利，有着比儒家重义轻利、贵义贱利更为严格的要求。

医家主张立志学医不可以财货为心，不得贪图功名，讲求学医动机的纯洁性。清代名医费伯雄曰："欲救人而学医则可，欲谋利而学医则不可。"学医应怀着立志救人之心，把财物得失、功名利禄置之度外。如李杲收罗天益为徒时，首先考察的问题便是："汝来学觅钱医人乎？学传道医人乎？"谦父曰："亦传道耳。"于是，李杲欣然收其为徒。可见，古代医家深觉"立志存心"的重要性。林逋在《省心录·论医》中严厉批评不顾患者安危、只顾个人获取私利的庸医。"庸人假医以自诬，其初则要厚利，虚实补泻，未必适当；幸而不死，则呼需百出，病者甘心以足其欲。不幸而毙，则曰，饮食不知禁，嗜欲有所违，非药之过也。厚载而出，死者何辜焉"！医家必须心存仁义，假若一心只图重金厚利，非但不能治病救人，还难免沦为杀人者。可见，仁爱与清廉正直、淡泊名利是直接相关的。

4. 博学多识，自强不息　中医药学是一门极为深奥、广博且又专业性很强的学科，要想实现"仁爱救人"的济世宏愿，就必须博学多才。除了具备精深的理论素养和高超的诊治技术外，还需上知天文，下知地理，风俗人情无不通晓，要达到这些条件，从业者必须具有虚心好学、广闻博识、刻苦钻研的学习作风。明代李梴在《习医规格》中指出："盖医出于儒，非读书明理，终是庸俗昏昧，不能疏通变化。"他要求习医者："每午将《入门》大字从头至尾逐段诵读，必一字不遗若出诸口。"明代龚信在《古今医鉴》中亦要求为医者须"博览群书，精通道艺"。

为医者能否虚心好学、刻苦钻研，不仅是学习作风问题，也是医德的重要内容。医生必须医术专精，否则就会贻误人命。明代名医徐春甫在其《古今医统大全》中说："医本活人，学之不精，反为夭折。"孙思邈在《备急千金要方·大医精诚》中对从医人员提出了很高要求："学者必须博极医源，精勤不倦，不得道听途说，而言医道已了，深自误哉！"而要医术专精，医者就必须安贫乐道，不慕名利，毕生精研医学。明代医药学家李时珍，看到历代本草学谬误颇多，感到心急如焚，因而搜罗百草，采访四方，历经三十载，终于编撰出驰名中外的医学巨著《本草纲目》。"岁历三十稔，书考八百余家，稿凡三易"，李时珍正是抱着对患者负责、对天下苍生负责的态度，才用毕生的心血和精力来完成这部利济苍生巨著。

5. 尽职尽责，竭诚敬业　　"敬业"一词最早见于儒家经典《礼记·学记》。其文曰："一年视离经辨志，三年视敬业乐群。"其后又引《尚书·兑命》之"敬孙务时敏，厥修乃来"，重申敬业之义。《论语·季氏》篇中之"九思"章，孔子特别提出"事思敬"，其意就是强调做事须敬慎。医乃救人、活人之术，患者的安危系于医生一身。凡诊病施治，必须严谨认真，一丝不苟。《素问·征四失论》就指斥诊病草率的庸医："诊病不问其始，忧患饮食之失节，起居之过度，或伤于毒。不先言此，卒持寸口，何病能中，妄言作名，为粗所穷。"张仲景在《伤寒论·自序》中对庸医有过更为严厉的批评。他指出，这种不负责任的医生，看病"务在口给，相对斯须，便处汤药。按寸不及尺，握手不及足；人迎、趺阳，三部不参；动数发息，不满五十。短期未知决诊，九候曾无仿佛；明堂阙庭，尽不见察，所谓窥管而已。夫欲视死别生，实为难矣"。医生在治疗疾病中必须认真负责，不能敷衍塞责，粗心大意，故而古代有"临病如临敌""用药如用兵""用药如用刑"等说法，孙思邈要求医生"省病诊疾，至意深心，详察形候，纤毫勿失，处判针药，无得参差"。治疗疾病是一个复杂的过程，望、闻、问、切中需要医家细心观察，用心体会。

三、中国近现代医学伦理思想的发展

1. 近代医学伦理思想　　鸦片战争后，清朝闭关自守政策彻底失败，西医传入中国的形势与规模空前。据统计，至 1905 年，全国已有教会医院 166 处，诊所 241 间。中医面临着巨大的冲击。中西医的论争，既是医学观的论争，也是医学伦理思想的交锋。中西医各有所长，施今墨、恽铁樵、张锡纯等人主张中西医相互学习，在促进中医学发展方面取得了卓越成就，从此我国逐步形成了中医、西医、中西医结合并存，共同造福人类健康的新局面。中国近现代医学伦理学伴随着西方医学和医学伦理学的传入，以及中国社会的转型和近、现代医疗实践活动而逐渐发展起来。

1933 年 6 月，我国医学伦理学先驱宋国宾（1893—1956 年）撰写出版了我国第一部医学伦理学专著《医业伦理学》。他在书中以"仁""义"这一传统道德观念为基础，对"医师之人格""医生与患者""医生与同道""医生与社会"的"规己之规"进行了精辟的论述，强调医生必须加强医德修养，"良医当勤其所学，忠其所事，出其热忱，修其仪表"。他的学说在当时具有"众醉独醒之卓见"，为我国近、现代医学伦理学的发展做出了重要贡献，表明我国的医学伦理学由传统的医德学进入近、现代医学伦理学发展阶段。

新民主主义革命时期，我国医学工作者继承古代医家的道德传统，从无产阶级和劳动人民的根本利益出发，发扬救死扶伤的革命人道主义精神，创建了人民医疗卫生事业，使中国的医学伦理跨入了新的历史阶段。1931 年，毛泽东为红色卫生学校制定了"培养政治坚定、技术优良的红色医生"的医学教育方针。1941 年，毛泽东又为延安医科大学题词："救死扶伤，实行革命的人道主义。"这个题词是对当时我国医疗卫生工作经验的精准概括，同时也反映了这一时期医疗

卫生工作的显著特点和医务人员的优良品德，成为我国医学伦理学的基本原则。与此同时，在毛泽东的《为人民服务》《纪念白求恩》等著名文章的思想指导下，我国的医务人员和患者共同参与到医疗活动中，形成了平等的同志式的新型医患关系。

2. 现代医学伦理思想　1949 年后，特别是改革开放以来，我国医学伦理学迅速发展，学科理论体系不断完善。1981 年 6 月，上海举行了第一次全国医学伦理学学术讨论会，开启了医学伦理学理论研究的新篇章。它标志着中国医学界、理论界已认识到医学伦理学与医学发展的关系，开始了医学伦理学理论建设。会议提出，我国的医学道德原则是"全心全意为人民服务；救死扶伤、防病治病；实行革命的人道主义"。这一原则被以后 10 年的医学伦理实践证实是符合中国国情的。1981 年和 1988 年，卫生部先后颁发了《医院工作人员守则》《全国医院工作条例》《医务人员医德规范及实施方法》等，标志着我国社会主义医学道德的形成。我国比较系统地对医学伦理学进行教学和研究始于 20 世纪 80 年代。随着我国医学院校医学伦理学课程的开设、医学伦理高级别学术会议的召开和医学伦理组织的成立，一大批医学伦理学教材陆续出版，具有中国特色的医学伦理学体系随之确立。

现代医学伦理学越来越多地深入医疗、保健、卫生政策的制定、医学研究、生命科学、环境保护、动物保护等更广泛的领域，医学伦理学不再仅仅停留在课堂、教科书、文献资料上，而是深入影响技术研究和开发、卫生决策实施、医院伦理委员会建设等，说明医学伦理学深深扎根于医疗卫生和生命科学的实践中。

第二节　国外医学伦理学的发展历史

医学伦理学是伴随着人类社会的分工、医疗卫生活动的出现而产生和发展起来的，具有悠久的历史。它一开始表现为医德思想，作为一个学科，诞生于 18 世纪的英国。20 世纪 60 年代末，生命伦理学最先在美国产生，标志着医学伦理学发展到一个崭新阶段。

一、国外医学道德起源

国外医学道德起源于古代和中世纪，即文艺复兴前。这一时期的医学道德与我国古代相似，属经验医学阶段的医学道德。其特点是实践经验的积累，并逐渐形成理论体系，是一种以尽义务为宗旨的行医美德。

（一）古希腊的医学道德思想

古希腊是西方文化的发源地，也是西方医学的发源地。古希腊医学在公元前 6～4 世纪形成。随着医学的发展，医学道德也伴随出现。古希腊的医学道德最早是由古希腊名医希波克拉底（Hippocrates，前 460—前 377 年）提出。他既是西方医学的创始人，也是西方传统医德的奠基人。他认为，医术是一切技术中最美和最高尚的。《希波克拉底誓言》是医学伦理学的最早文献，其要旨是医生应根据自己的"能力和判断"，采取有利于患者的措施，保守患者的秘密。其主要内容包括：第一，阐明了行医的宗旨，"遵守为病家谋利益之信条"。第二，强调医生的品德修养，"无论至于何处，遇男或女、贵人及奴婢，我之唯一的目的，为病家谋幸福，并检点吾身，不作各种害人及恶劣行为，尤不作诱奸之事"。第三，要求尊重同道，"凡授我艺者敬之如父母，作为终身同业伴侣，彼有急需我接济之。视彼儿女，犹我兄弟，如欲受业，当免费并无条件传授之"。第四，提出了为病家保密的道德要求，"凡我所见所闻，无论有无业务关系，我认为应守秘密者，我愿保守秘密"。第五，提出了行医的品质和作风，"我愿尽余之能力及判断力所及，遵守为病家谋利益之信条，并检束一切堕落及害人行为，我不得将危害药品给予他人，并不作该项之指导，虽有人请求亦必不与之。"

《希波克拉底誓言》极大地影响了后世医学和医学道德的发展，至今仍然是医务人员和医学生学习医学伦理道德的重要文献，很多国家的医学生仍按《希波克拉底誓言》进行宣誓，以示忠于医生的职业道德，可见其影响深远。作为医学伦理学的古典文献，它也有一定的历史局限性，如"誓言"中提到自己的医术和行医成绩是神授予的、医学传授存在"家传"和"行会"特点、绝对排斥人工流产等，这些思想对后世产生了一些消极影响。

（二）古印度的医学道德思想

印度医学发展很早，医学道德思想最早见于公元前 5 世纪印度名医、外科鼻祖妙闻的《妙闻集》和公元前 1 世纪印度名医、内科鼻祖阇罗迦的《阇罗迦集》中。他们对医学本质、医师职业和医学伦理都有精辟的论述。妙闻指出："医生要有一切必要的知识，要洁身自持，要使患者信仰，并尽一切力量为患者服务。"并说："正确的知识、广博的经验、聪明的知觉及对患者的同情，是为医者的四德。"《阇罗迦集》中也提出了待患者应有"四德"，反对医学商品化。阇罗迦认为："医生治病既不为己，亦不为任何利欲，纯为谋人类幸福，所以医业高于一切；凡以治病谋利者，有如只注意沙砾，而忽略金子之人。"他反对医生贪图钱财、为自己谋利，提出了为人类谋幸福的行医目的和医学道德标准，对后世印度医学道德的发展影响深远。公元 1 世纪印度的医书《查拉珈守则》规定，医生应该"不分昼夜，全心全意为患者"，医生"即使医术高明，也不能自我吹嘘"，要"为患者隐讳"，医生"生命的知识无涯，因此必须努力"等，这些论述都体现了医学人道主义精神。

（三）古罗马的医学道德思想

公元 2 世纪，古罗马人占领古希腊后，继承了古希腊的医学和医学道德思想。罗马名医盖伦（Galen，130—200 年）继承希波克拉底的"体液学说"，发展了机体解剖结构和器官生理概念，创立了医学和生物学的知识体系，打开了早期实验医学之路，使古希腊医学和罗马医学后来深刻影响整个西方医学。盖伦不仅对医学做出了贡献，而且在推动古罗马医学道德发展方面也有不少建树。他曾愤怒地指责当时罗马的一些医生把目标全放在用医疗技术换取金钱上，指出："作为医生，不可能一方面赚钱，一方面从事伟大的艺术——医学。""我研究医学，抛弃娱乐，不求身外之物。"这些医学道德思想，对西方医学道德的发展起了一定作用。由于盖伦的思想体系是唯心主义的，他认为人体的每个部分的功能都是上帝精心安排的结果，因而被基督教神学所利用，致使在中世纪长达一千多年的时间里医学道德带有浓厚的宗教色彩，医学和医学道德的发展较长时间处于停滞状态。

（四）阿拉伯的医学道德思想

阿拉伯的医学道德继承和发展了古希腊以来的医学和医学道德传统，成为世界医学史和伦理学发展史上的一个重要阶段。在医学道德上颇有建树的代表人物是犹太人迈蒙尼提斯（Maimonides，1135—1208 年），他著有《迈蒙尼提斯祷文》（以下简称《祷文》）。《祷文》是古代医学道德史上一篇具有重要学术价值和广泛社会影响的文献。《祷文》提出要有"爱护医道之心""毋令贪欲、吝念、虚荣、名利侵扰予怀"，要集中精力"俾得学业日进、见闻日广"；要诚心为患者服务，"善视世人之生死""以此身许职""无分爱与憎，不问富与贫。凡诸疾病者，一视如同仁"。总之，《祷文》突出强调在行医动机、态度和作风方面的高尚道德，是医学道德史上堪与《希波克拉底誓言》相媲美的重要文献之一。尽管如此，《祷文》把行医的成绩都归功为神的功劳，可见宗教神学对它的深刻影响。

二、国外近现代医学伦理学发展

17世纪末到19世纪末，西方医学伦理学由医学道德向近代医学伦理学转变。这种变化，一是来自人们思想和道德观念的转变，如文艺复兴运动冲破了宗教神学的黑暗统治，资产阶级提出的自由、平等、博爱思想渗入医学领域，人道主义的伦理精神得以确立，为医学科学和医学道德摆脱中世纪宗教统治和经院哲学的束缚起了巨大作用，为近代医学伦理学的形成和发展奠定了理论基础；二是科学技术，特别是医学技术的进步使得以实验医学为基础的医学科学迅速发展，为近代医学伦理学的产生提供了实践基础。

（一）国外近代医学伦理学的产生

作为一门学科，医学伦理学诞生于18世纪的英国，以托马斯·帕茨瓦尔（Thomas Percival）的《医学伦理学》（《medical ethics》）一书出版为标志。1781年帕茨瓦尔专门为曼彻斯特医院起草了《医院及医务人员行动守则》，1803年更名为《医学伦理学》再次出版。此书对医学伦理学的重大贡献在于对医学道德的系统阐述和研究，突破了医患关系的内容，引进了医际关系，即医务人员之间的关系、医务人员与医院之间的关系等。医学开始超越经验医学阶段，生物医学模式得以确立，医学真正建立在科学的基础之上，医疗卫生发展成为集体和社会性事业。医学中的伦理关系不仅仅是医患关系，而且包括医疗机构与医疗机构之间、相同专业医生之间、不同专业医生之间等复杂人际关系。医际关系的突出，使医学伦理由过去强调医者的个体自律，转变为医学的行业自律。帕茨瓦尔的《医学伦理学》的意义在于确立了医学行业中的伦理道德规范，不仅针对各种医疗行为提出了道德规范，而且在理性分析的基础上提出了医学伦理学学说。

（二）国外现代医学伦理学的发展

20世纪以来，医学科学的社会化和国际化使医学担负起越来越多的社会道德责任，医学道德在保障人类健康事业中的重要作用日益凸显，医学伦理学作为一门完整和独立的学科得以确立，并不断发展壮大，突出表现在医德规范的国际化和系统化。

1. 各种医德规范文献的产生

（1）国际性医德规范的制定　1946年，纽伦堡国际军事法庭通过了著名的《纽伦堡法典》，制定了关于人体试验的基本原则。1948年，世界医学会提出了《医学伦理学日内瓦协议法》作为全世界医务人员共同遵守的行为准则，它标志着现代医学伦理学的诞生。1949年，世界医学会在伦敦通过了《世界医学会国际医德守则》，进一步明确了医生的一般守则、医生对患者的职责和医生对医生的职责三方面的内容。1953年，国际护士会议制定了《护士伦理学国际法》。1964年，在芬兰赫尔辛基召开的第十八届世界医学大会上通过了《赫尔辛基宣言》，制定了关于指导人体试验研究的重要原则。1968年，《悉尼宣言》明确了人的死亡概念、死亡诊断、死亡确定和器官移植的道德原则。1981年，《患者权利宣言》明确了患者的权利。2000年《世界生命伦理学宣言》对人类基因组研究、人类辅助生殖技术、临终关怀、遗传食品的生产等提出了伦理规范，禁止人体克隆和人体器官买卖。

（2）行业性医德规范的颁布 1972 年，第十五次世界齿科医学会议在墨西哥举行，会议通过了《齿科医学伦理的国际原则》。1975 年的《东京宣言》，规定了"对拘留犯和囚犯给予折磨、虐待、非人道的对待和惩罚时，医师的行为准则"。1977 年，在夏威夷召开的第六届世界精神病学大会上，通过了关于精神病医生道德原则的《夏威夷宣言》。

与此同时，各国相继制定了全国性的医德法规与文件。如日本 1966 年颁布了《医道纲领》，1982 年制定了《医院伦理纲领》。1963 年英国医学会制定了《人体实验研究》的道德法规，1974 年英国国家科学院（NAS）发布了基因工程研究工作的规定。1968 年美国医学会发表了《器官移植的伦理原则》，1973 年美国医院联合会提出了《患者权利法案》。1971 年苏联最高苏维埃通过了《苏联医师宣言》，1978 年丹麦制定了《丹麦医学生毕业誓词》，法国颁布了长达 90 条的《医学伦理学法规》等。

以上这些国际性、行业性的"宣言"式的医学伦理规范的逐步制定，不仅从不同方面明确了医务人员的医学伦理要求，同时也使医学伦理学步入国际化、规范化和体系化的轨道。

2. 医学伦理学学科建设的加强 现代医学的重要表现是医学伦理学的学科建设不断加强，医学伦理学的研究和讨论空前高涨。各国对医学伦理学教育和研究的重视，使医学伦理学日臻完善，成为医学工作者和生命科学研究者的一门必修课程。如美、英、日、加等发达国家在医学院校普遍开设了医学伦理学课程，对医学生和医务人员进行医学伦理学的教育，提高人们对医学伦理学的认识和思考，使医学伦理学日臻成熟。

3. 对生命伦理的关注 现代医学的发展在很大程度上依赖于科学技术的进步，而新的科学技术在医学领域中的应用引发了一系列的伦理问题。近些年，生殖技术与生育控制问题、死亡标准与安乐死问题、优生学与缺陷新生儿处理问题、医疗资源分配与使用问题等，使传统的医学道德陷入了困境，所引发的伦理问题受到全世界医学界、伦理学界、法律界的极大关注，关于生命伦理的诸多问题成为人们关注的热门话题。如何认识和解决这些新问题，正在成为世界范围内研究的重点。

第三节　生命伦理学的产生与发展

20 世纪以来，基因检测和干预、克隆技术、干细胞研究等生命科学的发展，促使医学不断发展进步。技术的发展是一把双刃剑，一方面改善人类的健康，造福人类；另一方面也给人类的发展带来了前所未有的挑战。此时传统伦理学对现实操作层面上的伦理解释显得空泛和无力，如安乐死、器官移植、人类辅助生殖技术等问题所带来的伦理争论，亟待新的理论产生。

一、生命伦理学的产生

生命伦理学是 20 世纪 60 年代兴起于美国的一门新兴学科，旨在应对生命科学和生物技术的发展或医疗保健的演变给人类带来的种种伦理难题。它紧密结合当前生命科学、生物技术和医疗保健的实际，是迄今为止世界上影响最为广泛、最有生命力的交叉学科之一。

（一）生命伦理学产生的背景

1. 社会人文背景 生命伦理学最早产生于美国，有着独特的历史文化背景。20 世纪六七十年代是美国历史上最重要的文化和社会变革时期，公民权利运动接连不断，矛头直指社会不公正和不平等；女性主义迅速兴起，在人工流产立法和现代生育观念的影响下，提出妇女生殖权利问题等。20 世纪 70 年代，"患者权利运动"成为广泛的民事权利运动的一部分，最终促成 1973 年美国医院联合会通过了《患者权利法案》，使患者"医疗、护理、康复、转院、知情、同意、资料、保密、试验、查账"十大权利得到确认和保证。

在这样的社会和文化变革背景下，人们从只注重道德术语和概念，道德性质和功能等进行批判和分析的元伦理学转向规范伦理学和应用伦理学，道德哲学家重新回归现实生活，开始对现实的伦理命题进行研究和分析，生命伦理学由此获得了发展的内在动力。

2. 科技伦理的兴起　20 世纪中期以前，科技的负面作用并未充分地显现出来，人们普遍认为，科技是推动社会发展的动力和源泉。真正促使科学家和公众关注科技发展的社会影响、反思科学研究"正当性"的是三大历史事件。第一大历史事件是 1945 年广岛的原子弹爆炸。原子弹爆炸形成的巨大杀伤力，使数十万人死亡，许多受害人携带着突变基因挣扎着活下去。第二大历史事件是 1945 年在德国纽伦堡对纳粹战犯的审判。"二战"中，纳粹医生用毒气屠杀战俘和无辜妇女、儿童，利用集中营对受害者进行惨无人道的人体试验，以及细菌武器试验，其反人道的医学暴行令全人类震怒。更不可饶恕的是，日本军国主义部队所进行的试验，却由于美国政府急需细菌战人体试验资料而被包庇下来，军国主义罪犯并没有被送上国际法庭。第三大历史事件是 1965 年蕾切尔·卡逊的《寂静的春天》一书向科学家和人类敲响了环境恶化的警钟，世界范围的环境污染威胁人类生存，以及地球本身的存在。人们认识到：对于科学技术成果的应用，以及科学研究行动本身需要伦理规范，上述三大事件与生命伦理学的产生密切相关，对其发展产生了深远影响。

3. 医学科学技术背景　生物医学技术的发展，使医学突破了传统意义上的防病治病，并兼容了人类发展和完善自我的需求，使人们不仅能更有效地诊断、治疗和预防疾病，而且有可能操纵基因、精子或卵子、受精卵、胚胎以至人脑和人的行为。这种增大了的力量可以被正确使用，也可能被滥用，对此如何进行有效控制成为人们关注的问题。由于先进技术的发展和应用，人类可对生老病死的自然进程进行干预，而技术对人的控制和干预造成了对人的尊严和价值的侵犯，从而引发了伦理冲突和对人类命运的担忧，人们不得不思考技术干预生命的边界是什么。生命科学技术的迅猛发展和广泛应用，开启了人类医学的新阶段，更带来了复杂和尖锐的医学伦理问题。

在科学技术和社会人文的共同推动下，生命伦理学得以产生，并短时间内受到医学家、哲学家、社会学家、法学家和立法者、决策者及公众的广泛关注，成为迅速发展起来的一门新兴学科。

（二）推动生命伦理学发展的重要因素

1. 医疗卫生事业面临的新问题与新困境　随着人类医疗技术水平和医疗卫生事业的长足进步，人类健康有了更高水平的技术保障，同时也带来了一些问题，如医疗费用的大幅攀升，严重冲击了许多国家的公费医疗制度，导致各国医疗卫生体制的改革。医疗卫生体制的改革提出了许多伦理问题，例如，如何实现卫生资源的公正分配，如何使绝大多数人获得最佳的医疗服务，政府的卫生政策如何做到公正、公平，政府的责任是什么，如何建立相互信任的医患关系，如何处理医患纠纷等，这些新问题亟待新的伦理智慧。

2. 医学模式的新发展　随着医学分科的细化，专业领域越来越窄，疾病的生物和生理方面被不断强化，缺乏对患者的整体性关注，医疗的社会影响被忽视，医生与患者的关系由密切转为陌生。但是随着医学科学史发展和人类对于自己生存状态的反思和省视，再次把医学作为人的文化哲学来研究，医学模式作为人们观察、处理疾病和健康的思维方法和行为方式，作为一种医务职业活动方式，必然随之发生改变，即由原来的生物医学模式向生物－心理－社会医学模式转变。新的医学模式从大卫生观出发，认识到人的健康应包括机体、心理、社会适应能力的良好等方面；它强调医学应是完整的人的医学。人类追求健康的生存，而真正健康的生存只有在最佳的自然和社会环境中才可实现，新的医学模式强调关注患者，关注社会，注重技术和服务的共同提高，为现代医学开拓了广阔的空间，赋予了更丰富的内涵。

3. 传统医学伦理观念的新转型　传统医学伦理学提出的医生道德义务、道德价值和信念是绝对的，这些规范或价值并不能无条件地适用于一切情况，如单纯的生命神圣论解决不了生命质量和生命价值的问题，传统的死亡标准无法应对脑死亡的问题，影响器官移植的发展。这些新的伦理难题的出现，亟须赋予旧的医学伦理观念以新的道德内容，或者提出新的伦理观念，以促进传统医学伦理观念的转变。

进入 21 世纪的生命伦理学表现出两个发展趋势：一是生命伦理学向原来的医学与生命科学领域深入发展，出现了基因生命伦理学、临床生命伦理学、生物研究生命伦理学等；二是生命伦理学向生命哲学、生命教育等更为广泛的人文社会科学领域发展。

二、生命伦理学的内容

1. 生命伦理学的定义　生命伦理学一词来源于希腊词 bois（生命）和 ethike（伦理学）。1971 年美国威斯康星大学教授波特在其《生命伦理学：通向未来的桥梁》一书中，第一次使用"生命伦理学"概念。他指出："生命伦理学是利用生命科学以改善人们生命质量的事业，同时有助于我们确定目标，更好地理解人和世界的本质，因此它是生存科学，有助于人们对幸福和创造性的生命开具处方。"1978 年美国肯尼迪生命伦理学研究所编写的《生命伦理学百科全书》给生命伦理学的界定更为准确，即"根据道德价值和原则对生命科学和卫生保健领域内的人类行为进行系统研究"的科学。它的具体内容包括卫生事业提出的伦理学问题、生物医学和行为的研究、医学面临的广泛社会问题、医学高新技术中的医德难题、改善生命质量和提升人的发展潜力等。

2. 生命伦理学的研究范围　生命伦理学研究产生于生命科学实践领域中的伦理问题，相较于以往的医学伦理学，其研究范围有很大不同。传统医学伦理学研究医疗过程中人与人之间的关系，研究医学范围内的道德规范、道德原则和医生的个人伦理。随着医学的快速发展和医疗卫生保健日益社会化，生命伦理学的研究范围不断扩大，它不仅研究医疗过程中人与人之间的关系，而且研究人与自然的关系。它超出了医疗职业范围，扩大到整个卫生保健领域，包括性、生殖、遗传、人口中的伦理问题，以及各种与社会卫生事业相关的政治道德问题，如贫困、失业、歧视、暴力等对人类健康的影响。

3. 生命伦理学的研究领域　生命伦理学是在跨学科和跨文化视域下应用伦理学方法探讨生命科学和卫生保健中的伦理问题的一门学科，可分为五个研究领域。

（1）理论层面　探究生命伦理学的学术思想和理论基础。

（2）临床层面　探究在治疗和护理患者时应采取的合乎道德的决策。

（3）研究层面　探究如何在人体研究中保护受试者和患者的决策。

（4）政策和法规层面　探究在解决上述问题时应制定的法律、法规、政策和条例。

（5）文化层面　探究生命伦理学与历史、哲学、文化和社会情境的联系。

宽泛地说，生命伦理学研究可分为两大层面，其一为理论学术层面，研究生命伦理学作为一门学科的学术基础和理论框架，以及研究论证的方式和方法。其二为实践、规范和政策层面，研究医疗实践、医学试验，以及所有与生命相关的伦理政策和道德规范。这也是生命伦理学作为应用研究的集中体现。

作为一门新兴学科，生命伦理学是以生命科学、生物医学、生物技术及医疗卫生中的伦理问题为导向，解决这些领域中"应该做什么"和"应该如何做"的问题。生命伦理学虽然以现实问题为导向，但同样涉及我们对生命的最深层次的看法，比如生命是什么，应该如何对待生命。但更为重要的是理解人是什么，人可以在什么意义上支配自己的身体，人应该如何决定自己的生与死，以及人应该如何维护自己的尊严、如何善待生命等。所以生命伦理学的研究内容除了指向涉及生命的技术伦理问题的解决之外，还包括道德哲学层面对"生命"的追问。

三、生命伦理学的基本原则

生命伦理学的基本原则是生命伦理学非常重要的理论问题。

20 世纪 80 年代，生命伦理学在中国发展，其基本原则受到广泛重视。对我国生命伦理学影响较大的有美国生命伦理学家恩格尔哈特的"二原则说"（允诺原则和行善原则）、比彻姆和查尔瑞斯的"四原则说"（自主原则、不伤害原则、行善原则、公正原则）、蒂姆的"五原则说"（生命价值原则、善良原则、公正原则、诚实原则、个人自由原则）等，其中以比彻姆和查尔瑞斯的"四原则说"影响最大，亦被欧美许多医学组织视为医生的执业行为依据。生命伦理四原则被引入我国后，自主原则改为尊重原则，行善原则改为有利或有益原则。

目前，生命伦理学在中国已走过 40 多年的发展历程，虽然起步较晚，但发展迅速。随着医学科学的社会化，医学担负起越来越多的道德责任。另外，当代生命科学的发展，以及它所带来的生命伦理问题，使我国医学伦理学面临生命与健康伦理学的挑战，如安乐死、临终关怀、人类辅助生殖技术、器官移植、严重缺陷新生儿的处理、人体试验等带来的大量社会、伦理、法律问题。中国正从传统医学伦理学向生命伦理学扩展，形成了生命伦理学的学科形态、话语体系和研究方法。

【思考题】

1. 简述中国古代医学道德和西方古代医学道德的异同。
2. 生命伦理学产生的社会历史条件有哪些？
3. 古代医者对医学伦理学做出了重要贡献，作为一名医学生应如何看待古代医学道德，如何自觉遵守医学道德规范。

医学伦理学基础理论

　　医学伦理学的基础理论是医学伦理学学科大厦的基石。它是指在医学伦理学理论体系构建中起基础性作用并具有稳定性、根本性、普遍性特点的理论原理。医学伦理学的基础理论由一般性基础理论和特殊性基础理论两部分构成。一般性基础理论包括美德论、道义论、功利论，它来源于医学伦理学的母体——伦理学（道德哲学），是伦理学（道德哲学）的基本理论在医学伦理学这一子学科内的体现和运用。这些理论同样适用于其他伦理学分支学科，如环境伦理学、经济伦理学、行政伦理学等。特殊性基础理论包括生命论和人道论。

第一节　美德论

　　美德论在医学伦理学理论体系中处于基础性地位。医学道德历来十分强调美德，传统医学伦理学在很大程度上就是美德医学。一个医务人员如果缺乏对患者的同情、负责、关爱等美德，任何道德规范都将失去意义。

一、概述

（一）美德论的含义

　　美德是美好高尚品德的简称，一般指个体所具备的一种比较稳定和持久的履行道德规范的个人秉性和品质。美德论又称为德行论或品德论。

　　美德论是伦理学的三大理论形态之一，是伦理学的主要基础理论。它以行为者内在的品德、美德及行为者本身为中心，研究和探讨人应该是一个什么样的人，有道德的人应该是什么样的人，人应该具有什么样的品德或品格。或者说，美德论是研究什么是道德上的完人，以及如何成为道德上完人的一种伦理学理论。其出发点是人性、人格或人的本质。

（二）美德论的历史发展

　　美德论历史悠久，是人类伦理思想史上较早出现的高度成熟的伦理学理论形态，在古代中西方社会的道德生活中居于主导地位。

　　1. 中国美德论的历史渊源　　在中国，美德论的代表是孔子（前551—前478年）及其儒家学派。在中国传统伦理思想史上，孔子是第一个从德行论角度构建伦理学说的思想家。他立足于"仁"的观念，把它提升为具有人本主义和德行主义思想内涵的伦理原则，并以"仁"为核心，建立了自己的伦理学体系。孔子提出了孝悌、忠信、智勇、中庸、礼义、温、良、恭、俭、让、宽、敏、惠、刚、毅等反映人的品德状况的伦理范畴和德目。他把具备完美德性的人称为"仁人"或"君子"，把与此相反的人称为"小人"，从而为人们塑造了一种理想人格和人生价值观。孟子继承并发展了孔子思想，提出"仁也者，人也"的思想（《孟子·尽心上》）。他强调本源于人心的仁、义、礼、智等德性是人与禽兽区别的关键所在，并使人获得了"人之所以为人"的价值属性。

2. 西方美德论的历史渊源　在西方，美德论的首倡者是古希腊哲学家苏格拉底。苏格拉底把美德的本性看成是关于善的知识，提出"美德即知识"。人的生活行为中所表现出来的所有优秀、善良的品质都是美德，比如勤奋、善良、勇敢、友爱、虔诚等，既是美德的构成内容，也是美德的表现形式。由于美德就是知识，苏格拉底认为，关于善的知识的美德是对人有用的、有益的所有东西，比如健康、有力、财富、地位、荣誉等，这些也是美德的内容。柏拉图继承了苏格拉底的美德论。他认为，人的灵魂由三个要素构成，即理性、情感和意志。美德论的内容与此相对应，即智慧、勇敢和节制。理性的美德即智慧，情感的美德即节制，意志的美德即勇敢。当意志和情感受理性的支配而达到融洽无间、各司其职时，就产生了"正义"美德。美德论的代表性人物亚里士多德对苏格拉底和柏拉图的美德论进行了批判和继承，他在《尼各马克伦理学》一书中，将德性区分为道德德性和理智德性，认为美德并不是理性对意志和情感的绝对支配，而是理性、意志和情感的行动"适中"，即唯有理性、意志、情感三者均处于中间状态时才产生美德，因而美德即是适中，"德行就是中道，作为最高的善和极端的美"。西方在经历近代启蒙运动之后，美德论出现了一个长久的衰落期，道义论和目的论逐渐占据人们道德生活的舞台。随着现代社会道德危机的出现，德行论越来越引起人们重视。

3. 美德论的优点与不足　美德论以人为中心，关注于人内心品德的养成，认为道德评价应以主体的善恶及其品质为标准，这对主体理想人格的塑造和良好道德品质的培育具有重要价值，能够促进社会主体利他精神、奉献主义、仁爱品格等善良人性的形成，是人类实现全面自由发展的重要道德基础。

美德论的不足表现在美德的养成主要依赖主体自我的道德认知和自身德性修养，由于社会个体道德认知水平和道德修身实践的差异，必然会出现个体间德行水平的参差不齐，有的人道德品质非常高尚，有的人道德品质却较差，这不利于社会整体道德水平的培养和提升。美德论过于强调道德人格，忽视了道德规则的作用，无法有效满足现代社会特有的高度复杂、高度规范化的现实道德需求。

二、医学美德论

（一）医学美德论的含义

医学美德论是传统医德学的理论，它以医学品德、医学美德和医务人员为中心，研究和探讨医务人员应该是一个什么样的人，有道德的医务人员是什么样的人，医务人员应该具有什么样的品德或品格。美德论涉及人的道德品质的塑造和培养，人所具有的美德、品德主要是通过其内在的道德品质体现出来的，一个具有美德的人必定是道德品质优良的人。道德品质指个人在道德行为中所表现出来的比较稳定的、一贯的特点和倾向，是一定社会的道德原则和规范在个人思想和行为中的体现。它由道德认识、道德情感、道德信念、道德意志和道德行为习惯等构成。对于医务人员而言，要想成为医德高尚、人格完美的医者，必须高度重视自身医学道德品质的培养和塑造。

（二）医学美德的养成

1. 进行医学道德教育 医学道德品质与医学道德规范体系之间有着密切的关系，医学道德品质是医务人员在长期遵守或违背医学道德规范的行为中形成和表现出来的心理自我。医学道德规范是个人医德品质的社会内容，医学道德品质是医学道德规范在医务人员身上的积淀。由于医学道德品质是在一定的医学道德规范指导和规约下养成的，因而对医务人员进行医学道德教育，让他们把握当今医学和社会背景下的医学道德规范体系，是养成良好医学美德的前提和基础。

2. 加强医学道德修养 医学道德教育仅仅是医务人员养成良好医学美德的外在条件，医德品质则是医务人员内在的稳定的心理状态。在医学美德的养成中，起决定作用的根本性条件是医务人员的医学道德修养。在医学美德养成中，医学道德教育是外因，医学道德修养是内因；外因是条件，内因是根据。医务人员只有加强自身的医学道德修养，把外在的医学道德规范转化为内在的医学道德规范，由医学道德认识开始，经过医学道德情感、医学道德意志中介，最后树立医学道德信念、形成医学道德行为习惯后，医学美德才能形成。

（三）医学美德论的意义与局限

1. 医学美德论的意义 医学美德论是医学伦理学的重要组成部分，在医学伦理学中占有重要地位，优良医学道德的实现，即医务人员养成良好的医学美德，是医学伦理学的归宿和目的。同时，它为医务人员的行为提供了标准和发展方向，有助于对医务人员完美人格的塑造，是医学伦理学发展的归宿。

2. 医学美德论的局限 医学美德论过于强调医德人格，忽视了医德规则的作用，无法满足现代医疗特有的高度复杂、高度规范的医德需求。医学美德论的这些局限，需由注重普遍化规范和规则的医学义务论予以弥补。

（四）医学道德品质

1. 医学道德品质的概念 医学道德品质，即医学职业道德品质，是医务人员在长期的医德行为中形成和表现出来的稳定的心理状态和行为习惯。医学道德品质主要表现为三个特点：①与医学道德行为紧密联系。医学道德品质由行动表现出来，离开了医学道德行为就无所谓医学道德品质。②以医学道德意识（包括医学道德观念和医学道德情感等）的指导为基础，缺乏一定的医学道德意识就不会有相应的医学道德品质。③具有稳定的倾向和特征。医学道德品质体现在医务人员一系列的医疗实践中。

2. 医学道德品质的构成 医学道德品质既包括医务人员对医学道德原则和规范的认识，也包括医务人员在认识的基础上所产生的具有稳定性特征的行为习惯，是主观认识与客观行为的统一。医学道德品质的形成过程与道德品质的形成过程相同，主要由医学道德认识、医学道德情感、医学道德信念、医学道德意志和医学道德行为习惯五部分组成。

（1）**医学道德认识** 医学道德认识是指医务人员对医学道德理论、原则和规范的确切认知。它包括对社会的医学道德要求，即医学道德规范的认知和对个人的医学道德品德的认知。医学道德认识是医学道德内化和医学道德行为的先导和基础，是医学道德品质养成的首要环节。

（2）**医学道德情感** 医学道德情感是指医务人员基于一定的道德认识，根据一定的医学道德原则和规范，评价自己和他人的言行是否符合医学道德规范要求而产生的一种具有高度自觉性、持久性的内在心理体验和情绪态度。人们根据一定医学道德要求进行医学道德活动时产生的爱慕、憎恨、信任、同情、痛苦等主观上的心理反应都属于医学道德情感。医学道德情感是医学道德认识转化为医学道德行为的媒介和桥梁，也是激发和调控医学道德行为的杠杆和枢纽。医学道德行为的纯洁与高尚均依赖医学道德情感的激励和催化。

（3）医学道德信念　医学道德信念是指医务人员在已经形成的一定的医学道德认识、医学道德情感和医学道德意志的基础上，其内心逐步养成的一种实践医学道德原则、规范的真诚信仰和执着追求。医学道德信念因其特性决定了其在医学道德品质中居于核心地位，起着主导作用。注重医学道德信念教育，有利于良好医学道德品质的形成和医学道德境界的提高。同时，医学道德信念也反映着医务人员的工作态度、价值取向和精神追求。

（4）医学道德意志　医学道德意志是指医务人员自觉地调节行动、克服在履行医学道德义务中所遇到的困难，以实现一定医学道德目的的心理活动过程。医学道德意志是医学道德行为的支撑点，是医学道德品质形成的关键。可以说，能否形成良好的医学道德行为习惯，能否具有稳定的医学道德品质，在很大程度上取决于是否具有坚强的医学道德意志。坚强的医学道德意志是通过医学道德实践的锻炼和考验，在反复磨炼中逐步形成的。

（5）医学道德行为习惯　医学道德行为习惯是指医务人员不需要任何意志约束和监督，自然表现出来的稳定的、持久的道德行为习惯。它是衡量医务人员医学道德品质好坏的客观标志。养成良好的医学道德行为习惯是医务人员医学道德品质养成的最终目的和归宿。

3. 医学道德品质的内容　中西方医学在长期发展中形成了内容丰富、博大精深的医学美德论体系。如明代外科大家陈实功在"医家五戒十要"中系统地论述了医生行医时要存心仁慈、品行端方、提携同道、谦和礼让、淡然名利等。近代德国医生胡佛兰德在《医德十二箴》中详细列举了医生应当具备的各种美德。在当今社会，医务人员必须具备五种美德，即仁爱、诚挚、严谨、公正和奉献。

（1）仁爱　仁爱就是医务人员应当具有宽仁慈爱的精神。医务人员是仁爱的化身，仁爱是医务人员的人格特征。仁爱最能体现医学人道主义的思想和道德要求，仁爱是长期坚持遵守"医学人道"道德要求所形成的内在医学道德品质。

（2）诚挚　诚挚是指医务工作中诚恳真挚的医学道德精神，是医疗实践中医务人员应具有的勇于坚持医学真理、忠诚于医学科学的精神品格。行医时，要具备诚心诚意地对待患者、实事求是地对待病情的品德，反对"大病小治""小病大治"等错误医疗方式，更不能欺骗、恐吓患者。

（3）严谨　严谨是指医务人员应当具有的对待医学和医术的严肃谨慎的品德。医学的服务对象是生命，这就要求医务人员在工作中必须严肃谨慎，一丝不苟，精益求精。严谨既是医务人员对患者生命健康责任意识的体现，也是仁慈、诚挚品格的外在表现。

（4）公正　公正是指医务人员应具有公平合理的协调医学伦理关系的品德。具体体现在三个方面：即对待患者要一视同仁，公平公正；分配医疗资源时，要公平合理；处理医患纠纷时，要公正无私。

（5）奉献　奉献是指医务人员为了患者和社会的利益而放弃个人当得利益。医务人员应尽全力帮助病患，履行社会责任，不计较得失。

第二节　道义论

道义论是关于责任、应当的道德理论，它以道德规范和戒律的形式来表达人们应当怎样开展自身的行为和生活。历史上义务论在伦理学思想和理论中始终占据重要地位。医学道义论是医学伦理学的重要基础理论。

一、概述

（一）道义论的概念与主要特征

1. 概念　道义论是道德哲学的一个重要分支，它是以道德理性为基础、以道德义务和道德责任为核心的伦理学理论形态。道义论又称为"务本论""义务论"或"非结果论"，是关于道德义务和责任的理论体系，探讨人应该做什么，不应该做什么，即人应该遵守怎样的道德规范，并对人的行为动机和意向进行研究，以保证人的行为合乎道德。与美德论相比，道义论关注的是"行为者的行为与动机"，而非"行为者本身"。

道义论主张人及其行为道德与否，其评价标准不是行为的结果，而是行为本身或行为所依据的原则，即行为动机正确与否。凡行为本身是正确的，或行为依据的原则是正确的，无论结果如何都是道德的。也就是说，一个行为的正确与否，并不是由这个行为的后果决定，而是由这个行为的动机和标准决定的。它注重的是这个行为的动机是否是"善"的，行为的本身是否体现了普遍的道德标准。道义论侧重的是道德行为的动机，不注重行为的后果，而付诸一定的行为规则、规范及标准，它的理论核心是义务和责任。它突出了道德理性的地位，把道义行为的内在本质认定为是预设的和普遍的。弗兰克纳认为："道义论主张，除了行为或规则的效果的善恶之外，还有其他可以使一个行为或规则成为正当的或应该遵循的理由——这就是行为本身的某种特征，而不是它所实现的价值。"

道义论有行为义务论和规则义务论两种类型。行为义务论认为，每一个行为都是独一无二的伦理事件，人们应当凭借良知或道德直觉来决定其对错。规则义务论认为，现实世界中存在着具有普遍性的、绝对正确的道德规则，人们的行为只有服从这些规则，才是道德的和正当的。

2. 主要特征　道义论具有三个方面的特征：第一，道义论强调行为动机的重要性，认为只要行为的动机是善的，不管结果如何，这个行为都是道德的。第二，道义论强调原则的超验性，以人的理性为基础，而不进行感性经验的证明。第三，立足于全体社会成员的普遍性，而不是从个体的利益出发提出准则。

（二）道义论的发展历史

1. 中国道义论的历史渊源　中国传统伦理思想体系中没有"道义论"这样的表述，而是以"义"或"仁义"代之于"道义"。中国传统文化中，"义"的实质就是一种普遍的社会道德规范或伦理要求。中国传统儒家伦理思想中包含有丰富的"道义论"思想，强调个体对社会道德原则和道德规范的遵守及自我道德的内在修养。如孔子提出的"君子喻于义，小人喻于利""见义不为，无勇也""君子义以为质，礼以行之，孙以出之"等思想，在把"义"与"利"进行定位的同时，指出"义"是人类活动的规范和精神境界。孟子认为："人之所以异于禽兽者几希，庶民去之，君子存之。舜明于庶物，察于人伦，由仁义行，非行仁义也。"强调社会规范性是人与禽兽的重要区别之一。"大人者，言不必信，行不必果，惟义所在"，表现出强烈的动机论色彩。宋明理学明确提出，"不论利害，惟看义当为不当为"，认为人的物欲追求必须符合社会道德规范，这是一种道德命令，更是一种道德责任，违背责任即为不义，必受惩罚。

2. 西方道义论的历史渊源　在西方，道义论发端于古希腊时期。苏格拉底首开道义论的先河，他所主张的"美德即知识"，试图给道德行为提供具有普遍必然性的理性基础和理论依据。柏拉图在《理想国》中设立了最高的、绝对的"善"，认为人生的根本目的就是达到"至善"，实现此种"至善"既是人内心最重要的道德动机，也是人行为的终极价值标准。德谟克里特曾明确指出："义务就是依照公正原则去做自己应当做的事。"道义论的代表人物是近代德国哲学家康德。康德首次以"责任""义务"为核心构建了义务论伦理学体系。他认为，人类道德行为的动机是善良意志。所谓善良意志是指理性意志本身的善，这种善良意志不是因功利而"善"，而是因其自身而"善"的"道德善"。善良意志具有任何东西或品质都无法比拟的绝对价值，它虽然不是唯一的善和全部的善，却是最高的善。它是一切善的根源。善良意志存在于一切理性主体之中，由善良意志所发出的命令，必然是一种绝对善良、正确的命令。因此，它应当是人应当遵守的"绝对命令"，即人应当履行的绝对义务。由此他主张应当"从义务出发"，从某种意义上说，甚至是"为义务而义务"的道义论。康德的义务论是一种典型的规则义务论。他认为，人必须为尽义务而尽义务，而不能考虑任何利益、快乐、成功等外在因素；只有出于善良意志即义务心，对道德规则即绝对命令无条件遵守的行为，才是真正道德的行为，因而康德的伦理学有时也被称为"绝对义务论伦理学"。

（三）道义论伦理学的优点与不足

1. 道义论伦理学的优点　道义论伦理学在人类思想史上具有重大的理论价值。它强调道德义务和责任的核心价值，注重普遍性规则的评价作用，这对于从整体上规范和约束人类的道德行为、提升人类的道德水平具有重要意义。另外，这种强调义务和责任的至上性的伦理思想，体现出一种严肃的、理想化的、高度自律的道德人格境界，有利于各行各业塑造出一大批具有崇高道德人格的优秀人物，如历史上那些勇于"舍生取义""杀身成仁"的志士仁人、时刻奋战在医疗第一线的广大医务人员，大多都是严格的义务论者。

2. 道义论伦理学的不足　首先，道义论伦理学违背了动机与效果的辩证统一关系。道义论伦理学强调道德动机在行为评价中的主要作用，认为行为的道德与否，不能由行为产生的后果来评判，应该由源自善良意志和理性原则的动机来评价，从而出现"重动机轻结果"的现象，这必然导致动机与效果两者关系的割裂，使人们在出现"好动机差效果"和"坏动机好效果"的情况下无法做出准确、公允的道德评价。其次，义务论面临着对个人尽义务和对社会尽义务之间的矛盾，容易出现"义务"冲突的情况。在社会生活中，随着角色承担的不同，社会义务要求也会随之不同。一些特殊情况下会出现"义务"冲突现象，面临道德抉择困境。如在医疗实践中，为患者保密的义务同维护社会公众利益的义务在一些特殊案例中会发生明显矛盾。

二、医学道义论

（一）概述

医学道义论是道义论伦理思想在医疗领域的体现和运用，它以医学道德义务和责任为中心，研究和探讨医务人员应该做什么，不应该做什么，即医务人员应该遵守怎样的医学道德规范，并对医务人员的行为动机和意向进行研究，以保证医务人员的行为合乎道德。医学道义论强调医务人员对患者的医学道德责任感。医学道义论所规定的医务人员在医疗活动中必须履行的职责，是从医务人员的服务对象和社会关系中产生出来的，它既是医务人员对患者和社会应负的道德责任，又是医学道德原则和医学道德规范对医务人员的要求。

（二）医学道德义务

医学道德义务是医学道义论研究的中心内容，它要求医务人员在工作中严格遵守医学道德准则，切实履行救死扶伤的医学道德责任。把握医学道德义务是把握医学道义论的关键。

1. 医学道德义务的概念　医学道德义务是医学界的职业道德责任，指医务人员对患者、社会所负有的医学道德责任。医学道德义务的责任主体是整个医学界，基本的责任主体是医务人员；责任客体是服务对象，基本的服务对象是患者。医学道德义务强调医务人员要维护患者的生命与健康利益，对患者负责是其绝对义务。

2. 医学道德义务的特点　医学道德义务是一种道德义务，它强调无私的道德奉献精神，在与患者交往时，时刻要以患者利益为中心。治病救人、解除病痛不是医务人员对患者的恩赐，而是医务人员的天职使命。在调节医学伦理关系时，它主要通过教育、批评、引导的柔性方式加以调整。与医学法律义务相比，它具有如下特点。

（1）医学道德义务依靠非权力强制力量维系　医学法律义务依靠国家暴力机器作为后盾，是一种权力强制义务；与医学法律义务不同的是，医学道德义务的形成、维系依靠的是医学界乃至整个社会的舆论、传统习惯和内心信念等非权力强制力量。

（2）医学道德义务的履行不以获取权利为前提　通过一定程序形成的医学法律规定了法律主体的权利和义务，法律规定的行为主体的义务总是与权利对应的。作为规范治理医疗卫生事业的医学道德，在为医学行为主体提出医学道德义务的同时，也赋予了其医学道德权利，但作为医学道德行为主体本身在承担、履行医学道德义务的时候，为了完善自己的医学美德，不以获取道德权利为前提（尽管客观上他们在履行医学道德义务的同时，实际上已经而且应当获取道德权利），而是往往以或多或少的自我牺牲为前提。

（3）医学道德义务涉及的范围广泛　医学法律义务涉及的仅仅是在医学领域中具有重大效用的行为，社会认为必须通过法律程序加以规范，往往是对医学界的最低限度的要求。由于医学道德规范的领域是广泛的，凡是存在利益关系的医学领域都需要医学道德规范。医学道德义务涉及的是医学领域中所有具有效用的行为，所涉及的范围比医学法律义务更为广泛。与医学法律义务仅有的合法与违法境界相比，医学道德义务存在违背医学道德、合乎医学道德和医学道德高尚等层次不同的境界，医学道德义务要求的范围也广。

3. 医学道德义务的内容　随着医学的发展和社会的进步，医学界的职业责任会发生某些调整和变化，但医学的主要服务对象和基本职责是始终一致的。医学道德义务的主要内容仍是救死扶伤、防病治病、维护健康、提高生命质量。医学道德义务是社会对医学界的职业责任要求，具体内容由社会的医学道德体系所规定。

（三）医学道义论的意义与局限

1. 医学道义论的意义　医学道义论在医学伦理学中占有重要地位，它明确提出了对医学界的道德要求，对医学界的医学行为具有道德指导意义。

（1）医学道义论有利于医务人员明确自己对社会和患者所应承担的职业责任　医学义务是社会及医学职业对医务人员所提出的道德要求，人们以此来评价医务人员，医务人员也以此作为自己应尽的义务。它有利于医务人员明确自己的职业责任，知道自己应该做什么，不应该做什么。经过长期的医学道德实践，医务人员会产生履行医学道德义务的自觉性。

（2）医学道义论有利于医患关系的和谐构建　医学道义论能使医务人员摆正自己与患者的伦

理关系，认识到治病救人、为患者服务是自己应尽的职责和最基本的道德义务。在履行职责时是无条件的，而不是以获取权利和报偿为前提，这为良好医患关系的建立打下了坚实基础。

2. 医学道义论的局限　①医学道义论忽视了医疗行为动机与效果的辩证统一关系。医学道义论仅注重医务人员对患者尽职尽责的动机，忽视了行为动机与效果的一致性。在医疗实践出现"重医疗动机、轻医疗结果"的现象时，会侵害到患者的健康利益，导致动机与效果两者关系的割裂。②存在对患者尽义务和对社会尽义务的矛盾。在医学高新技术的使用中，如果不计代价、不顾及患者生命质量的高低和抢救治疗效果，一味追求生命的延续，这不但不会给患者带来幸福，还会给家庭和社会带来沉重负担。医学道义论的缺陷需由在理论上与它截然相对立的医学功利论加以弥补。

第三节　功利论

功利主义是具有很大影响的伦理学理论。随着医学新技术的大量应用和医学社会化的发展，功利论在医疗实践中的作用越来越受到人们的关注。

一、概述

（一）功利论的含义

功利论是伦理学的重要理论之一，又称为目的论或效果论。它是以道德行为后果作为确定道德规范与评价道德行为对错与否的最终依据的伦理学理论。它认为，确定道德规范的目的是调整人们的利益。道德所规范的是人们之间的利益关系，道德的行为就是取得了好的效用的行为。

（二）功利论的类型

根据道德效用的主体（道德有利主体）不同，功利论可分为早期功利主义、功利主义和公益论三个类型。

1. 早期功利主义　功利主义伦理思想在西方源远流长，可上溯到古希腊时期的爱菲斯学派、昔勒尼学派、伊壁鸠鲁学派和斯多葛学派。这些学派及其代表人物所提倡的快乐主义或幸福论是早期功利主义伦理思想的主要理论形态。例如，爱菲斯学派创始人赫拉克利特认为，理想的人生是符合逻各斯的人生，精神的快乐高于感官的快乐，并且是真正幸福的来源。昔勒尼学派创始人亚里斯提卜也特别强调人生之快乐，认为生活的目的是享受快乐。快乐并没有高低之分，只有程度不同和延续时间长短之别。因此，他们主张用快乐和痛苦，即用人的苦乐感作为评价道德之善恶的唯一标准。伊壁鸠鲁学派（亦译为花园学派）的创始人伊壁鸠鲁也提倡快乐主义，认为快乐是人生的目的。相传伊壁鸠鲁住在一座花园里，花园的入口处上方有一块告示牌写着："陌生人，你将在此过着舒适的生活，在这里享乐乃是至善之事物。"当然，这种思想极有可能使人落入极端享乐主义和利己主义的泥沼中。他还说，智慧是实现人生幸福的重要手段，只有智慧才能享有永恒的幸福。"在智慧提供给整个人生的一切幸福之中，以获得快乐和友谊为最重要。"伊壁鸠鲁认为，快乐或幸福是评价一切道德行为的唯一标准。早期功利主义在本质上主要体现为利己主义。利己主义是指把利己看作人的天性，把个人利益看作高于一切的生活态度和行为准则。对待利己主义要理性客观看待。利己主义可分为极端利己主义和合理利己主义，要坚决反对极端利己主义。

2. 功利主义 功利主义成为一种完善的哲学系统是在 18 世纪末至 19 世纪初期，它产生于近代英国，是伴随着英国资本主义经济的发展而形成和发展的。该学说由英国哲学家兼经济学家杰里米·边沁和密尔提出，并最终成为一种系统的有严格论证的伦理学思想体系。边沁和密尔都把快乐主义作为功利主义的基础，把趋乐避苦作为论证功利主义原理的根据。按照他们的理解，趋乐避苦是人所共有的自然本性，是伦理道德建立的根据。边沁说："自然把人类置于两个至上的主人'苦'与'乐'的统治之下，只有它们两个才能指出我们应该做些什么，以及决定我们将怎样做。"快乐和痛苦是决定人们行为应该如何的标准，趋乐避苦是人行为的指南。那些能给人带来快乐的，是人应该做的，或值得去做的；而那些会给人带来痛苦的，则是人不应该去做的，或是不值得去做的。功利主义的基本原则是"满足或实现最大多数人的最大幸福或最大利益"，这也是功利主义最为著名的"最大多数人的最大幸福原理"。它认为，一种行为如有助于增进幸福，则为正确的；若导致产生与幸福相反的东西，则为错误的。幸福不仅涉及行为的当事人，也涉及受该行为影响的每一个人。"最大幸福"原则实际上包括个人的和社会的最大幸福这两种倾向。边沁认为的"最大幸福"原则主要是倾向于个人的最大幸福，密尔的贡献在于有效地修正或发展了边沁的观点。他认为，"最大幸福"原则主要是倾向于利他主义，即倾向于社会的最大幸福。这就是说，判断一个行动或行为的价值，不能仅考虑它对个人带来的幸福有多大，而要充分考虑它对他人或社会带来的幸福有多大。

功利主义作为一种有重大影响的伦理学理论，发展至今形成了许多流派，如行为功利主义、规则功利主义等，虽然它们在某些方面存在理论分歧和差异，但这些理论的共同点均是以功利或者行为产生的效果为尺度来衡量什么是善、什么是恶，并以此来判断行为的道德合理性。

3. 公益论 公益论是当代社会愈来愈受到关注的一种新的功利论类型。公益是指大多数人的利益，即公共的利益（多指卫生、救济等群众福利事业）。所谓公益论就其思想核心而言，即是主张人们在进行道德评价时，应当从社会、人类和后代的利益出发，从整体和长远的角度来评价人们的行为，只有符合人类的整体利益和长远利益的行为才是道德的。随着现代人类社会的不断发展，不同群体、社会、国家乃至整个世界间的联系愈加密切，从而各主体间形成了相互交织的、共同的、长远的整体利益，这些公共利益与每个人的利益息息相关。另外，由于当今世界人们共同面临着环境污染、资源短缺、人口猛增、贫富差距等一系列现实问题，使人们的公益意识空前强烈。维护人类共同利益、整体利益已经成为判断行为道德与否的重要标准。随着现代医学新技术的大量应用、医疗费用的大幅攀升，以及医疗社会化进程的加剧，在医疗领域，公益论也日益受到人们的重视。公益论认为，医疗卫生机构和医务人员应该从社会、人类和后代的利益出发，公正、合理地解决医疗卫生活动中出现的各种利益矛盾，使其行为活动不仅有利于患者，而且有利于社会、人类和后代。它包括社会公益、人类公益、后代公益和医患群体的公益。比如，在生命质量控制领域、放射治疗领域，公益论正发挥着越来越大的伦理指导作用。

（三）功利论的利弊

作为一种与道义论相对立的伦理学理论，功利论和道义论各自体现了不同的伦理精神。功利论这种"重结果轻动机"以行为的后果作为道德评判的标准，强调现实的伦理品格，对于克服道义论轻视行为效果的弊端具有积极意义。但功利论与道义论一样，也陷入了割裂动机与效果辩证统一关系的泥沼中。在实践中"好心办坏事""好动机差效果"的情况时有发生，如果只根据结果来否定行为者行为的道德价值，必然会打击人们继续做好事的积极性与主动性。反之，对待"恶动机好效果"的情况，如果仅仅根据行为效果来肯定和赞赏行为者的话，势必会助长日后继续以恶的动机行为的侥幸心理。因此，无论对待功利论还是效果论都应做到"动机与效果"的辩证统一。

二、医学功利论

（一）概述

医学功利论又称为医学后果论，是功利论伦理学在医疗领域内的实践和运用，是医学伦理学的重要理论基础，它是以医学道德行为后果作为确定医学道德规范、评价医学道德行为对错与否的最终依据的医学伦理学理论。它认为，确定医学道德规范的目的是调整人们的利益，医学道德所规范的就是人们之间的利益关系，以使医学道德行为取得好的行为结果。

医学功利论是医学伦理学古老而永恒的理论之一。最早的医学后果论可以追溯到希波克拉底的医学伦理思想，他提出的"有利于患者""不伤害患者"原则，就具有医学道德终极目的的意义，成为医学行为和医学道德规范的出发点。此后医学史上的大量医学道德规范（医学道德义务），如保密、仁爱、忠诚医术、和蔼端庄、认真务实等，最终依据的就是希波克拉底所揭示的这两个基本原则。它体现了医学道德的终极目的。随着医学的社会化，尤其是医疗机构的诞生，医患关系由过去的个别医生面对单个患者，转变为许多医务人员（不仅仅医生）面对许多服务对象（不仅仅是患者本人），医学界在面对服务对象及其他"相关者"的利益调节问题时，需要功利主义（功利论）的指导。例如，当代生命伦理学提出的"公正原则"，就是要求在救治患者（满足患者利益）的同时，必须要考虑相关者——其他患者是否更需要救治。

（二）医学功利论的内容

1. 服务对象的利益

（1）**患者的利益**　医学的服务对象一般是患者，但随着医学科学和医疗卫生实践的发展，许多健康者也成为医学界的服务对象。这里"患者的利益"主要指患者痛苦的消除、疾病的救治等健康利益，同时还包括患者与此相联系的物质利益和精神利益。

（2）**相关者的利益**　随着医学的不断社会化，医学界面对的不仅仅是一个患者，而且包括其他患者；不仅仅是患者本人，还包括患者的亲属。医学界面对的利益关系已经复杂化，医学功利论要求确定医学道德规范的时候，不仅要把患者的健康和物质利益放在首位，还要考虑其他服务对象，甚至患者亲属的利益。

（3）**医学公益**　医学公益是指医学领域所涉及的群体利益、社会利益和人类长远利益。随着医学科学的发展和新的医学模式的出现，医学已经发展成为一项社会性事业，医学活动与某一群体、全社会乃至全人类的利益密切相关，不仅与当前利益密切相关，而且与长远利益密切相关；不仅与当代的人类利益密切相关，而且与子孙后代的利益密切相关。医学界的公益领域主要有控制人口数量、提高人口素质、保护环境、保护资源、保护性别比例协调、维持人类种系的延续及其纯洁性等。

2. 医学界的利益

传统医学伦理学侧重维护患方利益，回避医学界的利益。实际上，医患关系是医学伦理学的基本伦理关系，医学伦理学最基本的使命就是合理调整医学界与服务对象的利益关系。医学界的利益是医学功利论的重要内容。当医学科学研究和医疗卫生实践成为医务人员的一种职业的时候，医学界的利益就成为回避不了的问题，医学职业成为医学科学研究人员和医疗卫生工作者赖以生存的条件。在市场经济条件下，尽管我国卫生事业是政府实行一定福利政策的社会公益事业，但医疗卫生事业必须面对市场，适应市场经济的发展需要。医疗卫生单位同样也是市场主体，其提供的服务同样参与社会交换，市场机制同样在该领域内部，以及与社会之间发挥社会资源的配置作用。只不过这些市场主体是得到国家和社会的特殊对待，这些资源配置更多地受到国家和社会的特殊干预而已。医学界的利益必须得到维护，这是医学伦理"社会"主体的责任。医学伦理学发展到今天，已经突破了医学界自律的医学道德阶段，制定医学道德规范的主体是整个社会。从社会道德治理的角度而言，不应仅仅维护服务对象的利益，医学界的利益同样应当维护。只有这样，才能既维护了患者的利益，又保证了医学界的正常发展。

（三）医学功利论的意义与局限

1. 医学功利论的意义　医学功利论是医学伦理学的重要组成部分，是制定医学道德规范的医学伦理学基础理论。

2. 医学功利论的局限　医学功利论尽管在制定医学道德规范过程中发挥着根本性的理论指导作用，但提出大量的医学道德规范还需要医学义务论，提出医学美德和使医务人员养成良好的医学道德品质还需要医学美德论。医学功利论过于强调医疗效果对医学行为的道德评价作用，割裂了医疗动机与医疗效果之间的辩证统一关系，在进行医学道德评价时，会产生"效果决定论"的弊端，从而无法客观、公正地评价医务人员的道德行为。

第四节　生命论

生命论又称生命观，是一种关于生命的本质和意义的观点和看法。从人类历史发展看，生命论反映了社会的文明程度和人类对自身的认识程度。随着社会的进步和医疗实践的深入，生命论经历了生命神圣论、生命质量论和生命价值论的发展过程。其中生命神圣论是传统生命论，也是一种最为永恒的生命论；生命质量论和生命价值论是现代生命论，是对传统生命神圣论的完善和发展。

一、生命神圣论

（一）概述

生命神圣论是认为人的生命具有神圣不可侵犯、至高无上的道德价值的一种伦理观，是传统医学伦理学的思想基础。在医学领域，它一般包含三个方面的内容，即必须无条件地保持生命、不惜任何代价地维护和延长生命、一切人为终止生命的行为都是不道德的。中西方医学史上有许多关于生命神圣的论述。中国现存最早的医学著作《素问·宝命全形论》指出："天覆地载，万物悉备，莫贵于人。"唐代孙思邈的《备急千金要方》中谈道："人命至重，有贵千金，一方济世，德逾于此。"西方最早的医学道德文献《希波克拉底誓言》也讲道："我要保护自己生命和技艺的纯洁和神圣。"因此，以"助人类健康之完美""救死扶伤"为己任的医学就成为神圣崇高的殿堂。

生命神圣论的形成与发展受到多种因素的影响，其产生的基础有：

（1）医学活动本身的内在要求　医学作为一种独立的社会职业，一开始就有了明确的社会目标。从古至今，医学都是以维护人的生命和健康、防病治病为己任的，人的生命在天地万物万事中是最宝贵的。《日内瓦协议法》指出："即使在威胁之下，我要从人体妊娠的时候开始，保持对人类生命的最大尊重，决不利用我的医学知识，做违反人道原则的事。"

（2）近代医学科学发展及欧洲文艺复兴运动的推动　随着近代自然科学的迅速发展，近代实验医学的产生使生命的奥秘逐渐被揭示，为维护和尊重生命奠定了科学基础。伴随欧洲文艺复兴运动的开始，在与封建主义和宗教统治的斗争中，文艺复兴的斗士们广泛批评了压抑人性、摧残生命等不珍视人的生命的行为和制度，强力唤起了人们对人身价值的重视，以及主张自由、平等、尊重人权和人格的观念。这种倡导人性论、人权论的人文主义运动，使以往关于生命神圣的观点进一步系统化、理论化。

（二）生命神圣论的意义

生命神圣论的产生和发展是与医学自身的社会使命分不开的，它与医学职业相伴而产生，在推动医学和医学伦理学的发展过程中发挥了极大作用，其历史意义体现在以下几方面。

1. 对医学目的进行了明确界定　生命神圣论是传统医学的出发点，它直接规定了传统医学的目的是治疗疾病，延长生命。它强调尊重和维护人的生命和促进患者健康是医务工作者的重要责任，它时刻提醒人们生命是神圣的。

2. 有利于人类的生存和发展　在人类社会早期，人们意识到生存的艰难，产生了生命极其宝贵的生命神圣思想。生命对于人是第一重要的，生命与世界上的其他事物相比具有至高无上性，离开了生命，世界上万事万物就失去了存在的意义。

3. 为生命伦理学形成和发展奠定了思想基础　生命神圣论的许多思想精华，在现代伦理学中仍占有很重要的地位，应当发扬光大。例如，它要求人们热爱和珍惜生命、尊重患者人格、平等待人、济世救人，这些仍然是当代生命伦理学的基本理论和观点。

4. 促进了医学的产生和发展　生命神圣论是医学科学和医学职业产生的基础。生命宝贵，所以当生命受到伤害、受到疾病折磨的时候，就需要一种学问予以研究和解决，就需要有一种职业、有一部分人专门为这些受到伤害、受到疾病折磨的人们提供帮助。这门学问就是医学，这种职业就是医疗卫生，这些专业人员就是医务人员。生命神圣思想，激励人们探索生命的奥秘，发现诊治疾病的新方法，建立维护人类健康的医疗卫生制度，这大大促进了医学科学的发展和医疗技术的进步。

（三）生命神圣论的局限

生命神圣论在医学伦理学发展史上起到了积极的作用，特别是在医学社会化程度很低的时候，医者关注的重点就是患者个体的生命健康利益，生命神圣论是医者为医行善的必要的道德基础。但随着医学现代化，在医学的社会价值越来越凸显时，特别是出现了生命质量和生命价值观后，生命神圣论的历史局限性逐渐显露出来。

1. 具有抽象性，缺乏辩证性　生命神圣论单纯强调生命存在绝对价值的思维方式，无法满足医学实践的需要，具有较大的模糊性和抽象性，实际上是一种缺乏辩证基础的生命观。例如，面对罹患绝症、濒临死亡且深受痛苦折磨的患者，如果按照生命神圣论的道德信条运用医学技术进行无条件的抢救，理论上是道德的，而实际上，延长的仅仅是生物学意义上的生命，同时还会给患者带来身体上的痛苦，给家庭带来经济上的负担，给社会造成资源上的浪费。在现实生活中不难发现，人的生命也不是绝对神圣不可侵犯的，对于罪大恶极的犯罪分子，可能要剥夺其生命存在。

2. 在现实中导致大量医学伦理难题的出现　根据生命神圣论，任何生命都是神圣不容侵犯的，都享有绝对的生命权。但是在现代医疗实践中，与生命神圣理念背离的现象大量存在，这导致了大量的医学伦理难题出现。比如，能否对人口进行数量和质量控制？能否摘取人体器官进行移植？在医疗卫生资源供不应求的情况下，医疗机构或医务人员依据什么标准和原则来分配稀有卫生资源？谁有权优先享用？这些伦理难题无法依据生命神圣论而得到切实的理论分析、道德评判和现实决策，因而无法得到科学的解决。

二、生命质量论与生命价值论

生命质量论和生命价值论是强调人的生命存在状态及其价值的现代生命观。其产生的历史条件有两个方面。

1. 医学科技的进步　现代医学生物技术的发展，使人类有效地、道德地干预人类生命过程有了技术保障，如人类辅助生殖技术、器官移植技术、生育控制技术、基因治疗等。

2. 强烈的社会需求　随着社会的现代化乃至进入后现代化社会，不少有害因素成为制约人类发展的不利因素，其中最突出的问题是人口问题、资源问题和环境问题等，而矛盾的焦点是人口问题。如果不控制人口的数量，提高人口的质量，人类自身的发展甚至生存都会遭到严重威胁。传统的生命神圣观显然已不能完全适用于当代社会，人类生命观的变革肯定会出现。基于上述原因，生命质量论和生命价值论的出现就是一种历史的必然。

（一）生命质量论

1. 概述　生命质量主要指生命的自然素质（体力和智力），在临床实践中，它通常指患者的健康程度、治愈希望、预期寿命等状况。生命质量论就是以人的体力和智力等自然素质的高低、优劣为依据，来衡量生命对自身、他人和社会的影响和意义的一种伦理观。与生命神圣论不同，它强调人的生命价值不在于生命存在本身，而在于生命存在的质量。人不仅应追求生命的延续，更应追求生命的质量。人不仅要活着，更要优质地活着。

2. 生命质量的种类　一般而言，个体的生命质量主要包括生命的主要质量、根本质量和操作质量三部分，任何一部分出现问题，都会严重影响整体的生命质量。

（1）主要质量　主要质量是指个体生命的身体或智力状态。根据这一生命质量标准，生命质量论认为，诸如严重的先天性心脏畸形儿和无脑儿，其主要质量已经非常低，因此，已经没有必要进行生命维持。

（2）根本质量　根本质量是指个体生命与他人在社会和道德上相互作用而具有的意义和目的。根据这一生命质量标准，生命质量论认为，诸如极度痛苦的晚期肿瘤患者、不可逆的昏迷患者已经失去了与他人在社会和道德上的关系，失去了生命的意义和目的，因此，已经没有必要进行生命维持。

（3）操作质量　操作质量是利用智商学或诊断学的标准来测定的智力和生理状况。根据这一生命质量标准，有的生命质量论者认为，智商高于 140 的人是高生命质量的天才，智商在 70 以下的人属于智力缺陷，智商在 30 以下者是智力缺陷较为严重的人，智商在 20 以下的就不能算真正意义上的人。

3. 生命质量的级别 在医疗实践中，根据生命主体自然要素和精神要素状况的不同，依据生物学状态、社会效应、幸福感的标准，人的生命质量可分为四个不同等级：Ⅰ级、Ⅱ级、Ⅲ级、Ⅳ级依次递减。

Ⅰ级生命质量：Ⅰ级生命质量具有良好的生物学状态和社会正效应，本人也获得了相当程度的幸福感。这是一种较为完善的高层次的生命质量。社会成员中的大多数具有Ⅰ级生命质量，这些人是社会发展的主要动力，是人的生命最完整的体现方式。

Ⅱ级生命质量：Ⅱ级生命质量与Ⅰ级生命质量所不同的是其生物学状态不良，如先天性畸形、缺陷或患有严重疾病，但其具有社会正效应和幸福感，其在社会成员中的数量较少。由于强调人的生命质量的三维性，所以Ⅱ级生命质量中的一部分还可能转化为Ⅰ级生命质量。例如，Ⅱ级生命质量是由疾病引起的，如果疾病痊愈，即可转为Ⅰ级生命质量。

Ⅲ级生命质量：Ⅲ级生命质量的生物学状态优良或不良可产生社会正效应，但目前尚未获得幸福感。这可能是因为存在一些其他因素妨碍其幸福的获得。例如，心理疾患的影响、不能合理利用时间、不善于处理各种人际关系等。Ⅲ生命质量是暂时的，可以通过解决这些问题而变为Ⅰ级生命质量或Ⅱ级生命质量。这种生命质量的社会成员为数不少。

Ⅳ级生命质量：Ⅳ级生命质量均产生社会负效应，本身无幸福感，其生物学状态不良。这类人是指需要依靠大量药物和昂贵的人工装置及人力来维持的植物人或毫无治疗希望的重症患者。

生命质量级别的划分具有积极的医疗指导价值。在医疗工作中，我们大力提倡和造就Ⅰ级生命质量，同时认真扶助和关心Ⅱ级生命质量，对Ⅲ级生命质量设法尽快解决影响其获得幸福的不利因素，促使其转变为Ⅰ级生命质量或Ⅱ级生命质量。对于Ⅳ级生命质量患者应区别对待，全社会应尽最大努力创造条件促使其转变为更高层次的生命质量，尽快消除其社会负效应，产生社会正效应。对于极少数特殊患者，在法律允许的情况下，对其生命质量可以有条件地进行取舍。

（二）生命价值论

1. 概述 生命价值论是指根据生命对自身和他人、社会的效用如何，而采取不同对待方式的生命伦理观。判断生命价值的高低或大小主要有两个因素：一是生命的内在价值，即生命本身的质量（体力和智力），是生命价值判断的前提和基础。二是生命的外在价值，指某一生命对他人和社会的贡献，是生命价值的目的和归宿。每个生命都有其存在价值，为什么人的生命是有价值的呢？一部分人认为，人的生命价值来源于人类生命的神圣性。孔子说："天地之性，人为贵。"宗教论者提出，人是上帝按照自己的形象创造出来的，因而具有神圣性。另一部分人则认为，人的生命价值在于它是一切幸福的前提。马克思主义认为，人的生命价值在于它本身能创造新的价值。人本身既是价值主体，又是价值客体。作为价值主体，它可以通过自身的实践活动改造世界，创造出物质财富和精神财富。作为客体，它本身又是被改造者，通过不断改造自身而得到日益自我完善和提高，从而具有更大的价值。

2. 生命价值的种类 根据不同的标准，生命价值主要包括三个类型。

（1）根据生命价值主体划分 根据生命价值主体的不同，生命价值可分为内在价值和外在价值。内在价值是生命具有的对自身具有效用的属性，是生命具有的对自身的效用。外在价值是生命具有的对他人和社会具有效用的属性，是生命具有的对他人和社会的效用。

（2）根据生命价值是否已经体现划分　生命价值可分为现实的生命价值（现实价值）和潜在的生命价值（潜在价值）。现实价值是指已经显现出的生命对自身、他人和社会所具有的效用。潜在价值是指生命目前尚未显现、将来才能显现出对自身、他人和社会所具有的效用。

（3）根据生命价值的性质划分　生命价值可分为正生命价值、负生命价值和零生命价值。正生命价值是指生命有利于自身、他人和社会效用的实现，即对自身、他人和社会有积极效用。负生命价值是指生命有害于自身、他人和社会效用的实现，即对自身、他人和社会有消极效用。零生命价值（无生命价值）是指生命无利无害于自身、他人和社会效用的实现，即对自身、他人和社会既没有积极效用也没有消极效用。

（三）生命质量论和生命价值论的意义

1. 完善了人类对待生命的理论，使医学价值观更深刻、更合理　生命质量论和生命价值论的创立，表明人类的生命观有了历史性的突破和转变，改变了以往的唯神圣论。它是人类要求改善自身素质，以求更大发展的反映，是人类自我意识的新突破，它比生命神圣观在视野上更加开阔，在情感上更加理智，在思维上更加辩证。

2. 为化解当代医学道德难题奠定了理论基础，具有重大的现实意义　生命质量论和生命价值论在为解决当代医学道德难题提供理论指导方面，是多向和富有成效的。在现代医疗中，人类辅助生殖技术、基因治疗、器官移植术等的开展，出现了尖锐的道德冲突，这是过去的生命神圣观和道义论所解决不了的。而依据生命质量论和生命价值论，我们就能为医学新技术的推广和运用提供道德辩护和伦理支持。同时，也为合理控制人口数量、实施生育控制措施、停止对患者的抢救、摘取人体器官进行移植等医学实践提供伦理依据和伦理辩护。

第五节　人道论

人道论是关于医疗领域中人道主义的理论，贯穿于医学及医学伦理学发展始终，影响医学学科发展和医学实践的全过程。

一、人道主义

人道主义（humanism）是一种认为人具有最高价值从而应该善待每一个人的思想体系。它具有两个基本的含义：一方面指人本身具有最高价值，另一方面指应该善待每一个人。人道主义包括广义人道主义和狭义人道主义。狭义人道主义是指起源于欧洲文艺复兴时期的一种思想体系，它是由资产阶级思想家提出和完成的。它提倡关怀人、爱护人、尊重人，是一种以人为本、以人为中心的世界观。法国大革命时期又把它的内涵具体化为自由、平等和博爱的思想。狭义人道主义在世界大革命时期起着积极的反对不平等制度的作用。广义的人道主义是指历史上一切维护人的尊严、尊重人的权利、重视人的价值、实现人的全面发展的"以人为本"思想。可以说，这种思想贯穿于人类社会的始终。中国古代孔子的"仁者爱人"、墨子的"兼爱"、中世纪基督教的人道主义、革命的人道主义、社会主义人道主义等都属于广义的人道主义。医学人道主义属于广义人道主义范畴，像希波克拉底、迈蒙尼提斯和孙思邈等人提倡的医学道德思想，实际上就是在医疗过程中所萌发的广义人道主义。

二、医学人道主义

（一）医学人道主义的含义

医学人道主义是指认为人具有最高价值，在医学领域内，特别是在医患关系中，医务工作者应关心和爱护患者健康、重视患者生命、尊重患者人格和权利，维护患者利益和幸福的伦理思想。作为医学伦理的重要理论基础和医学职业的重要伦理原则，医学人道主义是几千年来在医疗实践中逐步形成的传统医德的精华，是医德实质、终极关怀和价值理性的集中体现，历来被医学界作为自己的道德戒规和活动宗旨。

（二）医学人道主义的历史与现实

医学人道主义经历了三个历史发展阶段：古代朴素的医学人道主义，近现代医学人道主义，当代医学人道主义。

1. 古代朴素的医学人道主义 从医学发展看主要指经验医学时期，从社会发展看主要指奴隶社会和封建社会时期。这一时期的医学人道主义表现出如下特点：对患者的关心、同情是出于恻隐之心；由于医疗水平低下，在医疗实践中经常存在医务人员的人道主义主观意愿与客观的非人道医疗实践的矛盾。这种医学人道主义只是对病人的朴素感情的流露，带有宗教迷信的色彩，其理论基础是为个体患者服务的义务论和宗教的因果报应说。

2. 近、现代医学人道主义 主要指欧洲文艺复兴以来至现代。这个时期的医学人道主义打破了宗教神学的枷锁和一些陈腐观点的束缚，摆脱了古代医学人道观念的朴素性质，代之以科学的性质。其表现出明显的反封建、反神权的特点，明确提出为人文主义而行医的道德要求；由于医学科学的发展，使人道主义的实现有了科学的保证；实行的范围和程度得到了扩展。

3. 当代医学人道主义 是指 19 世纪末 20 世纪初以来尤其是第二次世界大战后的医学人道观。这是医学人道主义发展的新阶段，其特点是：强调把医学看成是全人类的事业，具有国际性，它把人的生存权和健康权看作基本人权的重要内容，坚决反对利用医学作为残害人类的手段或作为政治斗争工具的行为；医学人道思想的内容更加全面而具体，得到更加具体细致的贯彻，医学人道主义成为捍卫患者和人类社会利益的一种思想武器；当代医学人道主义的理论基础是义务论、公益论、正义论、生命质量和价值论。随着医学人道主义内容的深度和广度的拓展，医学人道观更加成熟和富有理性。但是它仍存在一定的不足和局限，它只把人看成是自然的、抽象的人，只把疾病看成是生理上的失调和欠缺，未能深刻认识心理和社会因素对健康和疾病的影响。

（三）医学人道主义的伦理要求

医学人道主义作为医学职业道德的灵魂，要求以人性、人道的方式一视同仁地对待患者，在医疗中要关爱患者、尊重患者，切实维护患者的权利和尊严。医学人道主义给医务人员提出了尊重、同情、关心、救助四个方面的伦理要求。

1. 尊重 尊重是指医务人员在医疗服务中要切实尊重服务对象的人格、权利和生命价值。

医学人道主义是一种尊重一切与医疗有关的人和人的价值的哲学思想。其内容包括尊重每一个患者的生命价值、人格的尊严，以及每一个患者都享有平等的医疗权利与健康权利；注重卫生工作对社会利益及人类健康利益的维护；社会、公众和患者对医疗卫生工作及其工作者的尊重和利益的保护；医疗卫生工作者对自我价值和职业价值的充分肯定。一切医学活动都应当以"尊重人性尊严"这一崇高价值为基础。

2. 同情   同情是指医务人员在情感上要能够设身处地地对待患者的伤病痛苦。同情是医学人道主义的逻辑起点，是一切美德之源。只有具备深刻的同情感，才能真正把患者当作人来对待，而不是仅仅把患者当作工具和手段。

3. 关心   关心是指医务人员出于尊重、同情患者的疾苦而能够时刻注意他们的一切，尽己所能去帮助患者。患者作为就医中的弱势一方，无论从生理上还是从心理上都需要得到医务人员的帮助和关怀，对患者的关心、同情会极大地促进医务人员义务感和责任心的提升，进而尽心尽责地为患者提供医疗服务。

4. 救助   救助是指医务人员对患者的伤病要采取积极的、切实有效的医学措施，不能以任何借口拖延、拒绝对患者救治。为患者实施积极的医疗救助是医学人道主义的落脚点与最终实现，在医疗救助活动中患者的生命利益得到维护，同时医务人员的生命价值也得到实现，医学人道主义精神得以升华。

（四）医学人道主义的伦理意义

医学人道主义是人类几千年来在医疗实践中形成的宝贵的医学道德传统，具有重要的伦理意义。

1. 有利于推动医学为人类健康服务   随着医学人道观念的产生，传统的医学活动一直以人道主义作为自己的道德戒律和活动宗旨，要求视人的生命为最宝贵和最神圣的，医务人员最基本的责任就是关心患者的生命，同情患者，竭尽全力挽救患者生命，增进人的健康。它体现着医学的道德价值，规定着医学界的基本道德要求，代表着人类的共同价值。医学人道主义对于保证和推动医学为人类健康服务起到了重大作用，使得医学赢得了人们的尊敬和信赖。

2. 有利于医务人员高尚人格的塑造   医学人道主义所提倡的仁爱、同情、关怀和尊重理念，在医疗实践中能够潜移默化地影响和提升医务人员的医学道德品质，使医务人员具备强烈的同情感和责任感，从而塑造高尚的医学道德人格。

3. 有利于医患关系的和谐稳定   "医者父母心"既是医学职业道德对医务人员的内在要求，也是患者的就医情感诉求，在医学人道主义的引导和要求下，医务人员严格履行自我的职业义务，切实尊重患者的权利、人格，从而优化医患关系，使医患交往始终处于一种融洽和谐状态。

【思考题】

1. 医学道德品质的构成要素和内容有哪些？
2. 医学目的论的内容有哪些？
3. 生命神圣论的意义和局限有哪些？
4. 医学人道主义的内容与伦理意义是什么？

第四章

医学伦理的原则、规范与范畴

扫一扫，查阅本章数字资源，含PPT、音视频、图片等

　　医学伦理原则、规范与范畴是医学伦理学的核心内容，体现与表述了医学生活或医患关系中的权利意识与道德情感。医学伦理原则是构建整个医学伦理学规范体系的最根本、最一般的伦理根据，贯穿在医学伦理学规范体系的始终。医学伦理规范和范畴是医学伦理原则的细化和补充，是衡量医务人员个人行为和医德品质的标准。

第一节　医学伦理的基本原则

　　目前，较为广泛接受的医学伦理学原则是美国学者贝奥切普（Tom Beauchamp）和查德里斯（James Childress）于1977年在《生命伦理学的原则》一书中提出的"自主（autonomy）、有利（beneficence）、不伤害（non‑maleficence）和公正（justice）"四条基本原则。结合我国医学实践的特色与中国文化传统，一般认为，医学伦理学的基本原则有以下四条。

一、有利原则

（一）有利原则的含义

　　有利原则是指医务人员的诊治行为以保护患者的利益、促进患者健康、增进其幸福为目的。有利原则基于古老的医学道德与伦理学传统，无论是西方还是中国的医学道德体系，始终是一条最基本、最重要的道德原则。它要求医务人员要时刻为患者着想，为患者谋利益。《希波克拉底誓言》提到，我愿尽余之能力与判断力所及，为患者利益着想而救助之，永不存一切邪恶之念。《医德十二箴》中提到"医师不是为了自己，而是为了别人，这是职业的性质决定的"，明确指出了医学的利他主义原则。

　　有利原则之所以成为医学道德关注的最重要问题之一，是因为涉及救死扶伤、照护与关爱人的性命，以及提高生命质量和生命价值等终极问题。有利原则要求把有利于患者的生命健康放在第一位，一切从患者利益出发。

（二）有利原则的内容

　　1. 树立全面利益观　患者利益包括客观的利益，如祛痛、缓解、治愈、康复，以及节约费用和时间等，也包括主观的利益，如受人尊重、鼓励和安慰、因恢复健康而恢复社会角色的心理满足与愉悦等。基于身心合一的观点，医务人员应当注意自己的诊疗行为符合对患者客观利益和主观利益都得到满足的要求。从理论上讲，患者利益与医务人员的利益是一致的，即患者的健康

和病痛解除是医患双方共同的利益，不仅对患者有利，而且有利于医学事业和医学科学的发展，有利于促进人群和人类的健康。

2. 提供最优化服务 努力使患者受益，要求医务人员树立"以患者为中心"的服务理念，把患者的生命利益与健康利益放在首位，同情、关心、体贴患者，走近患者，鼓励患者，帮助患者树立战胜疾病的信心，积极配合治疗，尽最大努力挽救患者生命，帮助患者恢复健康。

3. 努力预防或减少难以避免的伤害 一般而言，凡是医疗上必需的，或是属于医疗适应证范围所实施的诊治手段是符合无伤原则的。但无伤是相对的，临床上大多数诊疗手段都具有双重效应，很多检查和治疗，即使符合适应证，也会给患者带来某些躯体或心理上的伤害。它要求医务人员要杜绝有意伤害，将伤害减轻至最低限度，以确保患者的安全。

4. 对利害得失全面权衡 选择受益最大、伤害最小的医学决策。在临床实践中，诊疗方案的选择和实施要以最小的代价获得最大的效益，应当在保证诊疗效果的前提下，尽量选择安全度最高、伤害性最少、副作用最小、风险最低、痛苦最小的治疗方案，同时还要考虑选择卫生资源耗费最少，社会、集体、患者及家属经济负担最轻的诊疗措施。

5. 坚持公益原则 将有利于患者与有利于社会健康公益统一起来。医学诞生后的数千年时间，医学把自己的目标定位为治病疗伤、救死扶伤。但是随着社会的发展和人们对健康认识的不断深入，健康不仅是没有疾病，而且包括躯体健康、心理健康、社会适应良好和道德健康。于是医学的目标演化为增进人类的健康福祉。医学的服务对象不再仅局限于生命受到疾病威胁的人，而是扩展到为全体社会成员服务。这就要求医务人员以追求人人健康为目的，以社会公益为基础，把满足个体患者康复利益与满足人人享有卫生保健的利益统一起来。

（三）有利原则的意义

有利原则是医学伦理的根本原则，调整的是整个医学界医学行为引起的一切伦理关系，具有管辖全面、贯彻始终的纲领统帅性；有利原则也是医学伦理的最高原则，当医学伦理原则之间发生矛盾和冲突时，医务人员的医学道德行为选择以不违背有利原则为基准。

二、尊重原则

（一）尊重原则的含义

尊重作为一项人际交往的基本准则，在医学伦理学中指医患交往时应当真诚的相互尊重，并特别强调医务人员应当尊重患者及其亲属。

尊重具有丰富的内涵。从狭义上讲，尊重是指医务人员应当尊重患者的人身权利和人格尊严，不允许"见病不见人"。患者的人身权利十分丰富和广泛，包括生命健康权、人身自由权、人格尊严权等。人格尊严权包括姓名权、肖像权、名誉权、荣誉权、隐私权等。从广义上讲，尊重原则还包括自主原则，即尊重患者的自主权。因此，尊重原则也称为自主原则或尊重自主原则，强调的是在医疗实践中对能够自主的患者自主性的尊重。

患者在接受诊治过程中有独立的、自愿的决定权。患者自主权的最突出表现形式是知情同意权。针对第二次世界大战期间纳粹医生对战俘进行的强迫性不人道实验，1946 年制定的《纽伦堡法典》确定了关于人体实验的基本原则，将知情同意确定为人体实验研究中的一项原则。20 世纪 60 年代以后，随着西方"患者权利运动"的开展，知情同意原则进入医学临床领域并成为一项基本的医疗准则。该原则自 20 世纪 80 年代中期被引入我国，现已被多部法律法规所确认，成为医学伦理学原则中的"黄金规则"。

尊重原则源于人道主义思想的产生，即维护人的尊严、权利、自由，重视人的生命价值。人具有主体性，不能仅仅被当作工具、手段对待。奴役、剥削、压迫、歧视、凌辱、无辜伤害、强奸、骚扰、买卖器官、人体物化（制造人、克隆人）、商品化等都有损人的尊严。对人类生命尊严的尊重还包括严肃对待人类胚胎和人类尸体。另外，尊重或自主原则只适用于能够做出理性决定的人，医务人员对非理性的行为加以阻止和干预是正当的，是对患者免除自身伤害的有效保护。

（二）尊重原则的内容

1. 保证患者充分行使自主权　患者自主权的行使依赖于其所了解到的信息的充分程度，以及对所关心问题的回答，在患者已理解了信息并充分考虑所有可获得的选择之外，医务人员还应该给患者一定的时间考虑，并提供一个安静和单独的环境，避免使其感到压力。

2. 尊重患者的人格　在医疗实践中，无论是对人道的提倡，抑或是对生命的尊重，最终指向的是对患者一视同仁、平等医疗。要做到一视同仁，首先必须尊重患者的人格。只要承认人是社会的存在，就必须承认生活在社会中的每个人都有自己的尊严，这是社会赋予每个人的基本权利。患者作为公民的一分子，在医疗服务过程中，人格尊严应该受到社会的保护。医疗机构与医务人员对任何患者（包括去世的患者）都应当绝对地、无条件地尊重其人格，避免因服务态度不当和服务质量不高而造成医患矛盾，引发医疗纠纷。

3. 尊重患者及其亲属的自主决定权　每个心智健全的成年人都有权决定其身体要接受何种处置。具体到医学领域，体现为患者的自主决定权。尊重患者的自主决定权，要求医务人员必须向患者提供病情资料，向患者说明并让其理解自己的身体状况、适用的诊疗措施，以及各项诊疗措施的益处、负效应、危险性和可能发生的意外情况，然后让患者依据自己的判断，自主进行诊疗决策，即诊疗要经过患者知情同意。

知情同意权是患者自主权的组成部分。在知情同意落实的过程中，医务人员须注意两点：①关于提供信息的限度：要因人而异，应根据患者的具体情况，使其知情达到最高限度。同时，要贯彻保护性原则，以患者能够知道并理解诊疗措施的主要利弊、能够加以选择为限度，既要实现患者的知情，又要避免对患者造成恶性刺激。②关于代理人的同意：代理人必须是患者的合法代理人，并具有相应的行为能力，且与患者无利害冲突。

4. 正确处理患者自主与医务人员"做主"之间的关系　尊重患者的自主权绝不意味着医务人员站在纯中立的立场，放弃自己的责任，仅充当为患者提供信息的角色，完全听命于患者的任何意愿和要求。当患者或其代理人的决定明显不利于患者的生命和健康或者危害他人、社会的利益甚至违反法律规定时，医务人员应行使其特殊干涉权，帮助、劝导，甚至限制患者进行选择。

5. 尊重患者的隐私权　患者作为生活在一定社会环境中、有思想和心理活动的人，拥有个人信息的隐私保护权。基于职业的特点，医务人员有获悉患者隐私的便利。尊重患者的隐私保护权，要求医务人员除非法定、授权或患者同意，不得泄露和公开患者的病例资料和其他隐私。

尊重患者的隐私权，要注意以下几点：①不是所有的个人隐私都应受到保护，只有不违反法律、不损害他人利益和社会公益的隐私才是受保护的。②隐私保护不能绝对化。现代医学是建立在临床治疗与经验积累基础上的，医学人才的培养离不开对患者病情病因的研讨。因此，医学发展要求患者积极参与医学试验，允许医学实习生通过对患者病情的了解积累临床经验，支持医学人才的成长。

（三）尊重原则的意义

现代医患关系中，尊重原则具有十分重要的意义。

1. 它是现代生物－心理－社会医学模式的必然要求和具体体现。
2. 它是医学人道主义精神的必要要求和体现。
3. 医患双方互相尊重，是建立和谐互信医患关系的必要条件和可靠基础。
4. 它是保障患者权利的必要条件和可靠基础。

三、公正原则

（一）公正原则的含义

公正即公平、正义、公平正直、没有偏私。医疗上的公正是指社会上的每个人都有平等享受卫生资源即平等就医的权利，而且具有参与卫生资源使用和分配的权利。对于医疗机构，公正就是平等医疗权；对于卫生决策部门，公正就是合理分配卫生资源。目前医学界采取的公正原则是平等、先到先救助、紧急者优先。

公正分为形式上的公正和内容上的公正。形式上的公正原则是指将有关的类似个案以同样的准则加以处理。在分配负担与收益时，相同的人同样对待，不同的人不同对待。内容上的公正原则是规定一些有关方面，然后根据这些方面（如个人的需要、个人的能力、对社会的贡献、家庭的角色地位、疾病的科研价值等）来分配负担和收益。

在生命面前，人人都是平等的。任何社会与国家都把生命权放在首要的位置，给予法律和伦理的认可，医疗公正也成为医学道德的重要伦理原则。之所以在临床实践中要坚持公正的原则，首先在于患者与医务人员在社会地位、人格尊严上是相互平等的。其次，患者人人享有平等的生命健康权和医疗保健权。再次，在医患关系中，无论是医学知识还是医疗信息，患者都处于相对弱势的地位，因此有权要求医务人员给予公平、公正的关怀。

（二）公正原则的内容

公正原则在医学临床实践中，体现在医患交往公正和资源分配公正两个方面。

1. 树立现代医患平等观　平等、公正是患者所享有的不容侵犯的正当权益，其实现离不开医务人员个人的美德，但绝不能视为医务人员的"施舍"。在此基础上，医务人员对每一位患者的人格、权利、正当健康需求应给予一致的、普遍的尊重和关心。

2. 公正对待服务对象　医患双方尽管在社会地位、人格尊严上是平等的，但由于医务人员的专业优势，患者不可避免地处于医患关系的弱势地位，理应得到医学所给予的公正对待。这种医疗公正的必然性与合理性，内在地要求医务人员以平等的态度对待患者，不可因种族、党派、年龄、性别、社会地位、经济状况、长相美丑、宗教信仰等而有所区别。

3. 公正分配卫生资源　医疗卫生资源是指满足人们健康需求的现实可用的人力、物力和财力的总和。资源分配应当公平优先，兼顾效率，优化配置和利用医疗卫生资源。其中又包括宏观分配和微观分配。

宏观分配是各级立法和行政机构代表国家所进行的分配。目标是实现现有卫生资源的优化配置，充分保证人人享有基本医疗保健，并在此基础上满足人们多层次的医疗保健需求。

微观分配是由医疗机构和医务人员对特定患者在临床诊疗过程中对卫生资源的分配。在我国，当前主要是指医院床位、手术机会，以及贵重稀缺卫生资源（如人体器官）等的分配。

（三）公正原则的意义

将公正原则列为医学伦理学的重要原则，有助于协调日益复杂的医患关系，合理解决日益尖锐的健康利益分配中的矛盾。医务人员平等待患，有利于患者的心理平衡，有利于医患关系的和谐，有利于医疗效果的提高；医学界公正合理地分配卫生资源，有利于社会公正环境的形成，有利于社会稳定。

四、无伤原则

（一）无伤原则的含义

无伤原则即不伤害原则，是指在诊疗过程中，医务人员不应使患者受到不应有的伤害。不伤害患者是古老的传统行医规则，是医学人道观念的突出体现。在《黄帝内经》中表现为"天覆地载，万物悉备，莫贵于人"的人道思想。《希波克拉底誓言》要求："检束一切堕落及害人行为，我不得将危害药品给予他人，并不作该项指导，虽有人请求亦必不与之。尤不为妇人施堕胎手术……凡患结石者，我不施手术，此则有待于专家为之。"这些都是对不伤害原则的诠释。

"不伤害"是医学伦理的最低要求。任何一项医疗技术本身都存在利弊两重性，即双重效应，在目前的医疗实践活动中，任何医疗措施都是与患者的健康利益和潜在的医疗伤害相伴而行的，因而可能的医疗伤害与患者的健康利益是纠缠在一起的。医学如同一把"双刃剑"，在为患者带来一定健康利益的同时，也存在着对患者的潜在伤害。中国古代医家早已明确指出，医术可以救人，也可以杀人。要妥善处理无伤与有利的矛盾，就要严格把握适应证范围，两利相权取其重，两害相权取其轻。因此，"不伤害"不在于消除任何伤害，而在于强调培养医务人员为患者高度负责、保护患者健康和生命的理念和作风，正确对待诊治伤害现象，努力使患者免受不应有的伤害。

（二）无伤原则的内容

无伤原则要求医学界在履行职责过程中，应本着对患者健康和生命高度负责的精神，对医学行为进行"伤害受益比"的权衡，选择最佳诊治方案，并在实施中尽最大努力，使服务对象免受本可避免的身体上、精神上的伤害和经济上的损失，并把不可避免但可控制的伤害降到最低。医务人员遵循不伤害原则，应做到以下几点。

1. 不故意伤害患者　无论出于何种情形，医务人员都不能故意伤害患者。以医学治疗为手段故意伤害患者的人身，不仅医学道德不允许，而且也可能是触犯法律的行为。因此，要求医务人员做到以下几点：①不滥施辅助检查：即不做无关的辅助检查，不做弊远大于利的辅助检查。②不滥用药物：即治疗中杜绝滥用药物，以免给患者造成伤害。③不滥施手术：即医务人员必须权衡手术治疗与非手术治疗的利弊和界线，掌握手术治疗的适应证，防止滥施手术给患者带来不必要的伤害。

2. 不伤害患者的身体和心灵　人是身体和心灵的复合体。在治疗和护理过程中，医务人员不仅不能对患者的身体造成伤害，更不能对患者的心灵造成伤害。对患者冷嘲热讽、冷言相加等实质上是一种"冷暴力"。

3. 不以伤害某一患者为手段行使诊疗　人与人是平等的，当医疗遇到资源性短缺时，医务人员无权利用工作之便通过伤害其他患者，包括通过伤害已故的患者身体来达到治疗的目的。因为这事实上可能会造成对其他患者或死者亲属心灵上的伤害。

此外需要注意的是，不仅不能伤害患者本人，也不能伤害患者的利益关系人，包括患者的亲属及其他与患者有利害关系的人。

（三）无伤原则的意义

无伤原则是医学伦理的起码要求。它为医学界规定了一条道德底线，那就是如果医务人员的医学行为不能有利于患者，至少不能伤害患者。医务人员在医学实践活动中贯彻这一原则，可以提高医务人员的医学责任感，减少医患纠纷，有利于医患关系的和谐。

医学伦理学各项原则不是孤立的，而是一个有机整体。在具体的病例处理中，四个原则的基本要求是一致的，但也会存在相互冲突，出现"不可得兼"的情况。在具体实践中，需要医务人员审慎把握和执行，必要情况下要提交医院伦理委员会或相关机构进行伦理审查。

第二节　医学伦理的基本规范

医学伦理基本规范是医务工作者在医学活动中对医疗关系和道德行为普遍规律的反映，是社会对医务人员行为基本要求的概括，是医务工作者在思想和行为方面必须遵循的行为规范和道德原则。

一、医学伦理规范的含义与特点

（一）医学伦理规范的含义

所谓规范，就是约定俗成或明文规定的标准，是具体化的道德原则。

医学伦理规范是用以调整医疗工作中各种复杂的人际关系、评价医学行为是否符合道德与善恶判断的准则，也是社会和公众对医务人员的基本道德要求。医学伦理规范是医学伦理原则的展开、补充和具体体现，医学伦理原则通过医学伦理规范指导医务人员的言行，协调医学领域中各种人际关系，因而医学伦理规范在医学伦理学中占有重要地位。

（二）医学伦理规范的特点

1. 理想性与实践性的统一　伦理道德的作用在于激发社会成员树立更高层次的思想境界，并向着社会所倡导的理想目标不断进取。因此，医学伦理规范具有理想性，必须贯彻全心全意为人民的身心健康服务的医学宗旨，体现医学职业崇高的道德理想，从精神上激励、鼓舞医务人员忠于职守，救死扶伤。与此同时，医学伦理规范又是一种行为规范，是以指导医务人员行为、要求医务人员去践行的行为标准，具有实践性。实践的特点要求医学伦理规范要有深厚的社会根基，立足现实，适度超前，使理想性与现实性和谐统一。

2. 稳定性与动态变动性的统一　医学伦理规范无论是作为医务人员追求的道德目标，还是作为指导和衡量医务人员行为的行为标准，都应当保持相对稳定性，否则会造成思想认识上的模糊、混乱和行为操作上的无所适从。同时，医学伦理规范的稳定性不等于固定性，不能"朝令夕改"，但也并不是说一成不变。医学伦理规范是一种社会观念，是在长期的医学活动和医学道德修养的实践中逐步形成的，并随着社会变化而发展。因此，医学伦理规范必须与社会进步和医学发展水平相适应，充分反映出时代的特点。现代医学模式的转变，使医学服务结构、服务项目、服务观念等发生了巨大变化，必将带来医学道德观念、医学伦理规范的变化和发展。

3. 一般性与特殊性的统一　随着人类社会和医学科学的发展，医药卫生事业已发展成一个庞大的系统，不仅包括医疗、护理、药剂、检验、医技等临床系统，还包括预防、保健、康复、健康促进、计划生育等系统。这些系统的职业目标和医学道德责任都围绕着为人的身心健康服务这个共同目标，以及反映它们共同道德要求的一般医学伦理规范。但是各个子系统的职业活动又有各自的特点、目标和要求，职业活动的差异性决定了医学伦理要求的具体性。因此，在医药卫生事业大框架下，各个子系统需要根据自己的特点制定一些医学伦理规范，这是医学伦理规范一般性与特殊性的统一。

二、医学伦理规范的主要内容

医学伦理规范表现为规范化的医务人员品德和作风要求，一般以强调医务人员的义务为主要内容，即医疗活动中应该做什么，不应该做什么。

为了加强医学伦理教育，提高医学道德水平，我国于 1988 年颁发了《医务人员医德规范及实施办法》，2012 年施行了《医疗机构从业人员行为规范》。这既是对医务人员职业规范的总结和发展，也是医务人员所必须遵守的，体现了医学伦理学的基本要求。

（一）救死扶伤，忠于职守

救死扶伤，忠于职守，即坚持救死扶伤、防病治病的宗旨，发扬大医精诚理念和人道主义精神，以患者为中心，全心全意为人民健康服务。医务人员肩负着防病治病、救死扶伤、保障人民身心健康的崇高使命。救死扶伤、忠于职守是对医务人员从事医疗职业提出的最起码的道德要求，也是最高的行为目标。这一规范要求医务人员在工作中要待患者如亲人，竭诚以待；遇到处在痛苦危难中的患者，应痛患者之所痛、急患者之所急，敢担风险，尽力赴救，解除患者病痛，维护生命健康。同时，自愿为保障人民健康倾注自己极大的热情，贡献自己毕生的精力。

（二）严谨求实，精益求精

从事医疗工作，不仅要有满腔的热情，更需要高超的业务本领。严谨求实、精益求精是保障人民身心健康的客观需要，也是医学事业不断向前发展的动力。这一规范要求医务人员要热爱学习，钻研业务，努力提高专业素养，严谨求实，奋发进取，不断提高技术水平。医务人员要不断学习新理论、新技术，把握医学发展的新动态，敢于挑战医学难题，在实践上有所创新、有所突破。同时，在每一项医疗实践中又要注意观察患者，询问病史，诊断处理疾病，做到细致周密，一丝不苟，精心操作。此外，还要诚实守信，自觉抵制学术不端行为。

（三）尊重患者，一视同仁

一视同仁是自古以来提倡的传统医学道德，如古代医学家提出的对待患者要"普同一等"、医治疾病要"不问贵贱"等都是平等待患之意。当今时代，尊重患者主要是指要尊重患者的人格与权利，尊重患者的知情同意权和隐私权，为患者保守医疗秘密和健康隐私，维护患者合法权益。尊重患者、一视同仁这一规范，首先要求医务人员要以平等之心、平和之态看待和处理医患关系，不居高临下，不盛气凌人。其次，对待患者无论亲疏，不因种族、宗教、地域、贫富、地位、残疾、疾病等歧视患者。但需注意的是，一视同仁、平等待患并不等于对患者"同样对待"。医务人员采取医学处置，应当从有利于患者的主观愿望出发，在客观条件许可的情况下，尊重就医者的正当愿望，满足他们的合理要求。

（四）优质服务，礼貌待人

优质服务、礼貌待人是医务人员应当遵循的职业道德规范。这一规范要求医务人员在与患者交往过程中要举止端庄、语言文明、态度和蔼，认真践行医疗服务承诺，加强与患者的交流与沟通，要同情、关心和体贴患者，做到礼貌服务。在患者的伤痛、伤残或死亡面前，医务人员要保持严肃和同情心，不能嬉笑打闹；在病房里要做到"三轻"，即说话轻、走路轻、动作轻，切忌大声喧哗。实践证明，这不但是对患者的尊重，也有助于减少医患之间的矛盾，使患者有依赖感和安全感。同时，遵守这一规范能帮助患者建立良好的心理状态，主动配合医疗，增进治疗效果。反之，如果医务人员语言粗鲁、举止不端，不仅会使医患之间缺乏应有的信任，而且还会给患者的心理带来不良刺激，妨碍治疗。

（五）廉洁自律，遵纪守法

该规范要求医务人员要弘扬高尚的医学道德，严格自律，不索取和非法收受患者财物，不利用执业之便牟取不正当利益，应以患者利益、集体利益和国家利益为重。要自觉遵守国家法律法规，遵守医疗卫生行业规章和纪律，严格执行所在医疗机构各项制度规定。

古今中外医学家都很重视这一规范。清代名医费伯雄指出："欲救人而学医则可，欲谋利而学医则不可，我若有疾，望医之救我者何如？我之父母妻子有疾，望医之相救者何如？易地以观，则利心自澹矣。"英国科学家弗莱明说："医药界最可怕而且冥冥杀人害世的莫过于贪，贪名贪利都要不得。"这些箴言，从不同角度反映出社会要求医务人员必须树立患者利益高于一切的观念。医务人员必须明白，自己手中的医药分配权、处方权、住院权，是社会和人民给予自己履行防病治病、救死扶伤神圣职责的手段，绝不能把它作为牟取私利的筹码。在当前市场经济条件下，医务人员必须做到廉洁自律，遵守医学道德规范，克服小团体观念，既不以医疗手段牟取个人私利，也不能为牟取本科室、本单位的小团体利益而损害患者或国家的利益，应用自己的实际行动抵制一切不正之风，自觉维护医疗职业的崇高声誉，维护患者的利益。

（六）爱岗敬业，团结协作

该规范要求医务人员要忠于职守，尽职尽责，正确处理同行、同事间的关系，相互尊重，相互配合，和谐共事。现代医学科学技术的发展，是医务人员共同努力和密切协作的结果。任何一项医学科研成果的取得、任何一次疾病预防和控制工作的完成、任何一例危重患者的抢救成功，都是多部门、多学科、多科室专业人员团结协作的结果和集体智慧的结晶。医学领域各系统之间要互尊互学，团结协作。医务人员应树立整体观念，顾全大局，互相支持，密切配合。每个医务人员担负的工作都是整个医疗卫生事业的一个环节，无论哪个环节出现失误和差错，都会给社会造成损失。

科室之间、医务人员之间都应在为患者服务的前提下，互相帮助，反对互不通气、互相推诿、互相拆台的不良现象。要尊重同行的人格，尊重同行的劳动成果，相互学习，取长补短。在医疗工作中，要正确对待同行的缺点和错误，既不可文过饰非，无原则地保护同行的利益；更不可在患者面前评论同行，或有意无意地贬低他人，抬高自己。在患者面前评论其他医务人员的缺点和错误，可能会使患者丧失对医务人员的信任，影响其治疗信心。这样做也会造成同行之间的矛盾，影响团结。

第三节　医学伦理的基本范畴

在医学伦理学规范体系中，医学伦理原则和规范是范畴的基础和指导，范畴则是体现和从属于原则和规范的，并始终受到伦理原则和规范的制约，同时医学伦理范畴是对医务人员道德品质和修养境界等人格表现的概括和总结。

一、医学伦理基本范畴的含义

所谓范畴，是反映和概括客观事物本质联系的基本概念。医学伦理的基本范畴是医学伦理学最基本、最普遍的概念，是人们对医学领域中的医学伦理现象的总结和概括。医学伦理基本范畴是现代医学领域的各种关系在人们意识中的反映，标志着医务人员职业认识的一定程度和水平。现代医学伦理学涉及的医学伦理基本范畴的内容，包括权利与义务、情感与良心、审慎与保密、荣誉与幸福等。

二、医学伦理基本范畴的内容

（一）权利与义务

1. 权利　权利是公民依法享有的权力和利益，是人们行使的某种权利和享受的某种利益。医学伦理学范畴中的权利是指医患双方在医学道德允许的范围内可以行使的权利和应享受的利益。它包括两方面的内容：一方面是指医务人员在医疗过程中应有的权利；另一方面是指患者在医疗过程中享受的权利。

（1）**医务人员的权利**　医务人员的权利是指道义上给予医务人员这一社会角色的权利，主要有诊疗权、医学研究权、继续教育权、人格尊严权、报酬获取权、参与管理权等。在一些特定情况下，医生可以为保护患者、他人和社会的利益，对某些患者的行为和自由进行适当的限制，这就是医生的特殊干涉权。这是针对诸如精神病患者、自杀未遂患者拒绝治疗，对传染病患者进行强制性隔离等情况而拥有的一种特殊权力。

医务人员的权利受到尊重和维护，可以提高医务人员的声誉和社会地位，调动医务人员履行义务的积极性和主动性，促使医务人员更加热爱医学事业，从而为医学事业贡献更大的力量。

（2）**患者的权利**　患者的权利是指在道义上给予患者这一特定角色的权利。综合国内外关于患者权利方面的研究成果并根据我国国情，关于患者的基本权利可以归纳为生命健康权、公平医疗权、医疗自主权、疾病认知权、知情同意权、隐私保护权、医疗参与和监督权、社会免责权、经济索赔权等。

2. 义务　伦理学上的义务是指人们在现实的伦理关系中，依据一定的伦理原则和规范，认识到自己对他人、社会负有一定的使命、职责和任务，因而采取应有的行为来履行这些使命职责。它一方面是指个人对社会和他人所承担的责任，另一方面也指社会和他人对个人行为的要求。医学伦理义务的特点是不以获取某种相应的权利或报偿为前提。医学伦理学中的义务包括医务人员的义务和患者的义务两个方面。

（1）**医务人员的义务**　医务人员的义务是指医务人员对服务对象和社会应承担的责任，主要有诊疗义务、解释说明义务、医疗注意义务、疗养指导义务、尊重患者义务、保守医密义务和服从调遣义务等。

在医疗活动中，医务人员应清楚地知道，医务人员的基本职责和任务就是救死扶伤，防病治病。维护患者健康、减轻患者痛苦是医务人员最基本的义务，也是医疗职业特点所决定的、古今中外都一致的医务人员的基本义务。医务人员的一切行为都要从有利于疾病治疗和恢复患者健康出发，不能用各种理由推卸为患者诊治的责任，必须尽职尽责地用自己所掌握的全部医学知识和技能，尽最大努力为患者服务。

医务人员的义务得到充分理解与履行，可以促使医务人员提升道德境界，把患者的利益、社会的需要这些"道德命令"转换为自己的内心信念、行为习惯，进而增强医务人员的职业责任感，做到恪尽职守，有利于疾病的治疗，也有利于医患关系的和谐。

（2）患者的义务　患者在享有权利的同时，必须履行一定的义务，保障医疗工作的正常开展，以对自身健康负责，对他人和社会负责。每一个公民在享受社会给予的权利的同时，也承担着对他人、对社会应尽的义务。患者的义务可归纳为保持和恢复健康的义务，积极配合诊疗的义务，尊重医务人员、文明就医的义务，遵守医院规章制度的义务，支持医学科学研究和医学教育的义务等。

3. 医患之间权利与义务的关系　医生的权利和义务与患者的权利和义务有着密切的联系。医生的权利必须以为患者尽义务为前提，医生的义务是为了保障患者权利得以实现。医生的权利与患者的权利虽具有不同指向，却属于同一基本内容，二者在目标上具有一致性。但有时医生的权利、义务与患者的权利、义务也会出现分离和矛盾。

（1）医生权利与义务的关系　医生行使职业权利应以履行义务为前提。如果医生在行使职业权利过程中其目的、动机偏离了应该履行的义务，此时行使权利的行为就不是道德行为。如医生不能利用诊断权、处方权的行使，收取患者的财物或作为其他内容的交换条件。

（2）医生权利与患者权利的关系　医生的权利与患者的权利在目标指向上应保持一致性，而且医生的权利应服从于患者的权利。医生的权利是为了更好地维护患者的健康和生命而确立的，这也是为了更好地保护患者的各项权利。医患双方的权利不是对立的，即使有时医生行使权利在表面上是干涉患者的权利（如医生干涉权的合理使用），但实质上仍然是为了更好地保护患者的利益。

（3）医生义务与患者权利的关系　一般而言，患者的基本权利就是医生应尽的义务，因为医生的义务是保证患者权利得以实现的道德基础。但有时二者并不能完全统一，而是表现出矛盾和冲突。如患者有拒绝治疗的权利，但如果这种拒绝将对患者造成伤害，甚至危及生命，就与医生维护患者健康的义务发生了矛盾。总之，患者权利与医生义务是相对的，医生的义务应服从患者的权利。如果为了患者的权利满足而伤害他人与社会的利益，医生可以通过伦理论证行使医生干涉权。

医患双方在医疗活动中都有各自的权利和义务，但双方的权利与义务其实是统一的。无论是法律意义上还是道德意义上的权利与义务，就其实际意义看，都是为了更好地维护人的健康，维护人的生命。患者权利的实施，除法律方面的保障外，在很大程度上依赖于医生对道德义务的履行；患者的义务则体现了对社会整体利益的维护和对医生权利的尊重与合作。

（二）情感与良心

1. 医学道德情感

（1）医学道德情感的含义　情感是指在一定社会条件下，人们根据一定的观念和准则，去感知和评价本人或他人行为时所持的态度和由此而产生的内心体验。它是人们内心世界的自然流露和对外界客观事物所持态度的反映。当人们对某些事物持肯定态度时，就会产生满意、高兴、爱慕、愉快等内心体验；当人们对某些事物持否定态度时，就会产生厌恶、愤怒、恐惧、悲哀等内心体验。

医学道德情感是指医务人员对医学事业和服务对象所持的态度和内心体验，是根据社会道德行为规范和准则评价他人和自己的言行时所产生的情感，是人们的心理现象或主观的道德意识，反映了客观的道德原则和规范与主观行为之间的关系。

（2）医学道德情感的内容　医学道德情感主要包括同情感、责任感和事业感。

同情感是指医务人员对患者的病痛在个人情感上所产生的共鸣，并以相应的态度表现出来的怜悯情感。这是一个医务人员最起码的道德情感。医务人员的同情感主要表现在对患者的真挚友爱，对患者的遭遇、痛苦和不幸能够理解，并在自己感情上产生共鸣，愿为其解除病痛。同时，把患者当作亲人，给予道义和行动上的支持和帮助。这是对患者生命高度负责的表现。

责任感是指医务人员将挽救患者生命、维护患者健康当作自己崇高职责的一种情感。这是对医务人员起主导作用的医学道德情感，是对同情感的进一步升华，是一种自觉的道德意识。健康所系，性命相托，在这种非同一般的生死所寄、信任托付的关系中，医务人员的责任感主要表现为把挽救患者的生命、促进患者的康复视为自己义不容辞的责任，甚至达到忘我的境界。责任感在诊疗活动中起决定作用。

事业感是指医务人员热爱医学事业、积极探索医学奥秘、勇于追求真理的一种情感。这是更高层次的医学道德情感，是对责任感的升华。医务人员的事业感主要体现为热爱医学事业，把救死扶伤、钻研医学看成自己的终生追求，把事业看得高于个人利益，甚至为攻克医学科学堡垒废寝忘食，潜心钻研，鞠躬尽瘁，死而后已。

（3）医学道德情感的意义　医学道德情感对医务人员的医学道德行为起着调节作用。医学道德情感中的同情感，可以促使医务人员关怀、体贴患者，并对处于病痛危难之际的患者竭尽全力进行抢救。同时，也可以使患者产生良好的心理效应，有利于患者早日康复。医学道德情感中的责任感可弥补同情感随时间推移逐渐淡化的不足，使医务人员的行为具有稳定性，真正履行对患者的道德责任。医学道德情感中的事业感能激励医务人员为医学事业的发展发愤图强，不计较个人得失，为患者的利益承担风险，为医学事业作出更大的贡献。

医务人员的道德情感是医学人文精神的重要支撑，只有让医务人员的道德情感发挥其应有的作用，才能为医学创造良好的人文环境。具体而言，医务人员道德情感的充分发挥，既有利于医学人文关怀的回归和生物－心理－社会医学模式的践履，又有利于医患之间的情感交流和医德医风建设。

2. 医学道德良心

（1）医学道德良心的含义　良心是最基本的道德范畴之一，是人们在履行义务的过程中形成的对自身行为是否符合社会道德准则的自我意识和评价的能力。良心不是天生的，而是后天形成的，是由人们的生活经历和认识决定的，是一定的道德观念、道德情感、道德意志和道德信念在个人意识中的统一。在本质上它是人们在社会生活中，在履行对他人和社会的义务中所形成的一种道德意识。它既是体现在人们意识中的一种强烈的道德责任感，又是人们在意识中依据一定的道德准则进行自我评价的能力。它是对自己道德行为的自我认识、自我控制、自我调节和自我评价的统一体。

良心与义务是紧密相连的。如果说义务是对他人、对社会应尽的道德责任，那么良心就是道德责任的自我意识。良心作为一种自我评价的能力，是个人对其行为应负的道德义务及责任的自觉认识，是一种自律。

医学道德良心是指医务人员内心对自己的道德责任、情感、情绪进行自我意识和评价的能力，是医学道德情感的深化。良心一旦形成，就具有深刻性、自觉性和稳定性的特点。

（2）医学道德良心的内容　医学道德良心作为一种意识，其基本内容和要求，是在任何情况下都不做有损于患者利益的事。具体包括以下内容：①以医学道德的基本原则作为自我评价的依据和出发点，忠实于患者。医务人员的良心与义务是紧密相连的，在医学道德良心的驱使下，医务人员自觉地忠实于患者利益和社会利益，在任何情况下都不做有损于人民健康的事。即使一时疏忽出了差错，也要及时纠正，敢于承担责任。这是必备的医学道德良心。②热爱本职工作，忠实于医学事业，忠实于社会。医学职业是一种神圣的职业，为患者和社会服务，这是职业责任，不应掺入某些不正常的因素，更不允许有凭借医务权力报复勒索患者的不道德行为。

（3）医学道德良心的重要性　医务实践的特殊性决定了医学道德良心比一般其他职业良心更重要。因为医务人员的服务对象是身心遭受疾病折磨和痛苦的患者及患者家属，其工作性质直接关系到人们的生命健康和千家万户的悲欢离合，而且医务人员的行为常常在无人监督、患者意识障碍或亲属不了解实情的特殊情况下完成。这就要求医务人员时刻以职业良心来约束自己，形成强烈的道德责任感和义务感。同时，要有深刻的自省能力，以高度的负责精神进行自我判断和评价。

结合医疗实践的特殊性，医学道德良心对医务人员的重要作用如下：①良心对确定行为的动机起制约作用。任何行为的选择都离不开动机的确立，在医务人员做出某种行为之前，良心便会根据履行义务的道德要求，对行为动机进行检查，对符合道德要求的行为动机予以肯定，对违反道德要求的行为动机予以抑制或否定，从而帮助医务人员确定正确的行为动机。同样医务人员在医务实践活动中的行为选择，既受社会客观环境条件的制约，又受个人良心的支配。在同样的客观环境条件下，医务人员选择什么样的行为将直接受良心的支配和决定。它要求医务人员对工作要极端负责，要有正直淳朴之心，要视患者如亲人，有高度的同情心和责任感，做到全心全意地为人民服务。②良心在行为过程中具有监督保证作用。在行为的进行过程中，良心对符合医学道德要求的情感、意志，以及行为予以肯定、激励和强化，反之，予以制止、克服和纠正，从而促使医务人员调整行为方向，避免不良行为的发生或继续进行，弃恶扬善，以避免造成不良影响和后果。③良心在行为之后对行为的后果和影响具有评价和矫正作用。在行为结束后，良心对其后果和影响做出评价，对产生良好后果和影响的行为予以肯定，并使医务人员产生"问心无愧"的自豪感，感受到精神上的喜悦与满足。反之，医务人员会受到"良心谴责"，感受到内疚与不安，从而促使医务人员在以后的行为选择中进行合乎道德要求的抉择，以期获得快乐的情感体验。当医务人员在实践中意识到自己的行为给服务对象带来健康和幸福、给社会带来利益时，内心就会得到极大的满足；而当感到自己的行为违反了医学道德要求，给患者带来痛苦，损害了服务对象和社会利益时，就会感到悔恨和懊丧，良心受到谴责，并希望矫正自己的过失以弥补和挽救造成的不良影响。

医学道德良心是医务人员对自己所负道德责任的自觉意识。它促使医务人员忠诚于医学事业，无论是否存在监督，都能以高度负责的精神，急患者所急，想患者所想，满腔热忱地为患者服务；它还可以促使医务人员在任何情况下，都能坚守医学道德原则和规范的要求，自觉抵制不正之风的影响。

（三）审慎与保密

审慎和保密是反映医学职业特殊道德关系行为的基本范畴，对于保护患者的生命和维护患者的尊严具有十分重要的意义。

1. 医学道德审慎　医学道德审慎即周密谨慎，是指一个人对人对事详查细究、慎重从事的一种道德品质和处世态度，包括在行为之前的周密思考和行为过程中的小心谨慎。医学道德范畴中的审慎是指医务人员在医学行为之前的详查细究、周密思考和行为过程中的谨言慎行、细心操作。其作用在于保证患者身心健康和生命安全。它既是医务人员对患者、社会履行医学道德义务的高度责任感和同情心的体现，更是医务人员内心信念和良心的具体体现。

审慎的具体要求可以概括为四个字，即慎行、慎言。具体包括三个方面：诊断要审慎、治疗要审慎、言语要审慎。医务人员应自觉按照操作规程进行，做到认真负责、小心翼翼、兢兢业业、一丝不苟，还应不断提高自身的业务和技术水平，做到精益求精。

审慎的作用表现在三个方面：①有利于医疗质量的提高，防止医疗差错和事故的发生。审慎有利于医务人员提高责任感，养成良好的医学作风，从而避免因疏忽大意、敷衍塞责而酿成医疗差错或医疗事故。②有利于医务人员知识的更新和技术水平的提高。审慎要求医务人员谨慎、周密地履行医学道德义务，及时发现和处理患者的病情变化，要达到这一要求，必须以丰富的医学知识和较高的技术水平为基础，有助于医务人员不断钻研业务知识，提高技术水平。③有利于良好职业道德的培养。审慎有助于医务人员以高度负责的精神对待患者，以医学道德的原则、规范严格要求自己加强道德修养，提高道德水平，逐渐达到"慎独"的境界。

2. 医学道德保密　保密是指保守机密，使之不外泄。保密是医学伦理学中特有的道德范畴，是指医务人员在为患者诊治疾病的过程中保守医疗秘密。保密一般包括两方面内容。

（1）对他人和社会保密　包括患者的隐私和国家法律规定需要保密的医学信息。一般而言，患者的隐私主要是指患者某些不愿为他人知晓的信息，包括某些病史、疾病、生理缺陷、个人生活、私人嗜好、子女血缘、财产收入甚至宗教信仰等。因为这些信息的泄漏可能会造成患者或其家属的不安、难堪等不良后果。医务人员为患者保守秘密是有条件的，就是不得伤害患者自身的健康和生命利益，不得伤害他人或社会的利益，不能与现行法律相冲突。

（2）对患者保密　主要包括不向一些特定的患者（如性格抑郁内向、心理承受能力差及一些特别病种）透露某些不良疾病及预后，以避免给患者带来恶性刺激或挫伤患者治疗的信心等，防止意外和不良后果的发生；不向就医者透露胎儿性别，避免人为的性别选择造成社会性别比例失调；不向患者透露医院及医务人员的无关信息，以避免影响治疗效果，也防止医务人员遭受不必要的伤害。

保密既是医学道德原则中有利、尊重、无伤原则的体现，也是医学实践活动自身的需要。医务人员为患者保守秘密，体现了对患者权利、人格和尊严的尊重，是取得患者信任与合作的需要，可以避免因泄密而给患者带来危害和发生医患纠纷，有利于建立良好的医患关系；医务人员对患者保守秘密，有利于患者保持良好的状态，积极配合治疗，提高治疗效果，有利于医学工作的开展和医学质量的提高。

（四）荣誉与幸福

荣誉与幸福作为医学道德基本范畴之一，在医疗实践中有着重要的意义。人们获得了荣誉之后往往有一种幸福感，因而荣誉与幸福是相联系的道德范畴。

1. 荣誉的含义与作用

（1）荣誉的含义　荣誉是指人们履行了道德义务后所得到的赞扬和褒奖，是人们对自己行为后果的自我关心和肯定。荣誉是与良心、义务紧密联系的道德范畴，是对道德行为的社会价值所做出的客观评价和主观意向。荣誉包括主观和客观两个方面的含义。从客观方面讲，荣誉是指人们履行了社会责任，对社会作出一定贡献之后，得到社会舆论的认可和褒奖；从主观方面讲，荣誉是指个人对自己行为的社会价值的自我意识，即良心中所包含的知耻和自尊的意思。

医务人员的荣誉包含两个方面：①社会对医务人员履行社会义务的道德行为的公认与奖励，如人们对医学道德高尚、医术精湛的医家称颂为"杏林春暖""华佗再世"等，这是对医务人员的高尚行为予以肯定。②医务人员对行为的社会价值的自我意识，受到奖励后的自我满足感和自尊感，进而更加严格要求自己，不断努力，保持荣誉。这两个方面是相互联系、相互影响的。

（2）荣誉的作用　荣誉是鼓舞和推动人们自觉地为社会和他人尽义务、作贡献的精神力量。医学道德荣誉对医务人员的医疗行为起评价和鼓舞作用。

医学道德荣誉对医务人员的医疗行为起评价作用。荣誉感能促进医务人员关心自己行为的社会效果，对自己的行为负起高度的责任。

荣誉能培养个人的知耻心和自尊心。荣誉可以使医务人员在实践中培养维护集体荣誉光荣、损害集体荣誉可耻的思想观念，并树立起以诚实劳动和奉献获得荣誉为荣，弄虚作假、骗取个人荣誉为耻的思想，指导个人在实践中争取荣誉并努力维护荣誉。

荣誉能给人一种很强的激励作用。争取荣誉，自尊自爱，避免耻辱，是人们共同的心理。医务人员关心荣誉，争取荣誉，希望领导、患者及同仁赞誉，就会努力在实践中做出优异成绩。

医务人员的荣誉观是建立在防病治病、救死扶伤、实行医学人道主义、全心全意为人民身心健康服务基础之上的，荣誉观与医务人员的敬业精神紧密联系、不可分割。凡是具有敬业精神的人，都会把个人与自己所处集体的荣誉看得十分重要。他们总是勉励自己，以兢兢业业、勤奋工作来争取荣誉；而缺乏敬业精神的人，都会把个人利益看得很重，逢誉必争，自高自大，甚至不择手段地骗取暂时荣誉。同时，个人的荣誉与集体的荣誉是分不开的，个人荣誉中包含着集体的智慧和力量，集体荣誉也离不开每个医务人员的辛勤工作所作出的贡献。因此，要正确处理荣誉感与虚荣心、个人荣誉与集体荣誉之间的关系。

荣誉可以通过社会舆论的力量表明集体、社会支持什么，反对什么，促使医务人员关心自己行为的社会后果，从而严格地要求自己，使自己的行为获得社会的肯定和赞许。正确的荣誉观是医务人员全心全意为人民身心健康服务、刻苦钻研医疗技术、做好医疗工作的精神动力和力量源泉，它对医务人员具有强大的激励作用。医务人员应该正确对待荣誉，树立正确的名誉观，重视名誉，追求名誉，但不唯名誉，努力做到求名有道。

2. 幸福的含义与内容

（1）幸福的含义　幸福是与人生目的、意义，以及现实生活和理想联系最密切的伦理现象，是较高层次的伦理范畴。幸福是人的根本的总体的需要得到某种程度满足后所产生的愉悦感，是人们在物质生活和精神生活中因感受和理解到理想和目标的实现而引起的精神上的满足。对幸福的理解各种各样，幸福生活的标准有高有低，但从内容上看，幸福无外乎两类：一种是物化的幸福；一种是精神上的享受。

医学道德幸福是指医务人员在物质生活和精神生活中，由于感受到职业目标和职业理想的实现而得到的精神满足。医务人员的幸福是在防病治病、救死扶伤的实践中，感受到自己为人民身心健康服务的理想实现而得到的精神上的满足和快慰。

（2）幸福的内容　医务人员的幸福包括两个方面：①医务人员在医疗实践中，能发挥自己的才能和力量，解除患者的痛苦，使患者重新获得幸福，从中感受到精神上的满足。②医务人员经过自己的努力，在发展医学事业、保护人民健康中以出色成绩为社会作出贡献，享受到他人、社会的尊重和荣誉，激发自己高尚的道德情操，充分意识到自己存在的价值，从而在内心真正得到幸福的感受。

实践证明，医务人员的幸福观直接关系到医疗工作的好坏和医疗质量的高低。医务人员应将自己的幸福观建立在崇高的职业生活目标与职业理想追求之上，体现在救死扶伤、防治疾病的平凡而伟大的职业劳动中，通过自己的辛勤劳动，发扬艰苦奋斗、刻苦钻研的精神，换取广大群众疾病的消除和身心的健康，拯救在死亡线上的患者。一切以患者利益为重，做到患者的康复就是自己最大的幸福，这是医务人员的幸福观。

幸福与其他医学伦理范畴一样，是使医学伦理基本原则和规范转化为医务人员内心信念和产生自觉地符合要求的情感和行为。树立正确的医学道德幸福观，能促使医务人员自觉地履行医学道德义务，因此，加强医务人员的医学道德幸福观教育十分必要。

【思考题】

1. 在当前的医学实践中，医学界应如何贯彻尊重原则？
2. 当前我国医务人员应遵守的伦理规范是什么？
3. 医学道德保密对医务人员的具体要求是什么？

第五章
医疗人际关系伦理

医疗人际关系是医学伦理学研究的重要内容。在医学实践中，医学人际关系主要包括医务人员与患者之间的"医患关系"、医务人员之间的"医医关系"、医务人员与社会之间的"医社关系"，还包括患者及家属与社会的关系，是一个相互交织的人际关系网络。社会的多样与人际的多元使得医疗人际关系复杂化，在医患关系、医医关系和医社关系中，医患关系是最常见的医疗人际关系。

第一节　医患关系伦理

一、医患关系的内涵

医患关系是指医护人员与患者在医疗实践活动中基于患者健康利益所构成的一种医学人际关系。医患关系是医学人际关系的核心。

医患关系是医学关系中最基本、最核心的关系。医务人员与患者因健康利益而紧密相连。患者把健康和生命的希望寄托在医务人员身上，视其为"生命的守护神"，医务人员则凭借自己的专业知识、技能及医学道德修养帮助患者实现健康利益追求，同时实现自身价值。也就是说，医患之间有着共同的利益和目标，而且医患关系贯穿于医疗活动和医学发展的全过程。

清代医家程文囿曾经感叹："今之医者，惟知疗人之疾，而不知疗人之心。"他道出了医疗关系的真谛。人的心理活动和情感变化是医患关系的重要内容，只关注疾病而不关注人的心理情感，终究是化解不了医患矛盾的。

随着现代医学科学技术的快速发展，医患关系已由医生与患者在医疗过程中产生的纯粹的诊治关系转变为更加复杂的利益关系和社会关系。医患关系本身已无法摆脱社会诸多因素的影响和干扰，和谐的医患关系是构建和谐社会必不可少的一个重要因素。

二、医患关系的内容与模式

（一）医患关系的内容

根据与诊治技术的关系，医患关系可分为技术关系和非技术关系。

1. 技术关系　医患之间的技术关系是指医患双方围绕诊断、治疗、护理，以及预防、保健、康复等具体医学行为中技术因素所构成的互动关系。这是医患关系最主要、最基本的形式。

2. 非技术关系　医患之间的非技术关系是指医患双方围绕情感、心理和思想文化等医学行为中一切非技术因素所构成的互动关系。这种关系主要包括道德关系、经济关系、价值关系、法律关系和文化关系等。

（1）道德关系　在医疗活动中，为协调和处理诊疗活动中医患之间的关系，医患双方都必须遵循道德规范，从而产生了双向的道德关系。医务人员应具有高尚的道德修养，尊重和关爱患者，保护患者隐私，具有奉献精神。患者也应遵守就医道德，履行道德义务，尊重医生的劳动，自觉维护正常的诊疗秩序。医患交往时，患者在心理上往往处于弱势地位，医务人员因具有知识优势则往往处于主导地位。因此，社会对医务人员的道德要求相对较高。医患之间的道德关系则强调在双方平等交往、双向互动的基础上，医方应给予患者更多的人文关怀。

（2）经济关系　经济关系是指在医疗活动中，医患双方为满足各自需要而产生的物质利益关系。医务人员付出体力和脑力劳动，为患者提供服务，需要获得正当的劳动报酬。同样，患者接受医疗救治，病痛解除，重获健康，应为医务人员的劳动支付诊疗费用。另外，诊疗活动中药物、理化检查与医用耗材的使用客观上是一种购买行为。虽然经济关系是基本的关系，但不能过分强化这种关系。

（3）价值关系　价值关系是指在医疗活动中，医患双方为实现或体现各自的人生追求而形成的价值关系。医务人员运用医学知识、技能和爱心为患者提供优质服务，得到了对方和社会的尊重与认可，实现了对患者和社会的责任与贡献。同样，患者恢复了健康，重返工作岗位，又对他人及社会作出贡献，实现了其社会价值。价值关系是道德关系的体现，道德关系维护着价值关系。

（4）法律关系　从患者进入医院挂号开始，医患双方便建立了契约关系，受到一系列法律、法规的保护和约束。就患者而言，有因就医权利受到侵犯造成不应有的伤残、致死等诉诸法律、追究医务人员责任的权利。就医方而言，个人的正当权益和诊疗秩序同样受到法律的保护。医患之间的法律关系是一种特殊的法律关系，即双方基于以信任为基础的委托，在法律上形成的一种关系。

（5）文化关系　不同患者有不同的文化背景，不同文化产生不同的价值认知。特别是不同国籍、不同宗教信仰的患者又有特别的行为，要求医务人员具有跨文化的认知和处理能力。患者对中医或西医的选择，除疗效外，主要还是文化的认同。不同文化背景的患者结成不同的群体，产生不同的文化关系。

（二）医患关系模式

医患关系模式是医学模式在人际关系中的具体体现。

1. 医学模式与医患关系　医学模式是指人类对健康、疾病和医疗的一般特点与本质的概括，反映了一定时期医学实践的对象、方法、范围及其服务方式。医学模式是在医学实践活动和医学科学发展过程中逐步形成的，随着社会的发展和科技水平的提高，疾病谱、死因谱的改变，人们对健康和疾病的认识不断深化，医学模式也相应地随之变化。迄今为止，医学模式已经历了五个阶段，医患关系也随之呈现出不同的特点。

（1）神灵主义医学模式下的医患关系　原始社会人们对自然界及自身的生理、病理现象知之甚少，无法解释复杂的生命本质，把疾病看成是神灵处罚或魔鬼附身所致。随着人类对一些疾病和健康保健活动的认知，集一定巫术和医术于一身的巫医开始出现。巫医治病被看作患者患病后祈求神灵的一种回应。如果患者病情有所好转或者痊愈，就是神灵通过巫医给予他们的帮助；如果病情恶化甚至死亡，则被认为是神灵对他们的惩罚。这一时期，医者以神灵使者的身份存在，原本人与人之间的医患关系被视为神与人的关系。

（2）自然哲学医学模式下的医患关系　中医学蕴含深邃的哲学智慧，是自然辩证法的天然土壤。上古中医基于对宏观世界和宇宙万物的观察了解和经验感受，人们对疾病与健康进行了朴素的理论概括和总结，逐渐摆脱了迷信与巫术的束缚，出现了朴素的整体医学观念，中医的阴阳五行说、脏腑辨证、经络学说、四气五味、五运六气学说等均是自然哲学的代表。

自然哲学医学模式是中医学亲近自然、"天人合一"、与自然和谐度较高的医患模式。中医学是自然哲学关于生命与健康智慧的精粹。

（3）机械论医学模式下的医患关系　进入文艺复兴以后，随着物理学、化学、生物学的显著进步，出现了机械论医学模式。机械论医学模式以法国哲学家、科学家勒内·笛卡尔（1596—1650年）为典型代表。他认为："宇宙是一个庞大的机械，人的身体也是一部精细的机械，从宏观到微观，所有物体无一不是可以用机械原理来阐明的。""人是机器"，生命活动就是机械运动。医患关系成了冰冷的工厂与零件的关系，治病就是修机器，极端地物化了生命体。

（4）生物医学模式下的医患关系　18世纪下半叶，生物学、解剖学、组织学等科学体系的形成，推动了整个医学由经验走向科学，生物医学模式由此确立。这一时期人类越来越重视自身的价值。新技术、新仪器的大量使用，使得对疾病的诊疗更加便捷和准确、有效，人的生理健康需求得到了越来越多的满足。但是由于医学往往把患者看成是"机器"，或是一个孤立的生物体，因而患者的社会属性和心理因素被忽略，医学中的心理价值和社会价值被淡化。

（5）生物－心理－社会医学模式下的医患关系　随着人类社会的发展，人们的生活环境和生活方式发生了巨大变化，生物医学模式已明显地不适应现代医学的发展，无法解决现代医学所面临的全部课题。1977年，美国罗切斯特大学医学院精神病学和内科学教授恩格尔（1913—1999年）提出了生物－心理－社会医学模式，认为人的心理与生理、精神与躯体、机体的内外环境是一个完整的统一体，心理、社会因素与疾病的发生、发展和转归关系密切。在这一模式下，医生把患者看成一个多层次、完整的生命体，在研究人类的健康和疾病问题时，既要考虑生物学因素的作用，又要十分重视心理和社会因素的影响。医患之间从传统的主从关系转变为相互交流、彼此尊重对方的人格和权利，共同建立友爱、亲密的新型医患关系。

2. 国外医患关系模式理论　关于医患关系模式，国际上广泛认可的一种模式是由美国学者托马斯·萨斯与荷伦德提出的，其他的还有罗伯特·维奇模式、布朗斯坦模式和萨奇曼模式等。

（1）萨斯－荷伦德模式　1956年，美国学者萨斯与荷伦德发表了《医患关系的基本模式》一文，指出患者症状的严重程度是影响医师与患者各自主动性大小的重要因素，以此将医患关系归纳为主动－被动型、指导－合作型和共同参与型三种。

①主动－被动型：这是一种具有悠久历史的医患关系模式。这一模式中，医师是主动的，患者是被动的，是不对等的医患关系。它的特点是患者请求医师给予诊疗，而医师掌握诊疗技术，接受患者的请求，给患者以诊治。在此模式中，患者不能发挥积极主动的作用，不能发表自己的看法，也不能对医师的责任进行有效的监督。因此，西方学者把这一模式称之为"父权主义模型"。在强调人权的今天，这种模式已受到越来越多的批评。但是对于休克昏迷患者、精神疾病患者或其他难以表述主观意见的患者则是适用的。

②指导－合作型：这是构成现代医患关系的一种基础模式。患者被看作有意识、有思想的人，在医患双方关系中有一定的主动性，医师注意调动患者的主动性，医患关系比较融洽，但这种主动性是有条件的，是以主动配合、执行医师的意志为前提的。主动配合的具体表现：主动述说病情、反映诊治中的情况、配合检查和治疗等。但是在此模式中，患者对医师诊治措施，既不

能提出异议，也不能反对。就是说，医者仍具有权威性，仍居于主导地位。这一模式无疑比主动－被动型医患关系前进了一步，有利于提高诊疗效果，及时纠正医疗差错，在协调医患关系中能够起到一定的作用，但仍不够完善和理想。

③共同参与型：这是现代医患关系模式的一种发展趋势。"知识型患者"的增加，"自己对自己生命负责"理念的增强，再加上其他因素的相互作用，共同参与型医患关系模式有望逐步成为医患关系的主流。此类型与以上两种类型的区别：患者在医疗过程中不是处于被动的地位，而是主动与医师合作，主动参与医师的诊治活动，提供各种情况，帮助医师做出正确的诊断，有时患者还与医师一起商讨治疗措施，共同做出决定。医师在诊疗过程中能认真听取患者的意见，采纳其中合理的部分。在诊治过程中，医患双方都充分发挥出主动性和积极性。这种类型对消除医患隔阂、建立真诚和相互信任的医患关系、提高医疗质量都是非常有益的。大多数慢性病的治疗适用于这种模型，一般的心理治疗也适用于这种模型。

在现实医疗活动中，医务人员与特定患者之间的医患关系类型不是固定不变的，会随着患者病情的变化而变化。例如，对一个因昏迷而入院治疗的患者，首先应按照主动－被动型模式加以处理；随着患者病情的好转和意识的恢复，就可逐渐转入指导－合作型模式；待患者进入康复期，共同参与型便成为适宜的模式。

（2）维奇模式　美国学者罗伯特·维奇（1939—　）提出四种医患关系模式。

①纯技术模式：又称工程模式。在这种模式下，医师充当的是纯科学家角色，仅负责技术工作。医师将所有与疾病、健康有关的事实提供给患者，让患者接受这些事实，然后医师根据这些事实解决相应的问题。

②权威模式：又称教师模式。在这种模式下，医师充当的是家长式角色，具有很大的权威性，不仅具有为患者做出医学决定的权利，而且具有做出道德决定的权利；患者则完全丧失自主权，不能发挥主观能动性。

③合作模式：又称同事模式。在这种模式下，医师和患者拥有共同的目的，即战胜疾病，恢复健康。为了实现这一目标，二者彼此平等，相互尊重，共同合作。同时，信任是医患合作的关键。医师是患者的朋友，医患之间真诚相待，为了一致的目标共同努力，进而形成和谐的合作关系。

④契约模式：在这种模式下，医患双方是一种非法律性的关于医患双方责任与利益的约定关系。医患双方虽然并不感到彼此之间的完全平等，但却感到相互之间有共同的利益，对做出的各种决定共同负责。契约模式是令人满意的模式，较前两个模式是一大进步。

（3）布朗斯坦模式　布朗斯坦（1934—2007年）在《行为科学在医学中的应用》一书中提出了医患关系的传统模式和人道模式。

①传统模式：医师拥有绝对权威，为患者做出决定，患者则听命服从，执行决定。

②人道模式：体现对患者意志和权利的尊重，将患者看成是一个完整的人，重视患者的心理、社会方面的因素，对患者不仅要给予技术方面的帮助，而且医师要有同情心，有关切和负责的态度。在人道的医患关系中，患者主动地参与医疗过程，在做出医疗处置决定中有发言权，并承担责任。医师在很大程度上是教育者、引导者和顾问。

（4）萨奇曼模式　萨奇曼模式是一种患病行为的社会心理学模式，或称为疾病和医疗照顾行为模式。为了研究患者做出的与"寻求、发现和进行医疗照顾"有关的决定类型，萨奇曼把连续发生的事件分成五个阶段。一是体验症状阶段；二是接受患病角色阶段；三是接触医疗照顾阶段；四是依靠医生的患病角色阶段；五是痊愈或康复阶段。他认为，在每个阶段，患者都进行不同的决策并采取不同的行动。在评价患病体验时，患者不仅要理解自己的症状，还要权衡资源的可及性，以及治疗成功的可能性等。因此，个人的感觉、个人的医学倾向是决定个人对健康和疾病状态做出反应的关键因素。

三、影响医患关系的主要因素

（一）社会因素

政府对医疗卫生投入不足。医疗卫生事业关乎国民的健康和生命，关系到每个人最基本的权利，公益性是其本质属性。这就决定了政府必须对医疗卫生体系予以足够的投入，来保证医疗服务的公平性，使人人可以平等地享有基本的医疗保健服务。

新中国成立初期，政府通过举办公立医疗机构、企业举办医院和医务室、农村实行合作医疗制度的医疗卫生体系，迅速提高了中国人民的寿命和健康水平；医务人员待遇由政府保障，患者看病就医费用基本由国家和集体支付；医患关系相对和谐。进入 20 世纪八九十年代以后，随着市场经济的逐渐确立，医疗卫生服务一度走向市场化，政府对医疗卫生投入相对不足。

国家统计局官网数据显示：2009 年，卫生总费用为 17541.92 亿元，占 GDP 的 5.03%。其中政府卫生支出 4816.26 亿元，占卫生总费用的 27.2%；社会卫生支出 6154.49 亿元，占卫生总费用的 35.08%。

2010 年，卫生总费用为 19980.39 亿元，占 GDP 的 4.83%。其中政府卫生支出 5732.49 亿元，占卫生总费用的 28.69%；社会卫生支出 7196.61 亿元，占卫生总费用的 36.2%；个人现金卫生支出 7051.29 亿元，占卫生总费用的 35.29%，人均卫生费用 1490.06 元。

2015 年，卫生总费用为 40974.64 亿元，占 GDP 的 6%。其中政府卫生支出 12475.28 亿元，占卫生总费用的 30.45%；社会卫生支出 16506.71 亿元，占卫生总费用的 40.29%；个人现金卫生支出 11992.65 亿元，占卫生总费用的 29.27%，人均卫生费用 2980.80 元。

2020 年，卫生总费用为 72175.0 亿元，占 GDP 的 7.12%。其中政府卫生支出 21941.9 亿元，占卫生总费用的 30.4%；社会卫生支出 30273.7 亿元，占卫生总费用的 41.9%；个人现金卫生支出 19959.4 亿元，占卫生总费用的 27.7%，人均卫生费用 5111.1 元。

2021 年，卫生总费用为 75593.6 亿元，占 GDP 的 6.50%。其中政府卫生支出 20718.5 亿元，占卫生总费用的 27.4%；社会卫生支出 33920.3 亿元，占卫生总费用的 44.9%；个人现金卫生支出 20954.8 亿元，占卫生总费用的 27.7%。人均卫生总费用 5348.1 元。

2009～2021 年国家卫生总费用投入见表 5-1。

表 5-1 2009～2021 年国家卫生总费用投入一览表（亿元）

年度	GDP	卫生总费用	占比（%）
2009	349081.4	17541.92	5.03
2010	413030.3	19980.39	4.83
2011	489300.6	24345.91	4.98
2012	540367.4	28119.00	5.20
2013	595244.4	31668.95	5.32
2014	595244.4	35312.40	5.93
2015	682635.1	40974.64	6.00
2016	743585.0	46344.88	6.20

续表

年度	GDP	卫生总费用	占比（%）
2017	825704.0	52598.28	6.20
2018	919281.0	59121.91	6.40
2019	990865.0	65841.39	6.60
2020	1013567.0	72175.00	7.12
2021	1149237.0	75593.60	6.50

近十年来，世界发达国家的卫生费用投入占 GDP 一般均在 6% ~ 10% 之间，我国虽然投入不断增长，但总体上看，不仅远低于发达国家，而且与发展中国家相比也存在一定差距。

（二）医务人员因素

1. 部分医务人员服务意识淡漠　医疗活动本是一种高度专业化的社会公益性、服务性活动。部分医务人员受拜金主义、享乐主义的影响，表现出服务意识淡化，责任心不强，追求物质利益，甚至收受红包、回扣等，严重影响了患者对医务人员的评价。

2. 医务人员与患者沟通不畅　在诊治过程中，一些医务人员只顾忙于治疗，忽视了与患者及其家属进行有效的沟通。主要表现为"三少"：一是听得少，即未能认真仔细地倾听患者陈述病情，未等患者讲完，检查单子已经开好；二是解释少，即不愿意回答患者提出的问题，对咨询解释回答不到位；三是笑脸少，经常板着脸，使本就脆弱的患者心理雪上加霜，导致医患关系不和谐。

（三）患者的因素

1. 患者期望值过高　主观上患者及家属带着焦急和期盼的心情来到医院，希望尽快治好病，解除痛苦。但由于医学科学的特殊性，医疗服务行为很大程度上具有不可预测性和不可控制性，尽管现代医学发展很快，但未攻克的难题依然很多。技术本身的局限加上患者的个体差异，使很多疾病的疗效难以预测。目前，国内外共同认可的医疗确诊率只有 70% 左右，各种急、重症抢救成功率也仅在 70% ~ 80%；有相当一部分疾病至今原因不明、诊断困难，误诊率、死亡率较高等。对此，绝大多数患者及家属能够理智对待，自觉承担精神上的痛苦和经济上的负担，部分患者及家属则不能理解和接受治疗效果的不理想或正常出现的并发症，以及不可预料的医疗意外等，对医务人员产生怀疑，从而导致纠纷的发生。

2. 患者不当维权　随着社会的发展和基本医学知识的普及，患者健康意识增强，满意度标准不断提高。当遇到医疗纠纷时，有的患者及家属不尊重医务人员的人格和权益，甚至采取一些极端方式伤害医务人员，导致医务人员难以将治病救人作为基本出发点，加剧了医患之间的互不信任和关系紧张。

四、医患关系的特点与发展趋势

（一）中国古代医患关系及其特点

在中国古代，医患关系是建立在农耕文化基础之上和以血缘关系为纽带的熟人社会背景之下的，医患双方的利益关系主要依靠道德进行调节，呈现出五大特点。

1. 直接性　患者的诊疗全过程大多是在自己家中完成的，从了解病情、提出诊断意见到实施治疗等，都由医者亲自实施，其间没有仪器或第三者介入。中医的望、闻、问、切四大诊法与组方用药，以及针灸、推拿、火罐等治疗，医者均直接与患者接触，直接性是传统中医获取诊疗信息的基础。

2. 稳定性　由于地域及交通的限制，患者往往把自己的生命和健康寄托于某一个医者，而医者对患者的疾病需要全面考虑和负责，也就单独地承担起诊治患者的全部医疗责任，形成了医患关系的稳定性。

3. 整体性　整体观是中医学的核心思想，中医不单治人的病，更治生病的人。古代医家将患者视为一个有机的整体看待，不但关注患者的躯体变化，也重视患者的精神变化，深入观察患者与社会、自然和人的关系。

4. 主动性　医者在游走行医中主动接近、关心和了解患者，全面了解患者的病情及日常生活、思想观念、家庭背景等与疾病和健康密切相关的要素，除给予必要的医疗救治之外，还会安慰、鼓励患者，缓解患者因疾病而产生的紧张情绪。医者的服务是全方位的，医患之间常常显得亲密无间。

5. 继承性　中医经典篇目《备急千金要方·大医精诚》《伤寒论·自序》等是古代医家先贤医学道德实践的结晶，很好地传承了历代医家美德，并教化、启迪后来者。中医药文化传承发展的纽带就是高尚医德和职业操守，也是中华传统美德的优秀代表。

（二）近、现代医患关系及其特点

自欧洲文艺复兴运动以来，医学从自然哲学中分化出来，形成了独立的学科体系。受还原论的研究方法和生物医学模式（biomedical model）的影响，医学的研究对象被仅仅看作是生物体，而非一个处于复杂的社会交往关系中的有丰富的情感活动和心理变化的人。与古代的医患关系相比发生了显著变化并呈现出新的特点。

1. 医患关系物化　近、现代医学科技的快速发展和实验医学的广泛应用，医务人员在医疗活动中大量采用物理、化学等医疗设备和材料，改变了经验医学的治疗方法。这些设备、材料的使用，一方面极大地提高了工作效率和诊治的准确率，减少了医疗差错的发生；另一方面，随着医生对医疗设备和材料的依赖，使医患双方直接交流的机会减少，医患关系"物化"趋势加剧。医院中患者常常被当作流水线上的一个零件，各科室完成的只是流程，而不是对有情感的活体生命的关爱。

2. 医患关系分解　由于临床医学分科越来越细，医师分工日益专科化，导致一个医师只对某一种疾病或某个病变部位负责，而患者的健康和生命需求需由多个医师、护士和其他人员来共同满足。另外，随着医院和病房的出现，患者集中于医院进行诊治，表面上医患双方交往于同一空间，关系似乎更密切了，但实际上，患者在疾病的发生和发展过程中，为其诊治的是多个科室的多位医生，使以往整体、稳定的医患关系被分解成多个部分、多个人、多个群体，医患双方的情感联系被分解，呈现多元与多样化。

3. 患者与疾病分离　以生物学为基础的近代医学，为了探索引发疾病的物理、化学、生物因素，往往把某种疾病的特定因素从患者整体中分离出去，忽视了引起疾病的社会、心理、文化等因素，孤立地研究生理病因。这样培养和训练出来的医务人员，往往将患者视为试管里和显微镜下的血液、尿液、细胞及各种机器设备下的标本，而活人形象几乎消失。将疾病与身体分离，导致医术与仁心割裂。

（三）现代医患关系的发展趋势

医患关系是社会发展与进步的缩影。随着科技的进步和市场经济的发展，人们的价值观念、道德观念和人际关系都发生了很大变化，患者的医学知识水平普遍提高，健康意识和权利意识逐渐增强，医患关系出现了新的趋势。

1. 医患关系经济化 市场经济对人类社会的发展产生了极大的推动作用，市场的积极作用促进了医疗领域服务和效率的优化，但同时也把趋利和冷酷无情带进了生命健康领域。医疗商业化和经济化的加强，导致少数医务人员受经济利益诱惑，把患者生命健康视为交换，医院也侧重计算经济账，使本来纯洁的救死扶伤的神圣职责变成与患者交换的筹码，出现了诸如"过度医疗""过度检查""过度用药""贵族医疗"等现象，医患关系中的经济因素恶性膨胀，伦理要素受到挤压和排斥。在社会主义市场经济条件下，我国如何确保在以公益性、公平性为首位的基础上，兼顾提高效率，更好地处理医患交往中伦理与技术、经济、法律、沟通等因素之间的相互关系，是我国医患关系所面临的一个亟待解决的重大课题。

2. 医患关系民主化 随着医学科技的发展和现代信息技术、新媒体的大众化，患者的自主意识日益增强，尤其是受教育程度的大幅提升，以及网络医学信息的迅速公开和普及，"知识型患者"逐渐增加，在诊疗过程中，患者不仅注重维护自己的知情同意权益，还希望主动与医生一起参与诊疗决策的制定。同时，医方也越来越注意遵循知情同意原则，面对患者，不仅要耐心倾听和回答，还要尽量以平等的方式与患者沟通、交流。在交往中，医患双方的地位越来越平等，医患关系变得越来越民主化。

3. 医患关系法制化 传统的医患关系中，医患双方的权利和义务是约定俗成的，主要依赖于医患双方的道德自律。在此基础上，医患之间形成了以诚信为基石的人际关系。随着市场经济和医疗体制改革的进一步深化，在依法治国基本方略的指引下，国家相继出台了《医疗机构管理条例》《中华人民共和国执业医师法》《医疗事故处理条例》等，法律规范逐步成为医患关系的调节手段，医患关系法制化成为大势所趋。

4. 医患关系人文化 随着生物-心理-社会医学模式的建立，医务人员"人性化"服务意识逐渐提高，树立"以人为本"的服务理念、将关注重点从"疾病"转移到"患者"身上、把人文关怀融入医疗服务全过程已逐渐成为医务人员的自觉行动。例如，卫生部于2011年开展了"三好一满意"即"服务好、质量好、医德好，群众满意"活动，医务人员以真诚、平等、主动的态度积极参与，充分尊重患者的知情权、选择权、保密权等权益，为患者提供人性化服务，真正体现出了关爱患者、敬畏生命的职业精神，为医患关系人文化注入了活力。

第二节 医患冲突与沟通

现实的医疗活动中，常常因纠纷引发冲突，医患冲突的调和与处置是医患关系的研究重点。医学的不完美和人们健康诉求的日益提高，使医患冲突无法避免，只有在不断的妥协中寻求平衡、在社会经济发展中化解矛盾、在医学知识日益科普化进程中不断消解分歧才能减少医患冲突，建立和谐的医患关系。

一、医生的道德权利与义务

医生是医疗工作中的主体，医疗质量的高低很大程度上取决于医生的素质，而医生素质的提高往往与医生对道德权利和义务的自觉自省意识有直接关系。

（一）医生的道德权利

1. 诊治疾病权 诊治疾病权是法律赋予医生最基本的权利之一。在医疗的全过程中，每一项医疗行为和医疗方案的决定，如对疾病的诊断、采用的诊疗措施、选择的治疗方法等都属于医生权利范围，由医生自主决定。诊治疾病权是维护患者生命和健康的需要，是医学职业所决定的，医生的诊治疾病权必须受到保护。

2. 宣告死亡权 对死亡的认定是一个纯医学判断，不能加入其他价值判断。医生必须按照死亡标准做出死亡判断。对于重危和晚期癌症患者，尽管其身心极度痛苦，医学又缺乏有效的手段，但医生应竭尽全力为患者减轻痛苦，绝不能感情用事。

3. 隔离权 在特定情况下，医生有权对某些传染病患者和发作期的精神病患者等实行隔离治疗。医生的这一权利只能在为了保护他人健康和有利于社会稳定的情况下实施，绝不能出于其他目的。

4. 干涉权 医生的干涉权，是指在特定的情况下，限制患者自主权利以达到对应尽责任的目的。这一权利只有在自主原则与生命价值原则、有利无伤原则、社会公益原则等发生根本冲突时使用才是正确的、道德的。医生的干涉权限于以下情况。

情况一：患者拒绝治疗。拒绝治疗会带来严重后果或不可挽回的损失时，医生在认真解释的前提下有权进行干涉，如癌症、临床精神病和自杀未遂等。

情况二：患者进行人体试验性治疗。如果有些试验性治疗会导致一些不良后果，虽然这些试验性治疗已体现了知情同意，但是出于某种目的要求进行试验性治疗的，医生必须行使特殊的干涉权，保护患者健康利益。

情况三：患者出于某种自私的诊疗目的。如要求提供不符合事实的病情介绍和证明，提出一些与病情不符合的要求，这时医生的干涉权应在了解情况、全面分析和认识疾病的基础上才能行使。

情况四：医生善意隐瞒病情。当了解诊治情况及预后有可能影响治疗过程或效果，甚至会造成不良后果时，医生不得不隐瞒病情真相，此时的干预是必须的，也是道德的。

情况五：患者失控紧急状态。如传染病，发作期精神病或有自杀意念，丧失自我控制能力，对自我、他人和社会都有可能造成严重后果时，医生必须果断采取合理、有效措施进行控制，同时通知有关部门和家属。

5. 其他权利 医生的其他权利是法律赋予的和《医师法》规定的权利。一是按照国家卫生行政部门规定的标准，获得与本人执业活动相当的医疗设备基本条件；二是从事医学研究，进行学术交流，参加专业学术团体；三是参加专业培训，接受继续医学教育；四是在执业活动中，人格尊严、人身安全不受侵犯；五是获取工资报酬和津贴，享受国家规定的福利待遇；六是对所在机构的医疗、预防、保健工作和卫生行政部门的工作提出意见和建议，依法参与所在机构的民主管理。

（二）医生的道德义务

医生的道德义务是指医生应尽的责任。通常分为对患者的道德义务和对社会的道德义务。

1. 对患者的道德义务 由于医学的特殊性，其义务的特点是依靠医务人员内心的理想信念和道德约束，无条件地忠实于患者的健康利益，对生命负责，不能伤害患者。医生对患者的道德义务有承担诊治的义务、解除痛苦的义务、解释说明的义务和保护隐私的义务。

（1）**承担诊治的义务** 医生必须用其所掌握的全部医学知识和治疗手段，尽最大努力为患者服务，这是医疗职业特点所决定的，从古到今都是一样。医生所做的一切必须以患者的利益和健康为前提，任何非医学理由都不能限制或中断对患者的治疗义务。

（2）**解除痛苦的义务** 患者的痛苦包括躯体性和精神性两方面。医生不仅要用药物、手术等医疗手段努力控制患者躯体上的痛苦，还要以同情心理解和体贴患者，做好心理疏导，解脱患者心理上的痛苦。医生应做到：一知主诉，二知不适，三知苦恼，四知日常生活的不便，五知患者的社会问题。医生只有全面了解患者要求，才能对因治疗，取得良好效果。

（3）**解释说明的义务** 医生有义务向患者及家属说明病情、诊断、治疗、预后等有关医疗情况。特别是在诊断措施存在或可能给患者带来不利影响时，医生更应向患者做充分解释与说明。说明的目的是为了让患者了解有关情况，而不是增加患者的思想负担。医生绝不可为使患者接受自己的医疗方案而进行强制性解释，切忌诱导性的暗示语言。

（4）**保护隐私的义务** 由于诊治病情的需要，患者常常要向医务人员提供各种隐私信息，医生对此既不能随意泄露，更不能作为谈资加以宣扬，应做到守口如瓶。患者的隐私事关公民的隐私权，与患者的身心健康紧密联系，必须审慎对待。

2. 对社会的道德义务 现代医学伦理学中，医生道德义务的概念是传统道德义务概念的延伸和发展，即强调医务人员对患者尽义务的同时，又必须对社会尽义务。

（1）**科普宣传和预防保健义务** 作为医生，要主动宣传医药卫生知识，提高人们的自我保健和预防疾病能力；支持和参与卫生防疫与环境治理活动，对整个人类社会的健康承担起义务。

（2）**提高生命质量的义务** 建立社区医疗服务网络体系，为社区群众提供医疗保健、医学遗传咨询、家庭病床等服务；积极参加优生优育、计划免疫和提高人类健康素质的工作；重视老年人保健和亚健康诊治；开展认识生命与死亡的教育工作，促进社会的文明和进步。

（3）**参加社会急救抢险的义务** 对突发性自然灾害、烈性传染病流行、战争爆发、工伤、车祸等意外事故，医务人员应立即奔赴现场，尽力抢救，以社会利益和人民的生命安危为重，绝不能推诿、躲避和耽误现场急救工作。

（4）**发展医学科学事业的义务** 医学科学的发展关系到人的生、老、病、死，是一项非常艰巨的事业，医生应以执着的精神，刻苦钻研新理论、新技术、新操作，具有献身和求实精神。

一般而言，医生对患者和社会的义务是统一的。如果遇到全力满足患者会严重损害社会利益时，要以社会利益为重，说服患者使个人利益服从社会利益，努力将两者统一起来。

二、患者的道德权利与义务

（一）患者的道德权利

患者的道德权利一般是指患者在患病期间应有的权利和必须保障的利益。患者是医学科学和医疗实践的对象，是指一个正在就医的人或被施予诊疗措施的人。患者的权利是一种道义的权利，不同于法律上的权利，它的实现受医生道德水平、医疗卫生和医学科学发展水平等诸多客观条件的制约。凡是脱离和超出社会现实的权利，是不可能得以实现的。

患者的道德权利包括以下七方面。

1. 基本医疗权 解除疾病痛苦、维护健康是人类基本权利之一。医务人员必须明确：①任何患者都有权享有必要的、合理的、基本的诊治护理，以保障自身健康。②人类的医疗保健权是平等的，医生对待患者应该一视同仁。

2. 疾病认知权　除意识不清或昏迷状态外，患者通常都希望能了解自己所患疾病的性质、严重程度、治疗安排和预后情况。医生应在不损害健康利益和不影响治疗开展的前提下，尽可能提供有关疾病的信息。

3. 知情同意权　医疗过程中，患者有权要求治疗，也有权拒绝治疗，不管是否有益于患者。当患者及家属因缺乏医学知识或其他原因拒绝合理治疗措施，而这种拒绝将会带来不良后果时，医生要耐心劝说、陈述利害、讲明拒绝将造成的严重情况，使患者同意接受。

4. 保护隐私权　患者有权维护自己的隐私不受侵害，在接受治疗过程中，有权要求医务人员为之保密。医生随意泄露隐私或进行宣扬，既违背道德规范，也可能对患者造成新的伤害。

5. 监督医疗权　患者在医疗实践中享有平等的基本医疗权和维护这一权利实现的权力。患者的医疗监督权的实现有赖于医学基本知识的普及和公民维权意识的有效提升。

6. 免除社会责任权　患者有权根据病情的性质、程度和对功能影响情况，暂时或长期、主动或被动地免除相应的社会义务，免除或减轻一定的社会责任，有权获得休息和享受有关的福利。

7. 要求赔偿权　医生因违反规章制度、诊疗护理操作常规等构成失职行为或技术过失，直接造成死亡、残疾或组织器官损伤导致功能障碍等严重不良后果，认定为医疗损害责任的，患者及家属有权提出经济补偿和精神赔偿的要求，并追究有关人员的责任。

（二）患者的道德义务

为保障医疗工作的正常开展，患者出于对自身、对他人和社会负责，还必须履行一定的义务。

1. 保持和恢复健康的义务　人一旦患病，其承担社会责任和义务的能力就将减弱，会给家庭和社会增加负担，个人也受到损失。努力减少这种损失，是每一个社会成员不可推卸的责任。因此，患了病要积极治疗，建立科学的生活方式，养成良好的生活习惯，注意锻炼身体，增强抗病能力，这是包括患者在内的全体公民的义务和责任。

2. 积极配合诊疗的义务　为提高医疗质量和工作效率，保证诊疗活动的有序开展，患者必须自觉遵守医疗卫生机构各项规章制度，积极配合医务人员诊治，积极发挥主观能动作用，尊重医务人员的劳动和人格。

3. 承担医药费用的义务　我国目前处于社会主义初级阶段，国家经济条件有限，不可能全部承担每个公民的医药费用。每个社会公民在患病时都有义务承担一定的医药费用，以支持医疗卫生事业的发展与进步，拒付医药费用的行为是不道德和违法的。

4. 支持医学科学研究的义务　医学科学的发展离不开医学科学的研究。医务人员需要对一些疑难疾病进行研究，新药物的使用、新疗法的推广都需要得到患者的配合。患者有义务给予支持并参与其中。

三、医患冲突及其发展历史

（一）医患冲突的概念

医患冲突是指在医疗卫生活动中医患关系的矛盾性与不协调性。医患冲突的原因往往是医生与患者或是医方和患方对疾病健康的认知错位引发的，突出表现在患方对健康诉求的达成度和满意度上。

（二）医患冲突的发展历史

1. 医患冲突的演变　1949 年以后，我国的医疗卫生事业取得了巨大成就，人民群众的健康状况和医疗卫生环境有了明显改善。计划经济体制下，虽然医疗水平较低，保障水平不高，但医疗服务相对公平，医患之间总体上呈现低层次的和谐。改革开放以后，由于受到市场经济的负面影响，部分医务人员价值观产生异化，出现了诸如过度医疗等逐利行为，加之医疗保障制度不健全，医疗可及性差，形成了"看病难、看病贵"等社会问题，导致医患之间矛盾尖锐、冲突频发。

在医患关系中，大多数医务人员能够始终坚持为人民服务的宗旨，有着强烈的事业心和责任感，不断提高诊疗水平，改善服务态度及医疗环境，使人民群众的健康得到了进一步保障，人均寿命逐年提高。特别在重大灾害面前，广大医务人员更是冲锋在前，涌现了一大批顾全大局、忘我奉献甚至不惜个人生命的优秀医务人员。这种职业精神是构建和谐医患关系的保障。

2. 医患冲突的表现形式　改革开放以来，与社会其他领域一样，医疗行业也进行着一场巨大的变革，在整体健康发展的同时，医患关系也承受着冲击。这些负面影响在医患关系领域的集中投射就是双方交往不和谐现象的大量出现并且难以克服，暴力伤医事件时有发生。

（1）医患冲突不断发生，医疗纠纷有逐年上升的趋势　医疗纠纷数量日益增多，而且恶性程度逐渐提高，暴力行为给医务人员带来了前所未有的威胁，医患关系面临巨大挑战。

（2）医患冲突从以医疗技术纠纷为主转变为以非技术纠纷为主　随着医学科学的发展，越来越多的高新技术应用到临床实践，诊疗的准确率不断提高。与此同时，随着人们对健康重视程度的提升和维权意识的增强，患者越来越关注就医过程中的非医疗因素，如就诊环境、候诊时间、医务人员的服务态度等。有数据表明，在已发生的医疗纠纷中，因医患沟通不良导致的约占 2/3。这主要源于部分医务人员对医患沟通重要性认识不足，人文素养、沟通技巧缺乏，患者对医疗结果期望值过高等。

（3）医患纠纷解决的方式常以"医闹"呈现，诉讼方式较少　由于目前诉诸法律解决医疗纠纷成本过高、程序较复杂，靠暴力解决医疗纠纷有所上升，陷入了"不闹不赔、小闹小赔、大闹大赔"的怪圈，波及全国的"医闹"也由此流行。有数据显示，急诊室是暴力伤医的高发地点，40% 伤医事件发生在急诊室。

这些现象如果得不到及时制止，不仅会严重扰乱医疗秩序，侵害医务人员的合法权益，更可加剧医患对立，甚至影响社会稳定。

四、医患冲突的原因与类型

医患冲突的核心问题是健康利益冲突，根本上是患者这一弱势群体的不安全感和焦虑心理，这在很大程度上激化了医患矛盾。

（一）医患冲突的原因

1. 患方对疗效期望值过高　由于患方医学常识的缺乏，认为"既然自己出了钱，就可以完全消除所有疾病"，当患者未能得到自己期盼的"理想"医疗效果时，就容易出现冲突。

2. 医疗保障制度不够健全　暴力伤医，执法不力，医患纠纷的综合治理能力不足，医患冲突更加复杂化。

3. 医患双方维权意识不断增强 患方强调保护自己的隐私权、知情同意权，健康意识和诉求不断增强。医方的自我保护和防范意识也在提升，个别医务人员将自我保护转化或分解为各种诊疗活动，增加了不必要的检查和费用。医患出于各自的利益，戒备心理加剧，不信任感增强。

（二）医患冲突类型

由于医学的特殊性，医患关系不仅体现在技术方面，还包括非技术的服务态度和医疗作风等方面，技术和非技术均可引发医患纠纷，非技术诱因有加重的趋势。

1. 医疗过失冲突 医务人员肩负着救死扶伤的崇高使命，这是医学职业的本质要求。然而在现实中，有的医务人员缺乏责任感，不愿承担风险，不认真执行规章制度，不按操作规程办事，导致差错或事故等；这些医疗过失属于人为责任，是渎职行为。所占医疗纠纷比例不大，但造成的后果严重。

2. 非医疗过失冲突 大多由于医疗服务质量、服务态度、道德水平等问题所致，一般虽不构成医疗事故，但是反映了医院的服务质量和医务人员的道德素养。个别医务人员缺乏对患者自主权利的尊重，忽视患者的自主权、知情同意权等，使患者身心受到伤害，导致医患纠纷。个别患者从自身利益出发，提出一些不合理的要求，当要求得不到满足时，就对医院和医务人员产生不满情绪。非医疗因素是医患心理诉求不一致形成的矛盾，不确定性因素较多，是主要的医患冲突来源。

五、化解医患冲突的伦理原则与要求

（一）化解医患冲突的伦理原则

1. 生命健康优先原则 生命健康权是第一位的，强调患者的生命健康权是维护一切权利的基础。因此，医疗实践中要向患者的生命健康权倾斜，医生不能以自身的价值判断代替患者做选择。医生应以最大的能力和责任提供医疗帮助并提出善意的建议。

2. 及时沟通原则 医生是医疗行为实施的主导方，发生医患冲突，首先要主动找原因，提前汇总并掌握各种信息，及时告知患者。医生在沟通中必须坦诚真心，力求还原事实真相并努力让患者接受事实。患方要主动寻求医方的帮助，主动坦诚提出意见建议，寻求和解。

3. 平等尊重原则 医患是医疗实践中不可分割的整体，人格上是平等的。要相互尊重各自的社会和职业角色，要从各自的权利和义务综合考量各自的责任，尽可能做到换位思考。医生尊重患者是起码的工作态度和行动准则，患者尊重医生是诊疗的基础和疾病健康权实现的前提。

4. 理解互谅原则 医患双方的目标是一致的，无论出于何种角度一定要相互理解，随时交换意见，谅解各自社会角色履行权利和责任中出现的思想不统一，甚至冲突。双方要理解对方的难处，在不断寻求和解中达到新的统一。

5. 依法化解原则 医学的不完美和社会的不断发展变化，以及人们诉求的多样性，决定了医患矛盾将伴随医学发展的始终。道德守着内心的底线，法律则捍卫社会的底线。当医患冲突不可调和时，医患双方必须依据法律原则，在法律范围内寻求解决。

（二）化解医患冲突的伦理要求

1. 以患者为中心，聆听患者的倾诉 医院必须树立以人为本的服务理念，不仅要拼技术、设备等硬实力，还要不断提升管理和服务水平，加强医院文化建设，全面贯彻"医乃仁术""大医精诚"的人文精神，既重视治病，更重视治病人。通过人性化服务，不断提高群众对医院的满意度。

2. 坚持社会效益优先　各级医疗机构要坚持以社会效益为最高准则，坚持合理检查、合理用药、合理收费，严禁各种"开单费"，努力降低医药费用，建立医疗费用阳光制度，认真做好收费咨询工作，让患者和家属可以随时查询诊费情况；采取有效措施，消除就诊过程中挂号时间长、交费时间长、取药时间长的现象，实行医患协议制度，严禁医务人员收受"红包"和接受"吃请"，时时监督医院的医德医风。

3. 建立和完善医患沟通制度，加强医患沟通　医务人员要讲诚信，尊重患者及其家属，具有同情心和耐心；关心患者在就医过程中的生活或不便；掌握患者的病情发展变化，留意沟通对象的情绪和感受，以及沟通对象对疾病的认知度和对沟通的期望值；避免使用刺激语言或词语，有效提高服务质量，及时化解医患矛盾和纠纷，增强患者对医院的信任度和对医务人员的理解。医院要通过建立和完善医患沟通制度、投诉处理制度，及时受理和处理患者投诉，定期收集患者对医院服务中的意见，及时改进。

4. 提供精湛技术和优质服务　随着人民生活水平的不断提高，人民群众对医疗服务的要求随之提高，加之疾病谱的变化，这就要求医务人员不但要有好的服务态度，还要具有精湛的医疗技术。医生对患者要有强烈的责任感，真正为患者着想，诚心实意地为患者服务，把为患者解除痛苦视为最高追求。

5. 严格医院质量管理，确保医疗安全　大多数的疾病目前尚不能完全治愈，而疾病对于患者来说却是危及生命的头等大事。医院在为患者提供高新精湛技术服务的同时，还必须努力保证医疗服务的安全性，尽量减少差错和事故，提供安全放心的医疗服务。

6. 建立医疗告知制度，增进医患互信　要开展医疗服务信息公示，坚持住院患者费用清单制。大力推行"以患者为中心"的医疗服务新模式，做到让患者对诊疗收费标准、药品价格、自己的病情、做何种检查项目都有所了解。

7. 加大投入，加强人才队伍建设　关心医护人员的成长与发展，为其提供良好的工作环境和生活条件，从制度上保障医疗从业者的权益，促进医务人员的职业认同感，稳定队伍，尽快解决卫生资源分布不均和结构失衡的问题。

六、化解医患冲突的伦理意义

医患关系是社会关系的重要组成部分，是和谐社会构建的有机组成部分。和谐的医患关系不仅是形成良好的医疗环境、保护医患双方利益的需要，也是体现医学的人文属性、建立和谐社会的基本要求之一，具有重要的现实意义。

1. 有利于促进患者的身心健康　英国医生巴德有句名言："医生和患者是一个战壕里的战友。战胜疾病的过程是一个复杂的系统活动，它需要情绪、心理和整个神经系统的支持，医患之间的协调和信任是不可缺少的重要因素。"医学的发展表明，医生为患者诊治疾病的过程就是医患双方密切合作、共同战胜疾病的过程，既需要医生有良好的专业技能，也需要医患之间的精诚合作。如果医患关系和谐，患者就会更加尊重医生的人格与劳动，信任医生，理解并配合医生的工作；医生则会更加关爱患者，在诊治的各个环节上全身心地投入，为患者制定更加科学的诊疗方案，使患者得到优质的服务。

2. 有利于推进医德医风建设　良好的医德医风既是医务人员爱岗敬业、认真履行职责与使命、切实做好本职工作的思想保障，也是现代医院提高管理质量与水平的重要举措，同时也是推进社会主义精神文明建设的重要手段。医患关系和谐能促使医患之间充分交流与沟通，增进团结协作，使医生能够自觉地以医学道德规范约束自己，真正树立"以患者为中心"的理念，增强工作的责任感与使命感，形成良好的医学道德意识与情感，养成良好的职业伦理素质。

3. 有助于推进医学事业发展　医患关系和谐可以使医务人员集中精力进行医学科学研究；可以促使患者关注我国医疗卫生事业的发展，愿意为国家医疗卫生事业发展建言献策和贡献力量，从而促进医疗卫生事业改革的不断深化。

第三节　医医关系伦理

医医关系是医学伦理学一个重要的研究领域，备受古今中外医学家和伦理学家的重视。

一、医医关系的含义与模式

（一）医医关系的含义

医医关系是指医务人员之间、医疗卫生机构之间、医务人员与医疗机构之间为了共同的医学目的，而在工作中建立起来的同行、同事间的医学伦理关系，包括医务人员之间的关系、医院之间的关系、医院与医务人员之间的关系。我们主要探讨医务人员之间的关系。

（二）医务人员之间的关系及其模式

1. 医务人员之间的关系　医务人员之间的关系是指从事相同和相关联医疗工作的医务人员之间所形成的一种医学职业关系，有广义与狭义之分。广义是指医务人员之间，医务人员与后勤、行政管理人员之间的人际关系，也就是整个医疗系统内部医务工作人员之间的关系。狭义是指医生、护士、医技人员自身或相互之间的关系，也就是发生在具体的临床诊疗中医务工作者之间的关系。本章所讲的医务人员之间的关系，特指广义概念。在医疗行为和活动中，妥善处理医务人员之间的关系，使其处于一种和谐的状态具有重要的意义。它不仅是当代医学发展的需要，也有利于发挥医院的整体效应，提高各项工作的效益，促进良好医患关系的建立。

2. 医务人员之间的关系模式　医务人员之间的关系模式是指在历史上和现实中存在的具有一定普遍性、代表性的医务人员之间的关系样式。根据医务人员在共同的工作中所处的地位不同，医务人员之间的关系可分为四种模式。

（1）主从型　该模式中，在医务人员之间，一方处于绝对权威的指导地位，另一方处于被指导、服从的地位。这种模式是传统的医务人员关系模式，就像传统医学中"师傅"与"徒弟"之间的关系，具有浓厚的"家长主义"色彩。

（2）技术指导型　该模式中，一方拥有更多的知识和能力而居于指导的地位，另一方因知识、经验、能力不足处于接受指导的地位。指导的一方尽管有权威，但权威并不专断，受指导的一方可以发挥主动性，体现了工作与管理上的民主。此种模式在医院最为常见，医护之间、医技之间、院领导与科室之间、上下级医生之间往往是这种模式。

（3）并列互补型　该模式中，医务人员均处于平等地位，没有权威和非权威之分，只是分工不同。医院各科室之间、各部门之间，以及医护平级之间就属于此种关系。互补性关系能充分发挥每一位医务人员的积极性和主动性，形成整体联动。

（4）相互竞争型　该模式是指医务人员之间存在竞争关系，包括正向竞争和负向竞争。前者如比德行和才学、比贡献，后者主要是争夺利益等不正当竞争。正向竞争能激励服务和提高效率，负向竞争则会加剧医疗矛盾。随着市场经济的深化，竞争机制被引入医疗机构，并转化为管理制度，使竞争机制不但发生在医务人员个体之间，而且医疗机构内部各科室、各专业之间，甚至医疗机构与医疗机构之间也存在竞争。该模式的优点是有利于破除绝对平均主义的"大锅饭"，激发创新，提高效率。但也容易产生危机心理、嫉妒心理、逆反心理等，从而引起新的人际关系冲突。

由于医学发展的分工细化和医务人员所处地位的变化，相互之间关系的模式也会发生变化，医务人员之间的关系模式也处于一种动态变化之中。

二、正确处理医务人员之间关系的意义

医医关系是医疗人际关系的重要组成部分，正确处理医务人员之间的关系，实现医医和谐，具有非常重要的意义。

1. 有利于医学事业的发展　和谐的医医关系有利于医学事业的发展。医务人员是支撑医学的最基础力量，医务人员只有团结一心，整体协同，合力发展医学，才能不断攻克医学难题，有效应对疾病突发事件。此外，现代医学的职业化和专业化分工也要求医务人员密切配合，分工合作，减少内耗，降低对患者生命健康的损害。当然，这种协作和配合主要还是依靠医务人员的医学道德自律和共同的价值追求来维系与保障。

2. 有利于医院整体效应的发挥　医院是一个整体，离不开每个个体作用的发挥。如果医医关系和谐，每个医务人员的积极性、主动性和创造性都能够得以充分发挥，工作效率就会大大提高。同时，通过个体力量的叠加，相互鼓励，相互补充，相互监督，相互学习与进步，就能释放出超乎想象的集合能量，从而推动医院发展。

3. 有利于医务人员成长　医务人员的成长离不开个人条件和社会条件，单位环境又是社会条件的重要影响因素。医医关系是医务人员成长的直接环境。多项研究表明，医医关系的好坏直接影响个人专业才能的发挥，影响个人的成长与进步。每个医务人员都应经常反省和改进，医院也要优化管理，营造良好内部环境，使医务人员能够健康成长。

4. 有利于建立和谐的医患关系　在医疗实践中，医务人员间的联系和交往是以患者为中心进行的。医务人员间的相互支持和密切协作，有利于患者的诊治和康复。而且，顺畅的医医沟通能有效提高服务质量和社会形象，提升大众对医务人员的认同感，对于建立和谐医患关系具有积极作用。

三、影响医务人员关系的因素

1. 医学发展与分科的多样化　医学科学的进步使医学分科越来越细，在方便疾病诊治的同时也易形成学科壁垒，阻碍医务人员之间的整体协作。

2. 医院分工和协作的系统化　现代医疗活动是一个集团化协作体系，医疗单位的内部分工多样且复杂，保障与支持体系庞杂。如果缺乏集体观念与合作精神，医疗活动的矛盾就会大大增加。

3. 医务人员技术等级分明　在现今的医疗系统中，医务人员分属于不同的技术系列并处于不同级别，各自有自身的岗位职责，特别是上下级之间关系处理不善常会引发矛盾。

4. 同行之间竞争　医务人员之间、各科室之间、各医院之间经常处于有形与无形的竞争中。良性竞争会促进医疗服务的优化和效率的提高，恶性竞争则会影响医务人员之间的情感和友谊，

甚至阻碍卫生事业的发展。

5. 医院管理不善　医院管理存在分工不明确、职责不清晰、奖惩不公正、用人不合理、分配不公平等问题，均会造成医务人员之间产生这样或那样的矛盾。

6. 个人的道德品质　除了外在因素，医务人员自身的道德水平，以及人生观、世界观、价值观如果存在问题，则行为举止就会引发同行之间的冲突和矛盾。

四、构建和谐医医关系的伦理要求

1. 相互信任与尊重　在共同维护患者生命健康权的基础上，医务人员之间应坦诚相待，相互信任与尊重，共同达成救死扶伤的目的。

2. 相互支持与协作　医医之间应各自发挥自身技术与功能，相互支持，密切配合。尤其在抢救危重患者和攻克医学难题时，更应如此。

3. 互相学习与进步　医学的复杂性与艰巨性要求医务人员应始终保持学习的习惯与自觉性，各个学科与专业之间应相互学习与交流，取长补短，共同进步。

4. 自我认知与教育　医务人员应清楚自身的角色与定位，既要爱岗敬业，也要谦虚谨慎；既要胆大心细，也要精进审慎，时刻保持一颗对生命敬畏之心。

第四节　医社关系伦理

医社关系是医学人际关系的拓展，也是医学发展与社会化的必然产物。

一、医社关系的含义

医社关系是医学发展高度社会化的产物，是医学与社会之间围绕患者个体与患者群体、患者与健康人群、医学发展与社会进步等健康利益问题所形成的医学人际关系。简言之，医社关系是医学界、医务人员与社会之间的关系。

医社关系是指在社会发展的过程中，为了维护人类的整体健康，医务人员、医疗卫生单位及整个医学界与社会公众、社区乃至政府之间发生的具有道德意义的社会关系。通过这种社会关系，医学向社会扩展自己的责任，社会为医学的发展提供支持，规范其发展方向和目标。

二、医学的社会责任

随着社会的发展，人们越来越意识到致病因素的复杂化。社会行为不仅与传染病的发生和传播有关，而且在预防、控制大多数慢性病方面起着特别重要的作用。医学应该为社会承担起自己的责任。

20 世纪 50 年代以前，医学把自己的目标定义为治疗伤病，即人类自然机体的损伤。1989 年，世界卫生组织（WHO）将健康定义为："健康不仅是没有疾病，而且包括躯体健康、心理健康、社会适应良好、道德健康。"可见，人们越来越意识到医学研究对象的整体性。

从根本上说，发展高新医学技术不是医学的必然目标，医学的最终目的在于增进人类的健康福祉。事实上，让人少生病或者不生病，远比让人生病后享用高新技术重新获得健康更加符合人类生活目标。因此，医学应该努力做到的是事前预防而不应是一种事后干预。这就要求医学必须深入人们的社会生活中去，从生活的方方面面为人们的健康服务，而不仅仅局限在医疗机构这个有限的场所中。作为医师必须更多地着眼于对影响健康的因素研究，而不是只执着于对恢复健康的方法的探求。

与之相契合，全科医师的重新出现和社区卫生服务的重新崛起，显示了医学的社会化趋势日益明显。同时也提示人们，医学家的天地不仅仅在病房里，走进社区，走进家庭，与社会建立更为亲密的关系，才是医学的真正发展方向。

三、社会公众对医学的期望

随着人类社会的发展和人们生活水平的提高，社会对医学提出了自己的期望。

1. 医学应该是艺术　医学是一门科学，也是一门艺术。它通过治愈、缓解与预防疾病，使患者达到身体上、精神上的完满状态，好像对一件存在缺陷的作品进行了完美修复。它以人为本，不仅需要医者具备高超、精湛的医疗技术，还要求医者具备高水平医患沟通与人文关怀的能力、方法、技巧。特别是中医学，更是医学艺术，而非简单的医学技术。

2. 医学服务应该面向全体大众　20 世纪 80 年代以来，在世界各国普遍出现了医疗费用上涨现象。在我国，"看病贵"已经成为社会焦点问题之一。尽管原因诸多，但医学服务不应该成为奢侈品，而应是每个社会成员都能获取的公共产品。

3. 医学服务应该方便快捷　患者在求医过程中，除了付出高昂的费用外，还要付出时间和耐心，如排队、交费、候诊、取药等。患者如果没有家属陪同，很难走完全程。医学的高度发展反而导致了人们就医的障碍，这显然违背了医学的目的。因此，医学服务应以患者为中心设置流程，让求医之路尽量简短。

4. 医学应该参与生活　医学不仅仅是患者的医学，还是健康人的医学。医学不仅是医疗之学，还应是养生之学。因此，医学应参与生活，医务人员应走出病房，走进社会，为居民充当健康生活的参谋和向导。

四、构建和谐医社关系的伦理要求

医学的发展离不开社会的支持。建立和谐的医社关系不仅是社会的需要，更是医学本身的需要。唯有如此，才能真正实现医学维护健康的目的。

构建和谐的医患关系必须大力发展社区服务。现代大医院都是按照生物医学模式组织起来的，医师看到的是患者的病而非生病的人。即使是反对纯粹技术主义的医师，也难以抽出更多时间与患者进行深入的交流。相比较而言，社区卫生服务能够较好地解决这个问题。社区医师可以深入患者家中为患者提供咨询服务，满足患者的心理需要。在大多数情形下，患者也可免受各种医疗仪器检查之苦。目前，我国的社会服务尚存在许多不完善之处，政府应支持社区服务的发展，以减缓大医院的压力，同时减轻患者的负担，促进医社关系的和谐。

构建和谐的医社关系，需要全社会（主要是社会成员）支持医学的发展。如支持流行病学的调查、参加无偿捐献、支持医学研究活动、参与医学试验、促进医学人才的成长等。

【思考题】

1. 简述医患关系的内容和模式。
2. 化解医患冲突的伦理原则和伦理要求是什么？
3. 医务人员之间存在哪几种关系模式。

第六章
临床诊疗伦理

临床诊疗包括对疾病的诊断和治疗过程，临床诊疗伦理包括临床诊断伦理和临床治疗伦理，并且有很多分支，如问诊、体格检查、辅助检查、会诊等诊断伦理问题，以及手术、药物、心理等治疗伦理问题。临床诊疗伦理是临床医生在临床诊疗过程中处理各种伦理关系的行为准则，是医学伦理原则、规范和范畴在临床诊疗实践中的具体运用，是衡量临床医生道德水平高低的尺度。每一项具体的临床诊断和治疗都有其特殊的伦理要求，临床医生要依据这些原则规范自己的诊断和治疗行为，以尽量避免诊断和治疗过程中的失范行为。

第一节 概 述

临床医学工作包括临床诊疗和临床护理两大部分，以患者为中心已成为现代临床医学的基本伦理要求。临床诊疗是对患者进行的诊断和治疗，临床诊疗伦理问题是医学伦理学的核心内容，患者是临床诊疗的出发点和落脚点，也是临床诊疗伦理的工作重点。

一、临床诊疗的伦理特点

传统的生物医学模式向现代生物－心理－社会医学模式的转变给临床诊断和治疗带来了很大影响。现代医学模式要求医务人员在诊疗中强调患者的主体地位，把患者的利益放在首位。这样临床诊疗不再以疾病为中心，而是以患者为中心，并形成了医术与医学道德并举的特点。

（一）既要提高诊疗水平，又要重视患者

现代社会，疾病谱发生了很大变化，心理、社会、环境等成为重要的致病因素，仅靠物理检查很难全面发现疾病的病因和病理变化。医务人员应以患者为中心，一方面要不断更新专业知识，提高医疗技能，以技服人，从而获得患者的信任和敬佩；另一方面，又要提高与患者的沟通和交流能力，从患者自诉中准确把握其患病心理、环境或社会因素，而不是只专注生理上的病变，避免"头痛医头，脚痛医脚"、不深究病根的医疗行为，避免疾病与患者身心分离的医疗行为，不做延误患者救治、危及患者生命健康和安全、引发医患纠纷的医疗行为。

（二）既要诊治身，又要诊治心

现代医学模式将患者的身心看作统一的整体，强调社会因素对患者疾病的影响。它要求医务人员，既要诊断患者躯体上的疾病，又不漏诊心理、社会等原因造成的疾病；既要实施药物、手术、物理、营养等方面的治疗，又不轻视或忽视心理上的治疗和社会的支持。

（三）既要发挥医务人员的主导性，又要尊重患者的主体性

临床诊疗活动中，医务人员与患者同为主体，二者缺一不可。因此，只有两者进行主体间的平等对话，密切配合，通力协作，才能取得更好的诊疗效果。实际上，由于临床医生掌握诊断和治疗疾病的专业知识和技术，具有解除患者疾病的能力和经验，是临床诊疗工作的内行人士，所以在疾病诊治中居于主导地位。患者虽同为临床诊疗活动的主体，但由于其作为医学专业的"门外汉"，专业知识和技能欠缺，所以处于相对劣势的地位。但是作为临床诊疗工作的对象，患者又是服务的主体。因此，医务人员既不能盲目地屈从于患者的自主判断和选择而丧失原则，又不可抱有绝对权威的心理，而应破除的"一言堂"，否则就会影响诊疗工作的顺利进行而酿成各种差错及纠纷。医务人员应尊重患者的主体性，调动患者的主动性，发挥自身的主导作用，争取患者的主动配合和患者家属的全力支持。

（四）既要维护患者的利益，又要兼顾社会公益

患者利益至上。医务人员应全心全意为患者服务，并将其作为临床诊疗工作的根本点、出发点和落脚点，这是取得最佳诊疗效果的重要保证。患者是社会的成员，维护患者的利益，就是实现社会的公益。一般说来，患者的利益与社会公益是一致的。但有时也会出现矛盾，如有限的医疗卫生资源的优化配置、传染病的隔离治疗、突发公共卫生事件的处理等。这些矛盾的解决都是对社会公益负责的表现。从整体上讲，某些患者个体利益得不到满足是符合道德要求的。在这种情况下，医务人员应说服那些为了社会公益而必须牺牲个人利益的患者及其家属，并竭力将患者的损失降到最低。

二、临床诊疗的伦理原则

临床诊疗工作中，医务人员应依据诊疗工作的伦理特点，从患者的根本利益出发，制定并严格遵守临床诊疗的伦理原则。

（一）患者至上原则

临床诊疗是诊断和治疗患者疾病的工作，它以患者为中心，并始终将患者的利益放在首位。

1. 以患者为中心　以患者为中心就是患者至上，以患者的切身利益为根本点、出发点和落脚点。医务人员在临床诊疗中必须始终做到以下几点。

（1）"人""病"一体，"身""心"合一　疾病是患者由于生理、心理、环境、社会等多种因素的变化而在身体上呈现出来的病变，躯体是疾病的载体。只看"病"不看"人"，只关心"身"而忽视"心"，容易使医务人员在诊断疾病的过程中犯"重局部、轻全局""重现象、轻本质"的错误，从而造成误诊、错诊或漏诊。

（2）当前利益与长远利益相统一　为尽快减轻患者痛苦、恢复患者健康，医务人员需尽快拟定治疗方案。在选择和评估治疗方案时，医务人员不能只追求速度，不看成效，只关注眼前，不计长远，影响患者病情稳定和身体健康的现象发生。

2. 诊疗质量第一　从狭义上讲，诊疗质量主要是指临床诊疗服务的及时性、有效性和安全性；从广义上讲，诊疗质量还包括患者满意度、诊疗效率、医疗水平、诊疗所获得的经济效益，以及诊疗的连续性、系统性等。诊疗质量第一就是要求医务人员提供高质量的诊疗服务。提高医疗质量是医院实现"救死扶伤，防病治病，实行社会主义的人道主义、全心全意为人民的健康服

务"这一社会主义医学道德基本原则的根本保证。它有利于获取最大的经济效益和社会效益，有利于在日益激烈的市场竞争中立于不败之地，并赶超世界先进医疗水平。

3. 信誉为保障 临床诊疗以患者和社会人群为服务对象，以医学技术为服务手段，以提高医疗质量和效果并促进人民健康为服务目标。因此，临床诊疗是医院的主要功能和中心任务，是医务人员的重要使命。医院和医务人员要以诊疗为核心，提高信誉。从某种意义上讲，信誉是医院和医务人员的生命线。所谓信誉就是信用和名誉，讲信用才能收获名誉，也才能得到患者的信任。患者看病愿找名医，这就涉及信誉。名医之所以能取得患者信任，一靠医技，二靠医学道德。患者对医院和医务人员是否信任，在诊疗中具有举足轻重的作用。

4. 经济利益与患者利益相结合 长期以来，医院曾出现过低收费或不收费的不算成本、不计折旧、不谈积累的现象。这看似符合患者的利益需求，符合社会主义医学人道主义原则，但结果往往损害了医院的当前利益和长远发展，并将最终侵犯患者的根本利益。医院应将经济利益与患者利益相结合、相统一，坚持既要维护患者利益，又要兼顾经济效益的原则，合理收取医疗费用，不断改善医院的医疗环境和住院条件等，不断提高医院的医疗质量，使人民群众能享受到不断发展的医疗保健服务，从根本上确保人人享有平等的医疗权利。

（二）最优化原则

最优化原则是临床诊疗最普遍、最基本的伦理原则。最优化即最佳，表现在临床上，就是尽可能以最小的医疗代价获得最大或最佳的诊疗效果。临床诊疗中，任何诊疗方案的选择、确定和实施都应使患者处于安全状态下，都应选取既有疗效又使患者痛苦最小的诊疗手段，实施过程中做到稳、准、好、快。坚持"两害相权取其轻，两利相权取其重"的原则。

最优化诊疗是医务人员和患者共同希求的目标。作为医生，其任务是诊断疾病，设计、确定和实施治疗方案，并指明预后，目的是恢复患者健康。然而，任何诊疗手段都具有两重性，即对疾病治疗的正作用和给机体带来损伤的副作用。临床用于治疗疾病的药物，如果使用不当就会引起药源性疾病，手术能治愈疾患，但也会给患者机体带来不可避免的损伤。为实现临床诊疗最优化，医务人员应提高医学技术和医疗道德，坚持过程与结果、手段与目的的统一。作为患者，就医目的是治疗并治愈疾病。然而，由于患者对医学专业知识和技能一知半解或一窍不通，不能及时、准确地判定医务人员做出的诊断是否正确、制定的诊疗方案是否最优，也不能确定其所接受的检查与治疗是否必要。因此，花最少的钱、受最少的罪，并治好疾病，实现最优化诊疗，是患者的就医愿望。

总之，最优化原则就是医务人员在选择诊疗方案时，应当选择在当时医学科学发展水平允许的条件下，使患者痛苦最小、损伤最小、耗费最低、疗效最佳的诊疗措施。

1. 痛苦最少 患者患病期间要忍受诸多痛苦，既有生理上的也有心理上的，还有社会上的。在诊治疾病过程中，患者除要忍受上述痛苦外，还要承受诊疗中的各种痛苦。医学道德高尚的医务人员对患者的疾病会感同身受，并尽量减轻患者包括疼痛、血液损耗、精力消耗等在内的痛苦，直至最低。

2. 损伤最小 医学科学和医学职业的特殊性质决定了损伤是临床诊疗中客观存在的现象，如手术的创伤、药物的毒副作用、辅助检查导致的伤害等，是难以绝对避免的。例如，此类医疗伤害是随着诊疗过程而伴生的，带有一定的必然性。临床诊疗允许这种伤害的存在，并给临床医生预留了一定的诊断和治疗的空间。否则，临床医生诊疗的保守性必将损害患者的正当利益，损伤患者的机体。当然，诊疗过程对患者的伤害又不是任意的、无节制的。如果医务人员不能恪尽职守，滥用不必要的药物、滥施不必要的辅助检查和手术，从而侵犯患者的正当权益，给患者造成不必要的损伤，则是临床诊疗道德所不允许的。

3. 耗费最低　一般说来，不花钱难以诊治疾病，多花钱能治病但缺乏道德，最好是少花钱治好病。医务人员应该有这样的道德追求，无论是何种付费类型，无论钱多钱少，在采用诊治手段和选用药物时，都要考虑医疗资源的消耗问题和患者的经济负担问题。

4. 疗效最佳　疗效最佳是指诊疗效果在当时医学科学发展水平看来是最佳的或在一定条件允许的情况下是最佳的。如尽管 CT 在占位性病变诊断中效果良好，但有些基层医院没有，那么 B 超相对也是最佳的。舍去现有的许可条件或采用不必要的手段，不负责任地随意应付是不道德的，是不可能取得最大或最佳治疗效果的。况且疾病本身是复杂多变的，医务人员的诊治行为，以及医患关系又受复杂多变的诸多因素影响。此外，最优化目标及其实现又是变化的、动态的。因此，要实现诊疗的最优化除应具备必需的外在条件外，也对临床医务人员的综合素质提出了很高要求。总体来说，它要求医务人员必须同时具备高超的医术和高尚的医学道德，其实质是以技术运用的合理性和道德的高尚性来维护患者的利益。

（三）知情同意原则

知情同意原则亦称知情承诺原则，包括知情和同意两个方面。所谓知情就是患方有权利知道诊断结果、治疗方案、预期效果和花费等，而医方也有义务对此进行说明。所谓同意是患方在医方所提供的足够医疗信息的基础上自主决定接受该诊疗方案的行为。知情与同意密切相关，知情是同意的前提与基础，同意是知情后的意向显现和决策结果。为实现知情基础上的同意，理解是过渡和中间环节。

1. 知情　知情在知情同意原则实施过程中居于首要位置，它是知情同意原则的起点和根本条件。作为临床诊疗的对象，患者不仅是医疗行为的客体，也是医务人员服务的主体。医务人员对患者的诊断结果、为患者制定的治疗方案、使用该治疗方案后的治疗效果、可能会出现的并发症和不良预后、诊疗预计花费的费用等都应如实告知患者及其利益相关者，并保证其所提供信息的全面性和真实性。有的医生刻意隐瞒或谎报患者病情信息，对患者及其利益相关者强烈的知情要求也不做必要的、及时的和有效的沟通，即便能够履行告知义务也不注意方法，往往采取直来直去的方式，片面夸大疗效，对可能出现的负效应，尤其是对可能造成的损伤、可能出现的风险、不可预测的意外、其他可供选择的诊疗方案等只字不提。这些都会给患者及其利益相关者带来直接的精神伤害。医务人员应根据患者病情恰当地选择知情对象，主动向患者本人、家属或代理人解释和说明其所需的所有诊疗信息，并确保他们对诊疗的各项信息完全知情或至少对关键信息知情。知情不仅是患方的道德权利，更是医方的道德和法律义务。如果医方完全剥夺或不完全实现患方的知情权，那么其要对诊疗过失负部分或全部的道德或法律责任。

2. 理解　患者及其利益相关者在做出同意或不同意的诊疗决断前，需对其所获知的全部诊疗信息进行全面解读。理解是知情同意原则实施的中间和关键环节，它起到承上启下的作用。没有理解，患方的知情权就是无效的；没有理解，患方也不可能做出自主的决定。医务人员需对患者本人及其利益相关者提出的有关诊疗信息的询问进行耐心、细致、有效的解答，以使他们全面了解治疗方案的利与弊，并敦促他们在此基础上及时做出有利于患者健康的正确选择。医务人员不能因其在医学领域的专攻而对患者及其利益相关者产生权威和恩赐心理，不愿或不屑向患者讲解疾病相关的信息；也不能用晦涩的专业术语向患者讲解病情，从而使患者对疾病信息更加迷茫。这样不仅不能使患者及其利益相关者对疾病有所了解，使知情效果大打折扣，还会破坏医患之间的和谐关系，激化医患矛盾。患者也不能因其欠缺医学知识而畏首畏尾，认为问了白问、不如不问，对医务人员产生全然信任或完全不信任的极端思想，从而影响诊疗工作的正常进行。

3. 同意　同意是患者对诊疗方案的肯定和赞同，是临床诊疗工作继续下去的依据和保证。在未获得患者本人及其利益相关者同意的情况下，医务人员不能随意实施诊疗措施，否则其将受到道德的谴责和法律的追责。同意的决定必须来自患者本人及其利益相关者。患者本人及其利益相关者的同意能力是其做出同意决定的首要前提。然而，患者群体较为复杂，有成年患者、未成年患者、神志清醒患者、昏迷患者之分。成年患者如果神志清楚、有完全行为能力，就能自主、自愿、理性地做出是否接受某诊疗方案的决定；如果患者神志不清，处于昏迷状态不能为自己的行为负责，其同意决定则由与患者具有相关利益者做出，如患者家属或代理人；如果患者为精神障碍患者，当其神志清楚的时候，必须尊重患者本人的决定，当其神志不清楚的时候，则由其家属或代理人代为决定。未成年患者由于没有主诉能力或主诉能力较差，不能对自己的病情做出正确的判定，也不能对自己的选择负责，所以其决定权应由其家长或代理人代为实施。医务人员只有充分考虑到患者及其利益相关者的身体状况、行为能力、知识水平等主观条件，并真实、全面地告知患者本人及其利益相关者有关病情的信息、治疗疾病的方案及可供选择的其他方案、分析备选方案的利弊、可能的效果和预后及不可预测的意外等，患方及其利益相关者才能做出与医方的决定相一致的决策，才能同意医方的诊疗方案，也才能使医方精心策划、设计、制定的诊疗方案得以实施。值得注意的是，患方对于同意接受诊疗的决定须以书面形式记录下来以备查证。即使如此，患者及其利益相关者也有权在治疗过程中根据具体情况的变化终止已做出的承诺。

总体来说，知情同意原则包括知情、理解、同意三个环节。这三个环节相互贯通，缺一不可。知情同意原则强调患方的权利和医方的义务，体现了患方的自主决定权和医方对患方权利的尊重，是构建临床诊疗中和谐医患关系的重要伦理准则。知情同意原则并不代表医方在临床诊疗中没有任何权利，对患者及其利益相关者的决定听之任之。知情同意原则的实施也有例外的情况，比如当患者送医时已陷入昏迷状态或已丧失行为能力而其利益相关者又不在现场时，当患者所患的是难以治愈的重症或绝症而告知患者本人将丧其志、损其身时，当患者所患疾病危及他人和社会利益时，医方可对患方的知情权与同意权进行适当干预，以避免损害患者的根本利益。

（四）保密守信原则

为及时、准确地诊治疾病，医务人员需通过沟通与交流的方式向患者及其利益相关者了解有关患者病情的各类信息，如患者的家族遗传史、既往病史、就诊情况、最近的身体状况等。然而，面对陌生的医务人员，患者很难敞开心扉并向其倾诉。在此种情况下，保守患者的秘密、信守对患者的诺言就显得尤为重要。它是患者及其利益相关者卸下心防，如实吐露有利于诊治疾病信息的根本保证。所谓保密就是不对外宣扬或张扬当事人不愿为外人所知的信息。所谓守信就是保持诚信，遵守信约。保密是守信的表现，它包括保守患者的秘密和对患者保密两个方面。

1. 保守患者的秘密　临床诊疗活动一旦发生，患者及其利益相关者就与医务人员形成了一种隐性的契约关系，即医务人员要为患者所提供的有关病情的信息及各项诊疗信息保密，其中包括患者的家族病史、既往病史、家庭生活、病情、不良诊断及预后、不良名誉的疾病及成因、治疗方案、奇特体征等。患者如实地向医务人员提供有利于疾病诊治的信息是出于治愈疾病的渴望和对医务人员的信任。医务人员除非必要，如会诊、易诊等，不得向第三方泄露或在公开场合大声谈论患者的相关信息，未经患者本人许可或其利益相关者同意，不可随意泄露患者信息。患者本人已饱受疾病的痛苦与折磨，与其利益相关者陷入了担忧和焦虑之中，如果其秘密被他人所知，则会表现出自卑、羞愧、焦虑、烦躁、愤懑等情绪。这对日益凸显的医患矛盾无疑是雪上加霜，医务人员也应为此承担法律责任。

2. 对患者保密 患者是临床诊疗的对象，缓解患者的病痛、治愈患者的疾病、恢复患者的健康、延长患者的寿命是临床诊疗的目的。对患者及其利益相关者来说，患病本身是一件不幸的事情，尤其是被诊断为重症或绝症的患者。患者本人及其利益相关者的接受能力与承受程度因人而异。如果直接告诉患者本人，患者有可能承受不住打击，消极就医，不配合治疗，从而加重病情，使其身心受损。如果在选择利益相关者作为知情对象时，不加考虑，选择心理承受能力较差的人，在护理患者及与患者的平时接触中，就有可能泄露患者的患病信息，或对患者产生某种心理暗示，从而使患者朝着差的方向胡乱猜测自己的疾病，日日处在煎熬之中，悲观厌世，甚至自杀。向患者，尤其是重症或绝症患者保守秘密是医疗保密的一项重要内容，它有利于患者在未知其病情严重程度的情况下保持乐观向上的心态，积极配合医务人员的治疗，从而使病情得以转归或康复。

3. 保密的例外情况 保密是临床诊疗中的重要原则，是对患者及其利益相关者负责任的表现，但是并不是任何时候都要遵守保密原则，在某些情况下也需要解密。解密是为了帮助患者放下心事、更好地治疗疾病，是为了保护他人或社会的利益不受侵害。比如，患者感染了传染性疾病，患者入院治疗时，医务人员有告知患者本人的义务，应对其进行隔离治疗，并向上一级卫生防疫部门报告疫情，从而使患者本人得到及时的治疗，并使疫情得到有效的控制，避免传染给他人，甚至危及社会的安全。

总之，在临床诊疗工作中，医务人员应以患者为中心，以患者的根本利益为出发点和归宿，遵守患者至上、最优化、知情同意和保密守信的伦理原则，从而保证临床诊疗工作的顺利实施，并构建和谐的医患关系。

第二节 临床诊断的伦理要求

诊断是医务人员通过采集病史、体格检查，以及各种辅助检查以收集患者病情资料，并对这些资料进行整理、分析和归纳，从而做出概括性判断的过程。诊断是认识疾病的过程，也是整个临床工作的基础环节。在诊断过程中，医务人员不仅需要有精湛的医术，也需要具有高尚的医学道德，二者都是准确有效地对患者疾病做出诊断必不可少的重要因素。

一、中医四诊的伦理要求

中医四诊包括望、闻、问、切四个方面，即观气色、听声音、询问症状、摸脉象。医务人员通过四诊观察和了解患者病情，而每一项诊疗活动都有具体的伦理要求。

（一）举止端庄，态度和蔼

在询问病史时，医务人员的语言、态度、举止都会影响与患者的有效沟通和交流，影响能否从患者及其利益相关者处了解到有关病情的信息，并关系到问诊能否顺利进行。医务人员语言亲切，行为举止端庄，态度热情诚恳，易于使患者产生信赖感和亲切感，不仅能缓解患者就医时的紧张心理，而且能使患者愿意倾诉病情和有关隐私等，使医务人员获得全面、真实、可靠的病史资料，据此制定正确的诊疗方案。如果接诊医生语言傲慢、态度冷漠、举止轻浮或敷衍塞责、动辄训斥，就会使患者产生不安全感或压抑感，甚至产生不信任感和反感，增加患者的精神负担，结果形成一种简单、刻板的问答或交流方式，使医务人员难以获得需要的资料，从而影响疾病的诊断，甚至造成错诊、漏诊或误诊。

（二）语言得当，通俗易懂

医务人员在询问病史时，如何使用语言是关系病史资料能否得到有效采集的一个重要环节。恰当用语，不但有利于病史资料的采集，而且能发挥心理治疗作用。面对文化素养、认识能力、性格气质等迥然不同的患者，医务人员在询问病史时，一定要使用通俗易懂、简单明了、朴实热情的语言，使患者感到温暖，增强治愈疾病的信心，并有利于医务人员快速、准确地掌握病情。医务人员应避免使用方言土语或患者不懂的医学术语，也不能故弄玄虚，更不能语言生硬甚至恶语相讥，否则会引起患者的不信任感，给病史资料的采集带来困难，容易引发医患纠纷，甚至暴力伤医、杀医事件。

（三）耐心体贴，循循善诱

面对疾病，有些患者求医心切，期望早日解除病痛，恢复健康。因此，在医生询问病情时，往往怕有所遗漏而滔滔不绝。如果接诊医生轻易打断或露出不耐烦之意，就会引起患者不满。因此，接诊医生应耐心倾听患者心声，以点头表示理解和领悟。有些生活经历的信息看似与疾病无关，但却有助于找出患病的社会因素，以及患者的心理状态。有些患者对其所患疾病感到忧虑，通过问诊，其忧虑可以得到宣泄或抒发，并有利于医务人员准确找到疾病的根源和有效的治疗方法。有些患者对涉及其隐私的疾病不愿吐露心声，医务人员应耐心开导，关心体贴，循循善诱，使患者敞开心扉，以助于医务人员准确找到病因，对症下药。有些患者回答询问离题太远或表达不清自己的病证，此时应引导患者回归正题，抓住重点和关键问题，并仔细询问。需要注意的是，医务人员不能采取暗示的方法诱导患者，否则会使病史资料采集不准确，并给诊断和治疗带来困难。

（四）专心致志，慎言守密

医务人员在询问病史时动机必须纯正，要紧紧围绕与判断疾病有关的信息进行交谈，与疾病无关的信息除非必要，否则一概不问。医务人员不能借问诊之机，利用职务之便，乘人之危，索要礼物；更不能借机吹嘘炫耀自己，取宠于患者，或有意夸大病情，恐吓患者，以示自己医术高明。医务人员要保守患者秘密。为了诊治疾病，患者会毫无保留地向接诊医生倾诉其躯体或精神方面的秘密和"隐私"，这是出于对医务人员的信任。医务人员要严守秘密，不能把患者的秘密到处传播，以免加剧患者及其家庭的痛苦和不幸。询问病情时一旦发现患者病情严重，一般不要直接告诉患者，待明确诊断后，可通知患者家属或代理人，尽量减轻对患者的不良刺激。

（五）安神定志，细致入微

孙思邈曾言："凡大医治病，必当安神定志，无欲无求。"医务人员诊断时要安神定志。疾病种类多样，有些病证又极为相似，采用望、闻、问、切四诊判断病情时需要医务人员心无旁骛，神情专一，于细微处判断病情，不受外界经济和政治利益的诱惑。注重功利，爱慕虚荣，极易造成误诊、错诊和漏诊，从而延误治病的最佳时机，造成不可挽回的后果。细致入微要求医务人员诊断时要集中精力，仔细观察患者的表情和气色，认真倾听患者的主诉，详细询问患者的病情，细心揣摩患者的脉象，杜绝敷衍塞责，应付了事。

二、体格检查的伦理要求

体格检查是临床诊断的重要手段。通过体格检查，医务人员可以获取患者较为客观的数据，全面把握患者的身体状况，从而做出准确的诊断。在体格检查中医务人员应遵循以下伦理原则。

（一）全面系统，严肃认真

在体格检查中，医务人员要秉持严肃认真的态度，对患者进行全面、系统的检查，不遗漏身体的任何部位，尤其是重要部位，绝不能放过任何疑点。对模棱两可的体征和病证要反复检查，仔细核实或者向上级医生、有经验的医生寻求帮助，做到严谨求实，一丝不苟。对于急危重症患者，特别是昏迷患者，为了不延误抢救时机，虽然可以扼要重点检查，但也要尽职尽责，待病情稳定后，再进行补充检查。体格检查中要避免主观片面、草率从事，以免造成错诊、漏诊或误诊。

（二）体贴呵护，减少痛苦

在体格检查中，医务人员势必常与患者有身体接触，医生应当尊重患者，在检查前充分告知患者检查的必要性，征得同意后，根据患者的病情选择舒适的体位，动作轻柔而不粗暴，语言温和而不刺激。对触诊疼痛敏感部位时要用语言转移患者的注意力，一边检查一边安慰，获取阳性体征后马上停止，减少患者不必要的痛苦。不要长时间检查一个部位或者频繁让患者变换体位，更不能我行我素、态度冷漠，增加患者的不适和痛苦。

（三）尊重患者，保护隐私

在体格检查中，医务人员要尊重患者的人格，维护患者的自尊。出于羞怯、畏惧、生理缺陷、奇特体征等，一些患者会拒绝或不配合体检。医务人员应耐心解释，做好说服工作，以获得患者主动配合；未经患者允许，绝不能强行检查或呵斥患者。需要暴露和检查患者隐私部位时，应尽可能做到隐蔽和遮掩。对异性患者，要尊重社会公认的习俗，不做不当检查；除特殊情况外，男性医生不能独自检查女性患者，必须有女医生、女护士或家属在场。除妇科医生外，其他各科医生不得进行妇科检查。

三、辅助检查的伦理要求

辅助检查又称辅助诊断，包括实验室检查和特殊检查，是借助化学试剂、仪器设备及生物技术等对疾病进行检查和辅助诊断的方法。辅助检查能够更大程度地提供疾病诊断证据，有时甚至是决定性证据，因此有"金标准"一说。有些辅助检查费用较高，会增加患者的经济负担，有些检查还会给患者带来一定创伤和痛苦。在辅助检查中应遵循以下伦理要求。

（一）合理选择，充分告知

在辅助检查中，医务人员要根据诊治需要、病证和患者耐受情况等确定检查项目。最为重要的是，医务人员在辅助检查中一定要注意能做简单、有效的检查，就不做复杂而危险的检查；能减少检查的次数，就不做更多的检查。怕麻烦、图省事，必要的检查项目不做，是一种失职的不道德行为；出于经济效益而做"撒网式"检查，或为满足某种不正当需要而进行与患者疾病无关的检查也是不道德的。

在辅助检查中，医务人员要向患者或家属讲明各项检查的目的和意图，经其理解和同意后再行检查；即使起决定性诊断作用的辅助检查项目，若患者拒绝，医务人员也不可强行使用。

（二）全面分析，加强协作

辅助检查有助于医务人员深入、细致、准确地发现患者所患疾病的病变部位，从而为疾病诊断提供依据。早期疾病，若及早明确诊断，有利于患者早日恢复健康。但任何辅助检查都不是万能的，受到种种条件的限制，而且检查结果反映的也只是局部情况或瞬间状态，所以完全依赖辅助检查结果是不可取的。辅助检查结果必须与患者病史、既往治疗情况、体格检查结果等结合起来进行综合分析，从而得出较为正确的判断。若出现辅助检查与临床检查不一致的地方，各方人员沟通协作，达成共识，再做出临床诊断。不可片面夸大辅助检查在诊断中的作用，以免给患者造成不必要的损失。

（三）严谨求实，及时准确

医务人员在进行辅助检查时要严肃认真，实事求是，对检查数据一丝不苟，填报结果真实可靠，切不可粗心大意，草率马虎。辅助检查不仅要求结果准确，而且还需及时。如果检查结果迟迟不能得出，势必延误诊断，错过治疗时机，甚至影响抢救，给患者带来不良后果。这就要求辅助检查人员要急患者之所急，及时、准确地报送检查结果。

四、转诊和会诊的伦理要求

转诊和会诊是为求得正确的诊断和治疗措施而采取一种临床诊疗方式。转诊和会诊有利于对患者复杂病情做出较为正确的诊断和处置，也有利于医务人员相互学习，取长补短。转诊和会诊有着特殊的伦理要求。

（一）一切从患者利益出发

转诊和会诊的目的是为了全面分析病因，做出较为正确的诊疗决策，增进患者的身心健康。无论是经治医生，还是其他医务人员，都应当紧紧围绕这个目的参与转诊和会诊工作。

（二）客观陈述患者状况

经治医生最先接触患者，对患者的病情及信息掌握较全面。为了做出正确诊疗，经治医生必须真实客观介绍情况。不能出于虚荣心而夸大病情，一味强调疾病的复杂性，严重性，推卸责任；也不能旁若无人而轻视病情，缩小病情，否认疾病的复杂程度和严重程度。客观公正，实事求是，确保提供信息的准确性，诊断结果的相对科学性。

（三）尊重科学，尊重同行

无论什么级别的医生在参与转诊和会诊时都应当具备严谨的科学精神和实事求是的工作作风。他们只有学术造诣的高低，没有学术地位的尊卑。面对疑难杂症，各抒己见，尽己所能。转诊和会诊尤其是会诊，目的不是学术争高下，不是相互竞争、博弈的平台，而是交流沟通、取长补短、增长见识的平台。正确的要坚持，错误的要纠正。同行之间虚心求教，相互尊重，为攻克医学难题通力合作，共同提高。

第三节 临床治疗的伦理要求

临床治疗是指医生通过药物、手术、心理、康复及饮食营养治疗等方法，帮助患者恢复身体和心理健康的医学过程。疾病的临床治疗包括药物治疗、手术治疗、心理治疗和康复治疗等。在正确诊断的基础上，及时、恰当的治疗是促进患者康复、消除疾病的关键环节，而治疗的效果与医务人员的道德有密不可分的关系。医务人员要严格遵守治疗中的道德要求，努力提高自己的治疗水平，使各项治疗工作取得最佳效果。

一、药物治疗的伦理要求

药物治疗是一种最为常见的治疗方式，它能有效控制病情，是临床治疗的主要手段。医务人员在用药过程中要讲求伦理原则，避免给患者带来不应有的伤害。

（一）对症下药，因人施治

对症下药是指医务人员在明确临床诊断后，根据药物的性能，以及适应证和禁忌证等选择恰当的药物。但是药到，病不一定能除，有的治标不治本、有的标本兼治。在病情较为严重且诊断结果未明时，或者在没有可选择的治本药物时，可暂用治标药物，以暂时减轻患者病痛，防止病情加重，避免并发症的发生。同时应警惕用药后症状掩盖的假象，以免为进一步诊断带来困难，贻误病情，甚至发生意外。

药物治疗时医务人员还要考虑患者的个体差异，如年龄、体重、体质、用药史、脏腑功能状况等，因人而异，灵活用药，掌握用药剂量，使药物达到最佳的治疗效果，防止用药过量导致的抗药反应、蓄积中毒甚至造成的不可挽回的后果。

（二）合理配伍，适时调整

鉴于药物的两重性，医务人员用药时要发挥其有利的治疗作用，尽量减少或避免不良反应。能使用一种药物的，就不联合用药；必须联合用药或使用毒副作用较大的药物时，要根据药理性能合理配伍，克服药物可能产生的毒副作用，使药效发挥最大的性能。

在用药过程中，医务人员要了解各种药物的作用和毒副作用，细致观察患者用药后的反应，并适时调整药物的种类和剂量，以取得最佳的治疗效果，避免药源性疾病的发生。不了解药物的效能、不细致观察患者的反应、不注重药物的调整，或明知用药后有不良反应仍采取熟视无睹、听之任之的态度都是不符合医学道德要求的。

（三）药以致用，药尽其用

在药物治疗中，医务人员要在保证药效的前提下尽可能节约医疗费用，依病开药，坚持少用药、治好病原则。在同等疗效的情况下，宁开常用药、国产药，不开贵重药、进口药；宁用少量药，不开大处方，更不能开"人情方""搭车方"等。

医务人员要根据患者病情所需用药，做到公正分配，审慎用药，药以致用，药尽其用。医务人员不能借职务之便以药谋私，中饱私囊；也不能以权谋私，为亲友、熟人或领导滥开药物，而是要使有限的医药资源，发挥最大的治疗作用。

（四）忠于职守，从严管理

药物与患者的康复、生命息息相关，药物管理人员要忠于职守，从严管理。对购进的药品要分类管理，经常清查：保质期内的药物，要防止霉化、变质、虫蛀和鼠咬；即将过期的药物，要及时进行处理，防止因过期失效而造成的危害和浪费；对毒、麻药品要严格执行有关规定，并监督医生使用，以免危害患者和流入社会造成不应有的危害。

二、手术治疗的伦理要求

手术治疗是一种较为有效的治疗方式，能使治疗效果在短期内见效并不易复发。然而，手术治疗也是一项技术性工作，极为复杂，需要多方配合，患者也要承担一定的风险，而且手术对患者的身体会造成某种程度的损伤。为此，医务人员在手术治疗时要遵循以下道德原则。

（一）高度重视，充分准备

1. 手术前医务人员必须判断手术对患者的疾病治疗在当时的条件下是否最为理想。凡是其他疗法优于手术治疗或可做可不做的手术、凡手术有可能加速病情恶化或患者死亡的、凡需要手术而不具备手术条件的都不应实施手术治疗。一切不严格掌握手术适应证，或抱着试试看的态度，甚至想通过手术练手的行为，都是违背患者根本利益和医学道德要求的。

2. 确定手术治疗方案后，必须得到患者及家属的同意。医务人员要客观地向患者及家属介绍手术的必要性、手术方式、可能发生的不良情况或意外、术前注意事项等，在知情同意的前提下，再履行协议签字手续。知情同意是医务人员对患者及家属自主权利的尊重，也表明患者及家属对医务人员的信任，以及对手术风险的认同和承担。医务人员要充分认识这种信任和自身的责任，并以此激励自己努力履行医学道德义务，不能把它看成是推卸责任的借口。

3. 认真做好术前准备。医务人员要认真组织术前讨论，制定安全、可靠的手术方案，充分估计手术过程中可能出现的情况或意外，做好应急准备。医务人员还要帮助患者做好术前心理和躯体上的准备，使其处于良好的术前心境中。

（二）严肃认真，精益求精

手术治疗最根本的原则是以较小的可以恢复的损伤和痛苦换取根除或减少病痛的效益。手术有很强的科学性和技术性，同时又具有一定的危险性。术中每个细小的操作都与患者的生命和健康息息相关。因此，手术者要严肃认真，小心谨慎，精益求精，不能有半点草率，要竭尽全力发挥自己的最高水平，避免技术事故的发生。术中一旦发现问题，要立即采取措施补救，切不可隐瞒差错。

（三）齐心协力，密切配合

手术的成功是集体协作的结晶，有赖于医护人员、麻醉师等的共同参与。每一个参与手术的人员都要以患者利益为重，一切服从手术的需要，齐心协力，密切配合，保证手术顺利完成。因争主刀闹不团结、搞技术保密或技术垄断、将风险推给他人、推卸责任等做法都是不符合医学道德要求的。

（四）密切观察，加强监护

手术结束并不意味着治疗的结束，术后观察、护理等是手术治疗的有机组成部分。特别是术后，患者抵抗力降低，加之手术本身的原因，易出现术后并发症等。作为医生要加强对术后患者的观察和监护，充分体现人文关怀，以便及早发现问题及时处理，使患者顺利渡过术后阶段。忽视观察和监护是道德责任感不强的表现。

三、心理治疗的伦理要求

随着疾病谱的变化，心理因素成为疾病发生的重要原因之一。心理因素既能致病，也能治病。心理治疗是治疗心理疾病的主要手段，也是治疗生理疾病的辅助手段，它能缓解患者紧张、焦虑、不安的心理情绪，使患者树立治愈疾病、恢复健康的信心，从而实现身心健康。使用心理疗法，医务人员应遵循以下伦理原则。

（一）真诚相待，取信患者

心理治疗最重要的就是患者对医务人员的充分信任。这就要求医务人员必须对患者真诚相待。当患者诉说积怨、愤懑和痛苦时，要耐心倾听；对需要帮助的患者，绝不能漠然置之，无动于衷，要热情帮助患者排忧解难；对患者提出的问题要审慎解答，绝不信口开河，以免使患者产生疑虑；对患者要表示出信心和决心；对患者的隐私要严格保密，绝不公开泄露。总之，医务人员要在神态表情、言谈举止、穿戴仪表、姿势行为等方面都给患者以可信赖的形象。只有这样，才能有效发挥语言的指导作用，使患者能够主动参与治疗，提高依从性，以取得预期效果。

（二）全面了解，统筹治疗

心理疾患往往比躯体疾患更复杂，患者所表现出来的情绪和行为障碍，既有心理因素，也有社会因素，如人际关系不协调等。这就要求医务人员要把患者放到一个广阔的背景下去考察，不仅要了解患者的病情，还要了解患者的社会地位、人际关系、生活习惯、职业特点和性格特征等，并对所了解的情况进行推理判断，找出可能与疾病有关的因素。这样治疗才能有的放矢，获得治疗效果。

（三）明确诊断，灵活施治

心理治疗的方法很多，如果应用不当，不仅不会减轻病情，还有可能加重病情，或使患者丧失治疗信心。对患者实施心理治疗时先要明确诊断，然后灵活应用某一种或几种心理治疗方法，避免千篇一律。如支持疗法多用于有丧失感的患者。一般患者可予解释和保证；预后差的患者，要以成功的病例给予鼓励，使其看到希望；对年轻的残疾患者要多鼓励，使其意志坚强起来。

（四）注重修养，宽容忍让

因心理治疗的需要，医务人员常常单独与患者在一起，这就要求医务人员特别注重"慎独"修养。实施精神分析疗法时，患者可能会出现移情现象。对正移情患者，医务人员要心地纯正，不可趁异性患者出现正移情之机做出有悖道德的行为；对负移情患者，医务人员要宽宏忍让，善于克制自己，不可因遭到负移情患者的无理斥责和侮辱谩骂而恼怒，或抱以粗暴态度，更不能因此而中断对患者的治疗。

此外，还要考虑环境因素、人文因素等对患者的心理影响。

四、康复治疗的伦理要求

康复治疗的目的在于消除或减轻患者身体功能上的障碍，最大限度地恢复患者的生活与劳动能力，帮助患者克服心理阴影，实现心理健康，使其重返家庭和社会。在康复治疗中医务人员要遵循如下伦理要求。

（一）高度同情，热情帮助

不论是先天或者后天造成的，还是疾病或外伤等所致的各种残疾，患者在接受康复治疗时，除要承受躯体疾病所带来的痛苦外，还要忍受人际关系疏远等复杂的精神心理压力，有的患者甚至还要遭到家庭和社会的歧视。医务人员要对他们抱以高度的同情心，无微不至地关心、体贴他们，不仅要尽心地进行医治、矫正和训练，使其尽快从痛苦中解脱出来，还要热情帮助，使其感到温暖，鼓起与疾病做斗争的勇气，坚定信心，尽快重返社会。

（二）体谅宽容，耐心诊疗

很多患者躯体伤残后，往往表现出抑郁、焦虑、易怒、猜疑和敌意等情绪。这种情绪不仅会干扰康复措施的实施，还会影响患者、家庭和医务人员之间的协调关系。无论是伤残初期的情绪危象，还是持续的焦虑、猜疑和敌意情绪，都可能使患者对医务人员出言不逊。遇到这种情况，医务人员不应反感，而应体谅患者的处境，表现出宽容大度，积极采取恰当的医疗措施和有效的心理治疗。残疾患者往往病程长，恢复缓慢，康复过程复杂，医务人员要树立坚定的信念，做好长期、耐心工作的准备，以百折不挠的精神，持之以恒地实施康复治疗。

（三）做好老年人的医疗保健工作

人口老龄化已成为当今社会不容忽视的问题。老年人比其他人更需要医疗保健服务。

老年人大多患有数种疾病，一旦患病，不仅病情较重，而且病程长，恢复慢，后遗症多。由于老年人脏器功能低下，机体反应迟缓，应激功能减弱，往往在轻微不适的症状后面掩盖着严重的疾病，易发生意识障碍、水与电解质平衡紊乱，药物治疗时也易出现不良反应。对此医务人员要特别谨慎，认真仔细地诊治，否则容易发生误诊或药源性疾病。

老年人因受生理、病理和环境因素的影响，易产生各种各样的心理问题，如自尊心理、孤独心理、返童现象、怀旧现象等。医务人员要掌握老年人的心理特点，尊敬老人，为他们创造良好的医疗条件和心理环境。

第四节　临床急救的伦理要求

临床急救工作是紧急救治患者的工作，它往往发生在急诊室，接收的一般是突发、急症或危重症患者，其特点突出，重点鲜明，并对医务人员的道德提出了较高要求。医务人员在临床急救工作中要严格遵守相关道德要求。

一、临床急救的工作特点

临床急救旨在使用快速、有效的方法判断紧急送医患者的疾病，缓解患者的痛苦，从而为继续治疗争取宝贵时间。具体而言，临床急救工作具有随机性强、时间紧迫和病情复杂的特点。

（一）随机性强

临床急救的患者都是患有突发、紧急或危重的疾病。由于病发突然，所以临床急救工作有很强的随机性，就诊时间不定，人数不定，病情各异，病重程度不同。一天 24 小时，随时都会有患者需要急救；有些自然灾害、突发意外或集体性事件，如食物中毒、传染性疾病等，就诊人数较多，可多达数十人或上百人；所患疾病也多种多样，既有轻度刮擦伤，给予药物治疗即可解决；也有危重患者，必须施以紧急检查和手术治疗。

（二）时间紧迫

临床急救的最大特点就是"急"。急诊患者的病情多为突发性，所以从时间上讲具有紧迫性。很多急救患者送诊时已神志不清，甚至陷入昏迷状态，若按部就班地询问病情、进行系统体格或辅助检查、进行全面会诊已不允许，也不可能。医务人员要视时间如生命，争分夺秒，对患者进行紧急救治，缩短接诊和抢救时间，为患者的继续治疗争取宝贵时间。

（三）病情复杂

急救患者病情复杂，发展迅速，往往伴有并发症，给急救工作带来诸多困难。因此，需要多个部门、多个科室人员密切配合，通力合作。医务人员接诊时要提高接诊速度，密切观察患者的病情变化，并及时向主治医生报告病情进展情况，为治疗做好必要的前期准备工作；主治医生要努力提高其业务水平，向全科医生目标迈进，虚心向专家请教，邀请其他科室的专家进行综合诊断和治疗，最大限度地挽救患者生命。

二、临床急救的伦理要求

针对临床急救工作随机性强、时间紧迫、病情复杂的特点，医务人员要从实际情况出发，严格要求自己，遵守临床急救的伦理要求。

（一）争分夺秒，当机立断

对急诊患者来说，时间就是生命。急诊医务人员要树立时间观念，抓住诊疗患者的黄金时间。急患者所急，争分夺秒，不错失时机，争取短时间内做出正确诊断，采取有效的治疗措施，抢救患者生命于危急之中。对病情严重、多病齐发、难以处置的患者，要分秒必争，争取主动，询问主症，抓住重点，多科室合作，迅速会诊。拖延时间、延误治疗时机，盲目观察、耽误有效诊疗，消极等待等耽误及时救治的做法都是不允许和不道德的。

（二）忘我无私，果敢坚定

急诊患者一般是突发急症或危重症患者，抢救治疗存在很大风险，手术抢救更是如此。这就要求医务人员时刻保持沉着冷静，当机立断，忘我无私，以患者利益为重，勇于担责，敢承风险，只要有一线希望也要尽全力救治。抢救中要细致周到，不计较个人得失，不顾患者生死、明哲保身的做法是不道德的。急诊医生要以保证患者的生命安全为重，慎重选择抢救和治疗方案，切不可以救人性命为名，行试验性治疗之实。

（三）团结协作，竭尽全力

急诊医学是多专业的综合学科，急诊抢救单靠一个人的力量是不够的，往往需要多个科室通力合作。所有参与抢救的医生、护士、技术人员都要树立团结协作精神，密切配合，为抢救患者竭尽全力，不推诿，不指责，不拆台。急诊患者不乏自杀未遂者，医务人员不仅要治其身，还应治其心；要多开导，多劝慰，多帮助，使患者鼓起继续生活下去的勇气，切不可冷眼相待，轻视、嘲讽，敷衍了事。

【思考题】

1. 临床诊疗的伦理原则是什么？
2. 中医四诊、体格检查、辅助检查、转诊和会诊的伦理要求是什么？
3. 药物治疗、手术治疗、心理治疗、康复治疗的伦理要求是什么？
4. 临床急救工作有什么特点，伦理要求是什么？

扫一扫，查阅本章数字资源，含PPT、音视频、图片等

　　临床诊疗中，有一些特定人群，由于特定的生理和心理特点，或处于特定的环境当中，更易受到各种不利因素的影响，更易受到各种疾病的侵袭；还有一些特定疾病，患者面临的并非躯体上的疾病折磨，更多的是疾病带来的心理和社会适应能力方面的考验，甚至有些疾病直接影响患者的尊严、家庭的幸福和人的价值。对这类特殊人群和特殊疾病，医务人员要遵循特殊的诊疗伦理，有针对性地进行治疗和护理，更好地关爱患者，促进患者身心健康。

第一节　精神疾病诊疗伦理

　　精神疾病患者的权利一直是人类社会密切关注且非常有争议的话题，对精神疾病患者的诊断和治疗，更多地涉及价值判断和文化争议，要求医务人员在诊疗过程中，除了要履行一般的道德义务外，还要遵循一些特殊的道德要求。

一、精神疾病诊疗的伦理问题

（一）精神疾病的概念及其发展现状

　　精神疾病又称精神障碍，是指在各种因素（包括生物学因素、社会心理因素等）的作用下造成大脑功能失调而出现感知、思维、情感、行为意志及智力等精神运动方面的异常。人类对精神疾病的认识经历了漫长、曲折的过程。《黄帝内经》将人的精神活动归于"心神"的功能，所谓"心藏神"。《素问·阴阳应象大论》认为："人有五脏化五气，以生喜、怒、悲、忧、恐。"明代张介宾在《类经》中首次提出"情志"一词，认为"情志之伤，虽五脏各有所属，然求其所由，则无不从心而发"。情志的变化能够引起精神异常，进而影响机体功能，中医形成了"怒伤肝，喜伤心，忧伤肺，思伤脾，恐伤肾"的七情内伤理论。《素问·阳明脉解》对阳明发狂的症状描述为"病甚则弃衣而走，登高而歌，或至不食数日，逾垣上屋，所上之处，皆非其素所能也"，"妄言骂詈，不避亲疏"，提出"热盛""阳盛"的归因。

　　被称为"精神病学之父"的古希腊医学家希波克拉底提出了精神疾病的体液失调学说。希波克拉底认为，人体存在四种基本体液：血液、黏液、黄胆汁和黑胆汁。如果四种体液正常比例混合则健康，如果其中一种过多或者过少，或它们之间相互关系失常，人就生病。在中世纪的欧洲，精神病患者被认为是"魔鬼附体""神的惩罚"而被送到寺院，采用祷告、符咒、驱鬼等方法进行"治疗"，或者关进禁闭所，遭受拷打、烧烙、针刺、溺水、坑杀等非人的迫害。18世纪后，科学的发展冲破了愚昧的观念，人们开始把心理问题看作是一种疾病，而不是魔鬼附身。法

国医生比奈尔第一个提出用人道主义来对待精神病患者，认为"精神疾病患者绝不是罪人，绝不应该惩罚他们，而必须给予人道的待遇"。1792 年，法国将如同监狱的疯人院改造成实行人道主义的精神病院。1800 年，英国率先颁布《精神错乱者法》，强调要保护精神病患者的权益和财产，不得非法拘禁精神病患者。1896 年，德国精神病学家克雷丕林开创了第一个真正意义上的全面的精神疾病分类系统。联合国对精神病患者人权问题的特别关注始于 20 世纪 70 年代。联合国于 1971 年 12 月 20 日通过《智力迟钝者权利宣言》，初步表现出从"护理"过渡到"权利"的迹象，它指出智力迟钝者应该在最大可能范围内与其他人一样享有人权，并提出了相关道德原则。1991 年 12 月 17 日，联合国大会通过了《保护精神病患者和改善精神保健的原则》，规定了心理残疾者（不仅是精神病患者）的最低人权标准。联合国相关文件关注点侧重于精神病患者角度，学界更多侧重于精神科医生的角度。世界精神病学协会 1950 年在巴黎成立，1977 年，第六届世界精神病学大会一致通过了关于确立精神病学的道德内容和精神病科医生应有的社会责任及道德准则的医学伦理文件——《夏威夷宣言》。1996 年通过了精神科医生的道德准则——《马德里宣言》。这些宣言强调，"人类社会自有文明以来，道德一直是医疗技术的重要组成部分。在现实生活中，医生持有不同的观念，医生与患者之间的关系复杂。由于可能用精神病学知识、技术做出违反人道原则的事情，今天比以往更有必要为精神科医生制定出一套高尚的道德标准"。"精神病科医生应遵循公认的科学、道德和社会公益原则，尽最大努力为患者的切身利益服务"。"精神病科医生绝不能利用职权对任何个人或集体滥施治疗，也绝不允许以不恰当的私人欲望、感情或偏见来影响治疗"。中国为了发展精神卫生事业，规范精神卫生服务，维护精神疾病患者的合法权益，2013 年 5 月 1 日起开始施行《中华人民共和国精神卫生法》。

在现代社会，精神疾病已成为常见病和多发病。2002 年 8 月，世界卫生组织指出：当今全球有 4.5 亿人罹患某种类型的精神或脑疾患，包括酒精和药物滥用疾患。4 个家庭中的 1 个家庭中至少有 1 名成员受到侵害。抑郁症、精神分裂症、双相情感障碍、酒精依赖、阿尔茨海默病和其他痴呆均列入伤残的 13 种主要原因之中，其中抑郁症是精神残疾中的主要疾病。在全球范围内，目前有 1.21 亿人患有抑郁症，该病的负担在不断增加。患抑郁症的女性是男性的两倍，且该病年轻人群的发病率在日益增高。根据流行病学家和统计学家的预测，由于社会生活更加复杂、生活紧张程度加剧、酒精滥用、海洛因成瘾等原因，在未来的几十年里，世界上患精神疾病的人数还会继续增加。因此，精神卫生既是全球性的重大公共卫生问题，也是较为严重的社会问题。精神卫生问题的严重性在中国也十分突出：精神疾病在中国疾病总负担中位居首位，约占疾病总负担的 20%，全国各类精神病患者在 1 亿人以上。国家卫生健康委员会公布，截至 2021 年年底，全国登记在册的重性精神障碍患者为 660 万人。

（二）精神疾病的相关伦理问题

与躯体疾病相比，精神疾病直接涉及人之为人的根本属性，其发病机制和治疗、康复等过程很大程度上受到心理因素、社会文化环境因素的影响，更容易引发诸多伦理问题。

1. 知情同意权的实施问题　精神病患者与一般的躯体疾病患者相比，有其独特性。精神病患者发病早期往往不易觉察，因而得不到及时、有效的治疗。发病期间患者会丧失部分判断能力和自控力，可伴有冲动和破坏行为，但很少主动去医院就诊。由于疾病本身的原因，很多患者否认自己患有精神疾病，很难主动配合治疗。精神疾病在治疗方面以医疗父权的态度限制，甚至漠视患者自主权的做法比比皆是。

知情同意权的实施一般建立在患者精神健全的基础之上。在精神医学领域，并不是每一位患者都能够基于理性做出良好的判断。《中华人民共和国精神卫生法》强调，医疗机构负有告知义务，对于患者本人及其监护人，不仅应告知精神疾病患者享有的权利，还应说明为患者所制定的周详治疗方案及有关治疗方法、目的，以及可能产生的后果等。同时还明确，医疗机构接到送诊的疑似精神疾病患者，不得拒绝为其做出诊断。精神疾病种类很多，有轻重之别。比如，轻度抑郁症患者有完全的民事行为能力；重度抑郁症患者会出现自杀、自残等行为。具有自知力的精神疾病患者可以自行决定是否住院与出院；当患者完全或者部分丧失自知力时，为了保护患者的合法权益，监护人可以决定让其住院接受治疗，并可以代其办理住院手续。精神疾病患者在医疗机构内发生或者将要发生伤害自身、危害他人安全、扰乱医疗秩序的行为时，医疗机构及其医务人员在没有其他可替代措施的情况下，为了维护患者的身心健康和安全，可以实施约束、隔离等保护性医疗措施。实施保护性医疗措施应当遵循诊断标准和治疗规范，并在实施后告知患者的监护人。禁止利用约束、隔离等保护性医疗措施惩罚精神疾病患者。

为了避免知情同意权在精神卫生领域的缺失，《中华人民共和国精神卫生法》规定，除个人可以自行到医疗机构进行精神障碍诊断外，疑似精神障碍患者的近亲属可以将其送往医疗机构进行精神障碍诊断。对查找不到近亲属的流浪乞讨疑似精神障碍患者，由当地民政部门等机构按照职责分工，帮助送往医疗机构进行精神障碍诊断。疑似精神障碍患者发生伤害自身、危害他人安全的行为或者倾向时，其近亲属、所在单位、当地公安机关应当立即采取措施予以制止，并将其送往医疗机构进行精神障碍诊断。精神障碍患者的住院治疗实行自愿原则。诊断结论、病情评估表明就诊者为严重精神障碍患者并有下列情形之一的，应当对其实施住院治疗：①已经发生伤害自身的行为，或者有伤害自身的危险的。②已经发生危害他人安全的行为，或者有危害他人安全的危险的。经其监护人同意，医疗机构应当对患者实施住院治疗；监护人不同意的，医疗机构不得对患者实施住院治疗。监护人应当对在家居住的患者做好看护管理。患者或者其监护人对需要住院治疗的诊断结论有异议，不同意对患者实施住院治疗的，可以要求再次诊断和鉴定。

2. 社会歧视问题　精神疾病患者普遍面临严重的社会歧视问题。所谓歧视是指"由于某些人是某一群体或类属之成员而对他们施以不公平或不平等的待遇"。歧视来源于偏见，但偏见未必会导致歧视。只有当被偏见者处于极度弱势的社会地位时，内在的偏见态度才会转化、泛滥为外在的歧视行为。相反，当被偏见者处于非常强势的社会地位时，偏见态度就很难发展成为歧视行为。就精神疾病领域而言，公众对精神病学知之甚少，同时受到社会历史文化传统的深刻影响，很容易形成对精神病患者的刻板偏见；精神病患者自身在社会经济、权力的资源配置中也基本处于社会的底层，二者的结合导致精神疾病患者遭遇了触目惊心而又无力改变的社会歧视。这些社会歧视常常表现为态度上回避、漠视甚至遗弃精神疾病患者，不愿意与精神疾病患者发生任何社会交往；在言语上嘲笑、讽刺甚至侮辱精神疾病患者，不尊重精神疾病患者的人格和隐私；行动上排斥、限制甚至剥夺精神疾病患者，不承认精神疾病患者在人身自由、教育、婚姻、就业、财产等各方面的权利。严重的社会歧视使得精神疾病患者面临一个充满敌意的社会环境。这种社会环境强化了精神疾病患者的弱势地位和对疾病的羞耻认知，使得精神疾病患者的治愈和康复更加困难，难以回归社会和正常的生活。对此，联合国相关国际文件要求各国采取具体措施，努力保障精神疾病患者的人权，消除偏见与歧视。

3. 精神外科治疗的问题　精神外科治疗是指应用脑外科的手术方法来治疗精神疾病，如切除部分脑组织或阻断某些脑神经功能。1935 年 11 月，葡萄牙精神病学专家莫尼兹（Moniz）与利马（Lima）发明了脑白质切除手术，这项手术开创了精神外科学。1949 年，华尔特·赫斯和安东尼·莫尼斯因"发现了脑白质切断术对某些精神疾病的治疗价值"而获得诺贝尔生理学与医学奖。20 世纪 30~50 年代，欧美各国曾采用脑白质切除手术治疗顽固性精神病，它能让患者减少冲动攻击行为，变得温顺，但一些患者记忆力、智能下降，出现人格缺陷，到 20 世纪 60 年代这种治疗方法被普遍废弃。

20 世纪 70 年代，精神外科治疗有所进展，脑立体定向手术采用激光、射频等技术代替手术刀，减少了手术损伤。但从总体而言，由于人的精神活动受到生物、心理、社会、环境、文化、道德等各种因素的影响，因此精神外科的理论和实践应该避免单纯的生物医学模式。对精神外科手术的实施应该慎之又慎，中国《医疗技术临床应用管理办法》明确规定，对中枢神经系统手术戒毒、立体定向手术治疗精神病技术等第三类医疗技术进行审核；凡在此办法发布前已临床应用的医疗机构应在六个月内向技术审核机构提出审核申请；未获卫生行政部门医疗技术登记的，一律停止临床应用。《中华人民共和国精神卫生法》规定，禁止对非自愿住院的精神障碍患者实施以治疗精神障碍为目的的外科手术；对自愿住院的精神障碍患者的外科手术治疗则应取得患者书面同意或其监护人书面同意并经医疗机构伦理委员会批准。

二、精神疾病诊疗的伦理要求

精神科医务人员对精神疾病患者的治疗和康复有着非常重要的作用，精神科医务人员面对这群特殊的患者，也有特殊的诊疗伦理要求。

（一）严谨审慎，准确诊断

精神科医务人员的任务是为精神疾病患者提供最好的治疗，使他们获得康复和促进他们的精神健康。精神科医生通过提供符合公认的科学知识和道德原则的最佳治疗方法来为患者服务。精神疾病的诊断要以精神健康状况为依据，由精神科执业医师做出。除法律另有规定外，不得违背本人意志进行确定其是否患有精神病的医学检查。精神疾病诊断要避免误诊、漏诊现象，既不能把正常人"逼"成精神疾病患者，也不能对真正的患者放任不管。人的心理活动是非常复杂的，对于心理过程的评估只能通过人的行为表现进行间接的推测。作为一名精神科医务人员，不仅要掌握精神医学的基本知识，还要全面、系统地了解和掌握人的心理规律，掌握科学的测评技术。精神疾病诊断还涉及特殊的精神疾病司法鉴定，由于现实生活中人们普遍对精神疾病患者存在偏见和歧视，一个人一旦被扣上精神病患者的帽子，以后的生活、就业等都会受到严重的影响，所以在精神疾病司法鉴定中应遵循"无病推定"原则。

出具精神疾病的诊断书涉及法院、公安、司法等部门，医务人员不能受权力、金钱的诱惑或外界的干扰，做出患者有无精神疾病的错误诊断和证明，这是有悖医务人员职业道德的。另外，因涉及精神病患者司法上的免责问题，个别人会出现诈病或夸大症状的情况，精神科医务人员要充分发挥自身的专业知识和技能，尽可能通过多种途径了解患者病情的真实情况，坚持原则，慎重出具精神疾患的诊断书。

（二）尊重人格，关爱患者

精神疾病患者面临肉体和精神的双重打击，更加需要他人的尊重和关爱。中国著名的精神病学家粟宗华认为："在人类的医学史中，内、外科患者的病史是用笔墨写成的，而精神患者的病史是用血和泪写成的。"精神科医务人员与患者之间的关系应是一种以相互信任和尊重为基础的合作伙伴关系。尊重精神疾病患者，首先要把精神疾病患者放在与正常人相同的位置，与正常人一样对待，一视同仁。在治疗过程中，患者应该被看作合作伙伴而非强制的对象。精神科医务人员的责任就是要为患者提供相关信息，使其能按自己的价值观和喜好自由地和知情地做出合理的决定。如果不能与病重者建立这种关系，也应与患者家属、患者监护人或为患者所能接受的人进行联系。在司法鉴定和评估业务中，精神科医务人员要向患者说明这种关系的性质和业务目的。精神科医务人员不得有任何基于种族或文化的歧视。

精神科医务人员不得施行非自愿治疗，除非患者因病重不能表达自己的意愿，或者患者严重威胁到自身或周围人的生命安全。强制治疗应向独立或中心的法律顾问咨询，以维护患者的尊严和权利。只要条件允许，治疗就应及时取得患者或其家属同意。精神科医务人员要把病情的性质，拟做出的诊断、治疗措施，包括可能的变化，以及预后告知患者或其家属。精神科医务人员必须意识到精神科专业的特殊道德要求，倡导公正和平等地对待精神病患者，倡导社会正义和人人平等。

（三）保护隐私，善待异性

由于精神疾病患者的自我保护能力较差，其隐私往往外泄，成为一些人的笑料和嘲讽的对象，甚至有人当面拿精神疾病患者的隐私戏弄、取笑精神疾病患者。作为精神科医务人员要善于保护精神疾病患者的隐私，严守秘密。精神科医务人员从患者那里获悉的谈话内容、在检查或治疗过程中得到的资料和信息均应保密并妥善保存，只能用于改善患者的精神健康需求，未经患者或其家属同意不得公布其病历。禁止精神科医务人员利用这些信息作为私人用途，或获得商业和学术利益。只有当继续保密有可能造成对患者或第三者严重的躯体或精神伤害时，才能合理解密。

在对精神疾病患者进行治疗的过程中，要注意正确对待异性患者。精神疾病患者自我保护能力欠缺，精神科医务人员对异性患者进行体格检查时，要有与患者同一性别的医护人员陪同；在与患者相处过程中，态度要自然、端庄、亲疏适度，以免患者产生误解；有些患者在钟情妄想下，会因异常的性冲动而向医务人员主动示爱，对此，医务人员要坚决拒绝，并向上级医师汇报，以便调整治疗措施。在医疗实践中，精神科医务人员要自尊自爱，在任何情况下都不得利用其特权或患者的性欲望逾越临床界限，与患者发生任何形式的性行为。

（四）有效治疗，医疗最优

随着科学的进步和医疗技术的发展，精神疾病的治疗方法和治疗手段取得了长足的进展。精神科医务人员要善于调动各种因素开展有效治疗，针对不同的患者，采取不同的治疗措施，这是促进患者康复的需要，也是医学人道主义的基本要求。精神科医务人员绝不能利用职权对任何个人或集体滥施治疗，也绝不允许以不适当的私人欲望、感情或偏见来影响治疗。精神科医务人员要拒绝执行违反道德原则的治疗、教学或科研计划。在临床实践中，对精神病患者进行必要的限制、监督和防范是必要的，这既是为了防止精神疾病患者自残、自杀，也是为了避免他们危害社会，伤害他人。一味惩罚既是对精神疾病患者的肉体折磨，也是对他们的精神摧残。医务人员要努力掌握心理治疗的理论和技巧，并应用到精神疾病治疗的实践中。

精神科医务人员要在与企业或第三方付款人的利益冲突中保持职业的独立性，坚决维护患者的最佳治疗权及其他相关的权利。医务人员要拒绝接受可能对临床工作产生不利影响的礼品。在进行临床试验时，精神科医务人员有义务向伦理委员会和研究对象公开他们的经费和合同内容，以及研究资助者可能获得的利益。应尽可能成立有研究者、伦理学专家、法学专家和患者授权代表组成的伦理审查委员会，以保障研究对象的权利得到保护。在进行临床试验时，精神科医务人员必须保证其患者已经理解了知情同意书的所有内容。患者的受教育水平或分辨能力，不能成为省略知情同意的借口。如果患者被确定没有知情同意的能力，对其代理人也应遵循同样的原则使之知情同意。精神科医务人员必须认识到：隐藏商业性利益对试验设计的影响、推动缺乏科学价值的药物试验、违背保密原则、制定条款限制有关结果的发表，这些做法都会从不同的角度侵犯到患者的利益或科学信息的自由原则。

第二节　性病诊疗伦理

性病是一种比较特殊的疾病，不仅涉及患者和患者家属的隐私，而且会对社会的卫生保健带来极大的影响。由于性病流行广泛，患者众多，已成为全世界一个严重的公共卫生问题和社会问题。尤其是艾滋病的出现与蔓延，引起世界各国的高度关注。性病主要通过不洁性行为传播感染，更多地涉及个人隐私、道德选择、价值判断、婚姻家庭关系等，所以性病的诊疗对医务人员提出了更高的特殊的伦理要求。

一、性病诊疗的伦理问题

（一）概述

性病是指由性行为或类似性行为接触作为主要传播方式所引起的一类疾病的总称。因为患者在发病初期多有皮肤损害，故临床上将性病归入皮肤病。性病是人类最古老的疾病之一，在《黄帝内经》中已有记载。传统的性病（venereal diseases，VD）是指通过性交传染的发生在外生殖器部位的炎症性疾病，主要包括梅毒、淋病、软下疳、性病性淋巴肉芽肿和腹股沟肉芽肿五种，现代医学把这几种性病归属为经典性病。

随着医学科学的发展，医学对性病的认识逐步深入，人们提出性传播疾病（sexually transmitted diseases，STD）的概念，即凡是能够通过性接触传播的疾病，均称为性传播疾病。1975 年世界卫生组织正式采用性传播疾病的名称。性传播疾病除了五种经典性病外，还包括非淋菌性尿道炎、尖锐湿疣、生殖器疱疹、滴虫病、泌尿生殖道念珠菌病、非特异性阴道炎、阴虱、疥疮、传染性软疣、病毒性肝炎等二十多种疾病。1981 年世界卫生组织又将首次报告的获得性免疫缺陷综合征（艾滋病）也列为性病新病种，艾滋病因其传播面广、潜伏期长、后果严重而受到社会公众的特别关注。

很多性传播疾病在人群中常表现为无症状，需要通过实验室检测才能发现。虽然感染性病病原体后没有症状，但可以继续传播，并最终引起不良的健康结局，因此人们提出了性传播感染（sexually transmitted infection，STI）的概念，体现出重视无症状的性病感染者在性病流行中的作用，进一步拓宽了性病的流行病谱。在国际上，公共卫生人员更多地将性病称为性传播感染（STI），临床医务人员则将性病称为性传播疾病（STD），中国把性传播感染和性传播疾病均简称为性病。

（二）性病诊疗涉及的伦理问题

1. 性病是一种传染性强、对社会危害较大的疾病　每一种性病都会对患者的身体造成危害，其中艾滋病的危害最大。由于患者机体的免疫缺陷，极易受到细菌、真菌、病毒或原虫的感染，甚至发生恶性肿瘤，迄今还没有理想的治疗药物。性病的病原体具有很强的传染性，而且很多是通过不洁性行为传播的。由于人的性行为具有隐私性，不像一般传染病那样容易发现和主动预防，故性病患者很容易通过夫妻间的性生活把性病传染给配偶，同时也可能传染给自己的子女，从而引起夫妻反目甚至家庭破裂。性病是造成社会不安定的潜在因素，不少性病患者在婚姻、生育、就业、隐私等问题的处理方面也容易增加社会矛盾。

2. 性病患者的心理压力较大　性病的发生多与不道德性行为有关，一旦被感染，患者往往要承受很大的心理压力，面临舆论的谴责、法律的处罚和家庭不和等。所以性病患者往往精神压抑，自卑敏感，内疚多疑，就诊时间一拖再拖，诉说病情闪烁其词，甚至谎话连篇。少数被动受害者则易情绪激动，甚至出现反社会心理，这些都会影响疾病的诊断和治疗。

3. 性病治疗效果不佳　由于性病的特殊性，出于个人隐私的保护和顾虑，一部分人不愿或不敢及时接受正规医院的检查和治疗，也很难坚持治疗，从而影响疗效，使性病不能得到根治。有些患者病急乱投医，导致误诊、误治，加重了病情，增加了后期治疗的难度。

二、性病诊疗的伦理要求

医务人员在预防和治疗性病中起到关键性作用，医务人员的道德水准、责任感等对性病的诊疗有着重要的影响。

（一）严格规范，积极诊治

由于性病本身的特殊性，为了确诊，必须检查性器官。为了保证患者的权利不受侵害，以及医务人员的名誉不受损害，必须建立严格的规章制度，在检查异性时要有与患者性别一致的医务人员在场。检查性器官的过程中，要严格规范，全面细致，以获得准确的体征和病史资料。在进行辅助检查时，医务人员要认真负责，一切从患者的利益出发，不做不必要的检查。医务人员要以科学的态度对待检查结果，在患者患病初期症状不明显或证据不足时，不可盲目做出诊断，以免对患者或家属造成不必要的心理压力或不良影响。一旦确诊，医务人员要制定合理的诊疗方案，要与患者积极沟通，争取患者的理解和配合，进行快速、有效的规范治疗，提高性病治愈率，缩短病程和传染期。迅速控制和消灭传染源是性病控制的重要措施。

（二）尊重患者，一视同仁

性病是一种传染性疾病，与其他传染病一样，患性病的人是患者，与普通患者并无差异。医务人员要本着对患者和社会负责的态度，尊重患者的人格和尊严，不歧视患者，一视同仁，消除他们的心理障碍，使他们积极配合治疗，同时还要消除患者对性病的恐惧、内疚心理，帮助患者树立战胜疾病的信心，争取早日康复。在治疗过程中医务人员会知晓很多患者不为人知的秘密，不能利用患者保守隐私的心理，以惩罚为借口获取经济利益，让患者做不必要的检查和过度治疗，或服用高价药物。慎重对待女性患者的生殖器官疾病，严格掌握适应证和禁忌证，及时处理副作用和并发症，尽可能保护好生殖器官的完整和性功能不受伤害。加强妇女的保健工作，在月经期、围产期、哺乳期和更年期，要根据每个阶段不同的特点，积极、耐心、细致地开展查、防、治工作。

（三）保护隐私，合理解密

性病常常涉及患者本人、夫妻、家庭或他人的隐私，这些隐私直接关系到患者的私生活、患者的名誉或者患者的生理缺陷，患者有权要求医务人员对自己的病情和隐私保密，医务人员也有义务严守秘密，同时承担泄密的道德责任和法律后果。在性病门诊要营造保护患者隐私的就诊环境，提供"一对一"的诊疗空间，男女患者分诊，避免性病诊室的标签化指示，性病门诊的相关服务应尽量集中，避免当着就诊者的面填写医疗记录和疫情报告卡。但是保密并不是绝对的，要考虑社会公众的健康利益，这是医疗保密的道德前提。对于性病患者来讲，如果对其保密会危害到他人健康甚至社会的公共安全，或者患者以后不继续治疗，会使病情加重，医务人员要权衡利弊，慎重处理，合理解密，及时向防疫部门报告疫情，与防疫部门通力合作，做好患者的思想工作，动员患者携带性伴侣接受检查治疗。

（四）普及教育，有效预防

规范化性病门诊除了要提供诊疗服务之外，还需要提供包括候诊时的性病/艾滋病预防宣传、门诊健康教育处方的发放，提供健康教育和咨询，以及性伙伴在内的干预服务。要把预防性病的方法告诉广大群众，增强人们性健康的自我保护意识和能力，教育广大群众树立性健康观念，接受性健康的教育和引导，抵制不健康的生活方式，对自己和他人的性健康负责。

三、性病防治的伦理审视

（一）性病流行的现状

性病是当前世界范围流行极为广泛的一组传染病，尤其是艾滋病的蔓延更是引起世界各国政府、医学专家及大众的强烈关注。据世界卫生组织估计，世界上每天有 100 多万人感染上某一种性病，每年有 3.4 亿新病例或感染者。其中艾滋病患者的上升速度极为惊人。1981 年，世界报告首例艾滋病病例；据联合国艾滋病规划署公布，截至 2021 年年底，全球约有 3840 万艾滋病病毒感染者。艾滋病摧毁了千万个幸福的家庭，造成了严重的经济、社会负担。

（二）性病防治中的伦理原则

由于性病主要通过不洁性交感染，又发生在生殖器官等隐秘部位，故传统观念对性病尚不能正确对待，往往从道德批评的角度出发，对这类患者抱有歧视的态度，这对于阻断性病的流行十分不利。性病的防治必须遵循一定的道德原则。

1. 资源分配，合理有效　要重视卫生资源的合理分配，加大对农村和贫困地区的卫生资源投入。中国很多性病发生在贫困地区，因贫卖血、卖淫，因贫而不去正规医院看病，不做产前检查等导致性病的感染。要重视对艾滋病高发地区卫生资金的投入和高效运转，这既是防止性病的问题，也是一个基本的社会伦理问题。

2. 尊重权利，保障安全　为性病患者营造一个平等、宽容、负责、安全和不歧视的社会环境和风气十分重要。要尊重性病患者的生存权、居住权、治疗权、工作权等基本的人身权利，不随便泄露患者的病情，避免社会对他们的歧视。医务人员要采取切实有效的措施减轻患者的症状，减轻疾病带来的痛苦，提高患者的生命质量，延长性病患者的生命过程。要坚决取缔无证游医治疗性病。

3. 关心患者，保护自己　医务人员在对性病患者提供良好的医疗服务的同时，要针对患者的羞愧感、内疚感或敌视社会的心理展开心理护理和心理治疗，帮助他们建立生活的信心和战胜疾病的勇气。在与性病患者接触的过程中，医务人员要按照科学、规范的医疗程序进行操作，防止医源性感染可能带来的危害，同时要不嫌弃患者，不远离患者，关心患者的生活起居和治疗效果。

第三节　美容整形外科诊疗伦理

随着美容医学科技的不断进步与发展，人们的生活水平和质量不断提高，人们强烈的求美心理，使美容整形成为现代人追求时尚潮流的一种方式。在此过程中，不可避免地出现一些伦理问题，对从事美容整形的医务人员也提出了新的伦理要求。

一、美容整形外科诊疗的伦理问题

（一）概述

美容整形是指用外科手术或其他医疗手段，对正常人体容颜和形体美的重塑。在现代国际整形外科学术范畴里，整形外科分为修复整形外科和美容整形外科。修复整形外科主要对先天缺损或后天被破坏的体表器官或部位进行再造，使其达到或接近正常的形态和功能；美容整形外科则是通过手术使正常的器官或部位变得比正常更好、更美。

美容整形主要包括：①眼部整形：包括上下眼睑、眼眉等部位的美容整形。②鼻部整形：通过手术增加或缩小鼻子的大小，改变鼻背或鼻尖的形状，缩小鼻孔，改变鼻子与上唇的角度，如隆鼻、鼻翼缩小、驼峰鼻修复等。③面部、唇部整形：包括无痕改脸型、隆下额、隆下巴、厚唇变薄、唇裂修复、大口改小、小口改大等。④隆胸术：即乳房美容整形手术，包括假体隆胸、注射隆胸和自体脂肪隆胸、使小乳房变大、再造一个乳房、改变乳房形状等。⑤吸脂整形术：利用吸脂仪和真空吸力，将体内个别部位的脂肪抽除。⑥光子嫩肤：包括祛除雀斑、色斑、血管红斑，脱毛，凹凸瘢痕等。⑦性器官整形：包括阴道口收紧、处女膜修复、外阴整形、阴道再造、包皮切除、阴茎延长等。

美容整形是带有一定创伤性和侵入性的医学美容，它是对正常人体容颜和形体美的重塑，目的是使正常人更年轻、更漂亮。由于每个人对美的定义和标准不同，因此，美容整形在现实生活中引起不少的伦理争议。

（二）美容整形外科诊疗的特点

1. 心理医护要求高　要求美容整形外科手术者大多为年轻人，因容貌、功能等方面存在一定缺陷或不美观而表现出不同程度的心理问题。一般情况下，大多数人表现为孤僻、苦闷、自卑、敏感等，严重的会表现出缺乏或丧失继续生活的勇气和信心。术者拥有复杂的心态，并且有一个强烈的共同愿望，即渴望通过手术改变不满的现状，达到自己所期望的最佳状态。然而，美容整形作为外科手术的一种，同样具有许多潜在的不可控的手术风险，如出血、切口感染、切口裂开等。如果医务人员忽视或不重视可能存在的手术风险，就很可能会使术者不能正确评价手术。一旦手术失败或出现并发症，术者的心理压力会增大或不能承受。同时，术者还会因陌生的医院环境、对手术过程不了解、手术效果未确定等因素存在术前焦虑、畏惧和矛盾等心理，术中出现紧张、怕痛等情绪，术后对手术效果担心等心理问题。医务人员要耐心细致地针对不同术者及其特殊的心理问题做好心理调护，使术者积极配合医务人员接受治疗。

2. 学科基础知识要求广　美容整形外科涉及颌面外科、眼科、耳鼻喉科、骨科等多个专科的理论与知识，并需要较好的基础理论，如病理学、生物化学、药理学、组织学与胚胎学、解剖学等多个学科的知识。例如，对要求隆乳美容整形手术者，医务人员要掌握胸部的解剖知识和胸部外科手术技巧，以及整形外科特有的专科技能，其手术方案和效果因人而异。一个体形瘦小，胸部皮肤、皮下组织浅薄，肋骨凸显者就不建议进行过度夸张的隆乳。如果使用过大的假体，不但会破坏整体的和谐美，而且术后并发症多、风险大。因此，医务人员要运用相关的专业知识指导术者，使术者对手术有充分了解后方可进行手术，避免不必要的损失和伤害。

3. 审美意识强 爱美之心，人人皆有。随着社会经济和文化水平的日益提高，越来越多的人倾向接受美容整形手术，美容整形日益成为一种时尚。整形外科是一种追求美的医学，需要遵循美学的观点和规律。由于有些术者对美容整形手术认识不足，审美观点不稳定或盲目追求明星效果，不慎重地接受手术而给身心带来巨大痛苦和无法弥补的损失。在诊疗过程中，医务人员要理解和支持患者对美的追求，要用审美的心态诊疗患者。要掌握相关的美学知识，向患者做好与整形手术相关的美学知识宣传，使患者得到正确指导，并且了解审美知识，避免盲目追求手术治疗而带来躯体、精神和经济上的损失。

（三）美容整形外科诊疗涉及的伦理问题

1. 对生命价值认识的问题 生命的价值既指人的生物学价值，又指人的社会价值。人的生物学价值主要是指生育繁衍，保持人类及自身生命的延续和发展。人的社会价值主要是指个体生命对他人、群体及本人的社会性作用和影响。生命价值是两者的统一，生物学价值是基础，社会价值是延续。一般情况下，对大多数社会成员而言，社会价值重于生物学价值。因为只有生命个体具备自我意识，在社会生活中扮演一定的社会角色，并能够为他人和社会做出贡献，才能够获取生存条件并真正实现人的价值。

在现实生活中，大部分美容整形者对生命价值的理解太过主观或片面，是对人的生命价值的认识问题。例如，一些因自己容貌外形不美或不雅而屡次遭受求职失败的求职者，其对美容整形的需求更为强烈。他们认为，现代社会生活和工作中，只要通过美容整形手术就会拥有较好的外形，即人们通常所说的"高颜值"，就可以获得他们所期望的社会角色，并能够为他人和社会做出贡献，就能够获取较好的生存条件，真正实现自己的人生价值。实际上，这种认识是不客观和不全面的，会导致严重的身心伤害甚至生命安全。

2. 身份识别的问题 在社会交往中，人际交往往往以容貌为前提条件，容貌是识别一个人的重要外在表现。这表明，相貌是体现一个人身份的重要资源。每个人身体的物理特征，如相貌、身高、头发和眼睛的颜色、指纹等，是构成个人拥有社会身份的基础性要素之一。如果世界上所有人的容貌几乎一样，难以辨认，那么人际交往就无法正常进行，整个社会就会混乱。父母赐予每个人不同的容貌和外形，世界上没有完全相同的两个人。近些年，一些爱美者为了提升个人的外形美而对其身体局部进行改造，如割双眼皮、垫鼻梁、去脂、隆胸等，这些细节性的相貌变化不足以引起辨认危机，是可以接受的。但若对身体进行全方位的改造，无疑会使社会面临严重的身份识别危机，如变性手术。一些人利用美容整形刻意模仿明星的外貌而开展商业性演出，损害他人的形象，侵害他人的名誉，这些都是美容整形对人的容貌改变而引起的伦理问题。

3. 诚信的问题 由于美容整形在我国起步晚、市场化程度高、相关法律不健全等原因，在经济利益的驱动下，无疑会出现诚信问题。

诚信问题主要体现在医务人员和美容整形医疗机构。患者整形，意味着在一定程度上信任美容整形医务人员，把自己求美的权利让渡给医务人员，所以医务人员要真诚对待患者。医务人员也有义务为患者的美丽、健康负责任，实现权利与义务的统一。一些美容机构和医务人员对美容整形者采取欺诈行为，如求美者要求的是进口填充材料，操作时却偷梁换柱，使用劣质品。在暴利的诱惑下，医务人员欺骗求美者，给予的"承诺"很具有诱惑力，令人难以拒绝，然而悲剧却悄然而至：隆鼻术垫成塌鼻子或歪鼻子，丰胸造成乳房变形、硬结甚至发生病变，使其成为求美者心中永远的痛，给心理和生理造成严重伤害。一些美容整形机构还用虚假广告诱骗消费者，广告宣传夸大其词，标榜"一针丰乳""开刀不留瘢痕"等。

二、美容整形外科诊疗的伦理要求

针对美容整形中的伦理道德问题，为使美容医学更加健康的发展，美容整形医疗机构和医务人员在执业中要遵循一定的伦理原则。

（一）美容整形外科诊疗应遵循的伦理原则

1. 不伤害与有利原则

（1）不伤害原则　是指医务人员要做有益于患者利益之事，不做伤害患者之事。所谓不伤害，并不是消极的无所作为，而是"为而不伤"，或称为有益。它既要求为有益的行为，如治愈疾病或者解除患者疼痛和痛苦等；又要求不为有害行为。不伤害有三个方面的要求：①在经济方面，无伤害。这主要是指医务人员不能为个人或者医院的利益使美容整形者"过度医疗消费"而蒙受经济利益的损失。②在精神方面，无伤害。这主要是指医务人员尊重美容整形者的人格尊严，避免因自己的语言、态度、行为对患者造成精神性伤害。③在技术方面，无伤害。这主要指医务人员应该避免因医疗技术使用不当对术者造成身体或者精神上的伤害。

美容整形是带有一定创伤性的美容治疗。在整形手术中医生很难做到无伤害，零风险，只能尽量把伤害降到最低。既然伤害不可避免，就要思考如何规范整容手术中创伤尺度的合理性。医务人员不仅要尊重整形者的生命健康，还要关注美容整形是否达到术者自我审美的满意和愉悦感。在医疗实践中，医务人员要充分了解求美者的美容整形动机和生理现状，结合美容心理、美学修养和美容风险等知识合理地节制个人欲求，尽量将术者的伤害降到最低。

（2）有利原则　包括确有助益原则和权衡利害原则。

确有助益原则主要是指有利于美容整形者，对其的确有益，是医务人员的职责。确有助益需要满足四个方面的条件：①术者确实需要美容整形。②医务人员的行动与解除术者疾苦有直接关系。③医务人员的行动确实可能解除术者疾苦。④术者受益不会给其他人带来太大伤害。

权衡利害原则主要是要求医务人员的行为结果利大于弊，达到术者利益最大化。由于医疗行为往往不是单纯带来有利结果，其行为会造成术者身体的创伤、疼痛和不舒服，还会对其他器官有潜在的危害，甚至影响其今后的正常生活或造成心理问题。因此，权衡利害原则极为重要。

2. 保密原则　在医疗实践中，医务人员必须对美容整形者的隐私权充分认知与尊重。具体而言，医务人员要树立保护隐私的意识，做到不向无关第三者或媒体泄露术者隐私，包括个人基本信息、就医记录、身体隐私部位信息，以及患者不愿让他人知道的隐私等；未经术者同意不得使用其信息，未经同意，不得在非学术性刊物上公布其术前、术后照片等。除非是手术有违法或其他行为时，美容整形医务人员才可向公安等部门提供信息，否则都是违背保密原则的行为，是不道德的。医务人员还要健全术者资料存储制度和保密措施，将其隐私资料的存储、使用情况和保密措施告知术者。

术者的隐私权一般会在两种情况下遭到侵犯：①医务人员主动地有意或无意泄露秘密，辜负了当事人的信任。②由于外部压力，被迫泄露术者隐私。从伦理视角而言，这两种行为均应受到谴责。

美容整形保密原则是医务人员职业素质的具体表现，有利于防止美容整形医疗纠纷的发生，可以有效维护术者的合法权益。

3. 知情同意原则　知情同意原则也适用于美容整形，其伦理精神是基于对求美者自主权的尊重，它有利于保护求美者的利益，提醒医务人员小心行事，使医患双方能够做出最合理的决定。知情同意原则的最终目的是保护求美者的合法权益。在行使同意权时，求美者必须具有法律上的行为能力和责任能力。无行为能力的人，其同意权的行使由其法定代理人为之。医务人员在为求美者施行任何具有危险性的检查和手术时，一定要事先征得其同意，以表示对其自主权的尊重。医务人员在做解释的时候，要使对方有足够的了解，尤其是必要的或极为重要的信息，绝不能因为利益等原因故意误导或隐瞒。

4. 诚信原则　诚信就是信守诺言，讲信誉，重信用，履行应承担的义务。它是协调人际关系的一种基本要求。随着市场经济的发展，诚信不但具有不欺诈、恪守诺言的传统意义，而且还具有新时代的含义，即忠实地履行自己的各种道德、法律义务和职责，正当地行使自己的权利，维护他人的权利和利益，否则就是不诚信的行为。美容整形医务人员为求美者进行手术前，应告知其手术的潜在风险和不足，不能为了经济利益而美化手术。进行手术过程中，美容整形医疗机构和医务人员要信守承诺，按照求美者的要求使用美容整形材料进行手术。

诚信作为一项普遍适用的道德规范和行为准则，在美容整形领域是维系和调节医务人员与美容整形者、医疗机构与求美者之间互信互利的基本纽带，是每一个医务人员的立身之本，也是每一个医疗机构发展的根本。

（二）美容整形外科诊疗应遵循的伦理要求

1. 尊重术者，做好心理疏导　在美容整形外科就诊的人除器官或者组织不美观与畸形外，常伴有形态异常，使其心理上存在一些问题和较高的心理需求。因此，医务人员的言行举止要谨慎，要尊重求美者的人格，避免任何讥笑或者歧视的言行。医务人员要主动与求美者进行心理沟通和交流，以了解和发现其心理问题和需求，有的放矢地进行治疗，消除求美者心理压抑、情绪低落等心理痛苦，帮助其树立信心，建立和谐的医患关系，保证手术的顺利进行。美容整形手术后求美者会经历一系列情绪和心理的反应过程，求美者早期会有不安或伴有焦虑、疑虑和抑郁等情绪。很多研究认为，面部的不美观或畸形的轻重程度与求美者的心理异常程度无关，心理异常程度与个人的感受和心理承受能力，以及社会环境有关。对整形手术抱有过高期望值的求美者，医务人员要与专业的心理医生积极配合，通过心理指导帮助求美者寻找自我形象的平衡。

2. 灵活细心，做好手术

（1）灵活细心，操作娴熟　医务人员要掌握诊治原则，针对求美者的具体情况选择最有利和最适宜的方案。如皮瓣移植伤口的操作要稳、准、轻，保持皮瓣的正确位置，避免扭曲移位，减少组织损伤；细心观察皮瓣的颜色以判断循环情况，保证手术效果；对术后需特殊体位固定者，既要协助体位固定，又要关注其疼痛情况，及时减轻其痛苦。

（2）关注心理变化，及时沟通　整形者手术前后的心理观察很重要，对手术的效果有一个较长的认知和适应阶段。医务人员要掌握不同阶段的心理特征，以真诚的态度与术者进行沟通，建立良好的关系，耐心倾听其感受，使其充分表达内心的情感。医务人员要及时进行手术前后的检查、康复等有关知识的宣传，对术者提出的疑问要给予耐心和详细的解答。

3. 不辞辛苦，做好生活的关心和帮助　整形外科病种复杂，要求精细，涉及各个专科的治疗，工作繁重。如手术前皮肤准备，受皮区域一般都有陈旧性瘢痕，表面凹凸不平甚至存在隐窝、窦道，其中存在的污垢和毛发很难去除，为了给无菌手术创造条件，有时要求医务人员术前几天要开始用热水浸泡瘢痕，软化污垢，以便于清洗。生活不能自理者更需要医务人员的悉心照料。由于整形手术者的手术部位不同，组织结构的损伤和改变，会对术者的饮食、排泄、生活自理等方面造成不同程度的影响，医务人员要自始至终针对每一个术者的具体情况做好生活关心和帮助。

4. 勤于研究，重视自身素质的提高　美容整形外科是一门新兴学科，在提高求美者生存质量与塑造人体美方面肩负着重任。要做好工作，医务人员必须勤于钻研有关理论与技能，不断补充新知识，拓宽知识范围，提高自身的医学、美学和心理学等知识水平。同时，在熟练掌握操作的基础上，不断钻研新的方法，使技术精益求精，做到技术过硬，最大限度地减轻手术带来的痛苦。

第四节　传染病诊疗伦理

传染病患者的康复不仅是对患者本人的生命负责，更体现出一种社会道德和社会义务。因而传染病诊疗中的伦理要求意义重大。

一、传染病诊疗的伦理问题

随着医学科学的不断进步，传染病诊治的手段越来越多，周期越来越短。尽管如此，医务人员在诊治中仍存在某些方面的伦理问题。

（一）概述

1. 概念　传染病是由某种特殊的病原体（如细菌、病毒、寄生虫等）所引起的、具有传染性的疾病。传染病的流行由传染源、传播途径和易感人群三个环节构成，切断任何一个环节都可使传染病终止流行。

《中华人民共和国传染病防治法》根据传染病的危害程度和应采取的监督、监测、管理措施，参照国际上统一分类标准，结合我国的实际情况，将发病率较高、流行面较大、危害严重的35种急性和慢性传染病列为法定管理的传染病。根据其传播方式、速度及其对人类危害程度的不同，分为甲、乙、丙三类，实行分类管理。甲类传染病也称强制管理传染病，包括鼠疫、霍乱。乙类传染病也称严格管理传染病，包括病毒性肝炎、细菌性和阿米巴痢疾、伤寒和副伤寒、艾滋病、淋病、梅毒、脊髓灰质炎、麻疹、百日咳、白喉、流行性脑脊髓膜炎、猩红热、流行性出血热、狂犬病、钩端螺旋体病、布鲁菌病、炭疽、流行性和地方性斑疹伤寒、流行性乙型脑炎、黑热病、疟疾、登革热等。丙类传染病也称监测管理传染病，包括肺结核、血吸虫病、丝虫病、包虫病、麻风病、流行性感冒、流行性腮腺炎、风疹、新生儿破伤风、急性出血性结膜炎，以及除霍乱、痢疾、伤寒和副伤寒以外的感染性腹泻病等。

传染病如果得不到及时预防和治疗，就会迅速传播，严重威胁人类的生命和健康。传染病不仅破坏人类健康，而且浪费医疗卫生资源，影响社会发展的进程。

2. 传染病的基本特征

（1）具有特异的病原体　细菌、病毒、立克次体、螺旋体、真菌、衣原体、支原体和寄生虫等都可作为传染病的病原体。病原体是一种寄生物，必须从其他生物体内获取生存与繁殖的条件。传染病是病原体和生物体在一定环境条件下相互作用的结果。因此，从理论上说，任何传染病都应有其确定的病原体，也就意味着已知的传染病都有其明确的病原体。对于新出现的传染病，随着医学科学和技术的不断进步，人类利用先进的科学技术也能逐渐发现和阐明其病原体。

（2）具有传染性　传染病的传播实际上是一种病原体不断更换宿主的过程，也就是病原体从一个被感染的机体通过适当的途径进入另一个易感者机体并造成其感染的过程。传染病的传染性是此类疾病的最主要特征。病原体虽然是引起传染病发生的必要条件，但由病原体引起的疾病并不都具有传染性，也就是说并不都是传染病。由病原微生物引起的疾病称感染性疾病，传染病是感染性疾病中的一部分。

（3）具有流行病学特征　传染病在流行过程中受到自然和社会因素的影响，可表现出不同的特征，大体上可分为外来性传染病和地方性传染病。外来性传染病是指在国内或地区内原来不存在，而是从国外或外地传入的传染病，如2003年春天北京地区发生的传染性非典型肺炎。地方性传染病是指某些特定的自然或社会条件下在某些地区中持续发生的传染病，如血吸虫病。

（4）具有免疫性　人体感染病原体后，无论是显性感染抑或隐性感染都能产生针对病原体及其产物（如毒素）的特异性免疫，在感染者的血液中可以检测到特异性的抗体。感染后免疫持续时间不同的传染病有很大的差异。一般来说，病毒性传染病感染后免疫持续时间较长，有的可保持终身，如麻疹、脊髓灰质炎、乙型脑炎等。而细菌、螺旋体、原虫性传染病感染后免疫持续时间较短，多为数月至数年，如细菌性痢疾、钩端螺旋体病、阿米巴病等。蠕虫病感染后通常不产生保护性免疫，往往会重复感染，如血吸虫病、钩虫病等。

3. 传染病患者的特点

（1）患者本人具有传染性　传染病不仅影响患者的身心健康，而且还会迅速蔓延，在人群中流行，对人们的生命安全威胁很大。每一个传染病患者都是传染源，因患者体内存在大量的病原体，且某些症状有利于病原体的排出，其自身的血液、分泌物、排泄物、使用过的物品等都可能带菌、带毒。人们一旦与传染病患者接触，就会有被传染的危险。

（2）疾病具有规律性　传染病的发生、发展和恢复具有一定的规律。一般将传染病的发生分为潜伏期、前驱期和发病期等阶段。各个阶段的临床表现具有不同的特点，医务人员掌握各个时期的特点，有助于症状的识别和采取有效的治疗措施。

（3）患者常有各种心理负担　①由于传染病患者具有传染性，极易遭到社会的排斥和他人的歧视、耻笑，患者易产生自卑、懊恼等情绪，甚至自暴自弃。②传染病的侵袭有时会造成婚姻和家庭生活不幸，使患者陷于不能自拔的悲观绝望之中。③治疗过程中要对传染病患者采取隔离措施，社会人群一般都会采取回避态度，有的甚至害怕与传染病患者接触，造成传染病患者心理压力较大；隔离使患者远离亲人，还会因隔离产生孤独、空虚等消极情绪。这些不良的心理状态都有可能进一步加重患者病情。

（二）传染病诊疗的伦理问题

传染病作为一类特殊的感染性疾病，诊疗中存在着与其他疾病不同的伦理问题，主要表现在以下几个方面。

1. 违背有利与不伤害原则的问题　有利与不伤害原则是指医务人员的医疗行为，其动机与结果均应避免对患者造成伤害。医务人员在医疗活动中要恪守不伤害的伦理原则，考虑一切医疗行为或措施是否对患者有利，把医疗伤害降到最低，做到以最小的损伤获取患者最大的利益。然而在现实中，许多综合医院的传染病科由于建设相对滞后，病区大多是从简陋的普通房间改造而成，布局不够合理，没有内外走廊，辅助房间缺少或狭小，许多隔离要求与原则形同虚设，医务人员的隔离意识不强。现阶段，三级以上的医院由于医疗水平与检验技术的权威性，患者过多与病床不足的矛盾突出，不同程度的加床和不同病种混收现象时有发生，使隔离措施执行起来困难，非传染病患者的生命安全和健康受到严重威胁。对患者有利和不给患者带来本来完全可以避免的不利和损害的伦理原则在现实中面临着严峻的挑战。

2. 个体权利与公众利益协调的问题 医务人员尊重患者的权利，主要是避免给传染病患者带来医源性伤害，但诊治过程中，既要尊重患者的各项权利，又要维护公众利益，减少人群受到的危害，此时就会出现患者拒绝隔离治疗的自主选择与社会、集体或他人利益发生冲突。需要隔离住院的传染病患者，当做出拒绝到医院进行隔离治疗的决定时，其拒绝治疗的自主选择不能危害集体、社会和他人利益。不能因患者拥有拒绝治疗的决定权，而导致危害集体、社会或他人利益，这是患者自主权利实现的必备前提。所以传染病患者的隔离是强制性的，即使在患者不知情、不同意的情况下也必须按照不同传染病的要求执行隔离措施。

权利是相对的，在实现权利的过程中，同一权利人的不同权利要求和不同权利人的同一权利要求都可能发生矛盾，个体权利与公众利益、患者的隐私权和相关人知情权之间也有可能发生矛盾等。维护个体的隐私权就是为患者保密，隐私是一个不允许他人随意侵入的领域。例如，在新型冠状病毒感染非常时期，关于个人生命健康与他人生命健康的关系、个人的卫生习惯与整个传染病防治的关系、消毒隔离有效与否与微生物的传播关系等成为社会关注的焦点。如果为患者保密，就可能损害与患者密切接触者的健康。传染病的危害在于社会危害较大，为患者保密，就会损害其他人的健康，甚至会造成巨大的经济损失。因此，传染病的防治应以社会公众利益为重，有条件地保护患者的隐私权。

3. 防护与歧视及适度关怀的问题 传染病病房的医务人员在进行各项医疗操作时，必须采取一定的防护措施，如穿隔离衣、戴隔离帽和口罩等。医务人员在给患者做检查之前，要给患者做必要的情况说明，以免医患沟通中出现误解。例如，不同的医务人员为同一位患者进行检查，有的戴手套，有的不戴手套，患者就会认为医务人员有歧视患者的行为。艾滋病患者属于传染病防治中的特殊人群，我国从 2004 年起对艾滋病感染者实行"四免一关怀"政策，工作中要求医务人员要关心患者，平等相待，但若因此增加了受感染风险，医务人员又应当如何应对？这也是当今传染病诊疗伦理中的难题。

4. 知情同意权及其受限制的问题 由于卫生服务供给的专业性、技术性和垄断性，医务人员一直处于医疗活动的主导地位，以致患者的知情同意权常常被忽视。知情同意权是患者最基本的权利，集中体现了医生对患者和其自主权的尊重，这就要求医务人员在对传染病患者实施特殊治疗的时候，必须事先征求患者或家属的意见，用患者能够理解的语言向其说明应了解的所有信息，告知的内容必须真实，不能强迫或误导患者等。在患者知情并同意的基础上，才能对其施以手术、特殊检查或特殊治疗。遵循知情同意原则，有利于维护患者的权益，调动患者配合治疗的积极性，有利于建立良好的医患关系，从而保证各项医疗措施的顺利进行。但在某种情况下，为了保证治疗的效果，避免某些社会、心理因素对患者的干扰，医务人员不得不向患者隐瞒真实病情，这就使得知情同意受到了一定的限制。

二、传染病诊疗的伦理要求

传染病因传染性强、危害性大，人们对此较为敏感，甚至对患者持一种冷漠、歧视态度。医务人员对传染病患者的诊疗应该体现以下四个方面的伦理要求。

（一）准确诊断，科学救治

对传染病患者要做到确诊无误，根据流行病学的特征和病原学检测结果，认真诊断。传染病的诊断包括对个体的诊断和对群体的诊断，尤其是对群体诊断更要慎重，以免发生误解，引起社会的不良反应甚至动乱。同时，相应治疗必须快捷、及时，根据病原学的检测结果，积极建立治疗方案并实施，对患者病情进行及时控制，促进患者早日康复。

（二）消毒隔离，强化预防

传染病患者是疾病的传染源。医务人员要以对自身、患者和社会负责的态度和责任心，强化无菌意识和预防观念，严格执行消毒隔离制度，防止交叉感染和疾病的扩散，尽量避免污染环境。要利用各种机会，采取适当的方式，向患者、患者家属和社会开展传染病预防保健知识的教育，提高全民卫生预防保健意识。要严格执行传染病报告制度，对病房环境、患者随身物品、患者的分泌物及排泄物、患者用过的医疗器具都必须严格消毒灭菌，一旦发现甲类传染病或部分乙类传染病及其他不明原因传染病出现时，要严格按照规定时限上报有关部门。

（三）心理疏导，关爱患者

传染病患者极易产生较大的心理压力，治疗过程中必须采取的一些隔离措施也会导致患者产生自卑、恐惧和孤独等消极情绪。医务人员要充分尊重和关心患者，密切与家属配合，给患者以足够的心理和社会支持。同时积极采取有效措施和手段，帮助患者重新树立信心，促使其早日康复。在采取相应治疗和隔离措施时，要尊重和保护患者的正当权益。

（四）忠于职守，乐于奉献

在传染科工作的医务人员非常辛苦，其工作具有一定的职业风险，自身常会有感染甚至危险，尤其是重大疫情发生时，甚至可能有生命危险。因此，传染病科的医务人员要具有不畏艰险、无私奉献、热爱工作、忠于职守的良好品德和全心全意为患者服务的人道主义精神。在新型冠状病毒感染的防治中涌现出了一大批乐于奉献、热爱医疗卫生事业的模范，他们用自己的实际行动诠释了什么是高尚的医学道德，树立了现代医务人员的崇高形象。

【思考题】

1. 精神疾病诊治工作中的伦理要求是什么？
2. 性病防治中的伦理要求是什么？
3. 美容整形外科的诊疗特点和伦理要求是什么？
4. 简述美容整形外科应遵循的伦理原则。
5. 传染病诊疗中的伦理要求是什么？

人的根本属性是其社会性，个人与社会的密切联系使得人类的生活具有社会性。公共的社会生活，必然存在公共卫生问题。公共卫生伦理正是在人类共同生活导致的公共卫生问题基础上形成的。随着医学活动对象从个体转向群体和整个社会，广大人民群众对健康水平需求的日益提高，以及人类面对各种疾病、职业性损害和突发公共卫生事件等挑战的增多，公共卫生工作面临的道德问题日益凸显，公共卫生伦理越来越引起人们的广泛关注。

第一节　公共卫生的伦理要求

公共卫生对于维护人类的生命健康、防治疾病、促进社会和经济的有序发展起着十分重要的作用。公共卫生的职能本身就蕴涵着丰富的伦理诉求。关注公共卫生领域的伦理问题，有助于促进人与人、人与自然的和谐发展。

一、概述

公共卫生伦理源于人类生活的社会性。随着人们健康需求的日益提高，以及现实中公共卫生工作面对的伦理问题的增多，公共卫生工作者必须把握公共卫生工作的特点，明确自己肩负的道德责任。

（一）公共卫生的概念与内涵

1. 公共卫生的概念　公共卫生又称公共健康，是预防疾病、延长人的寿命和促进人的身心健康的一门科学。公共卫生学创始人之一是美国的耶鲁大学温思络（Winslow）教授。他在1920年提出："公共卫生是预防疾病、延长寿命、改善身体健康和功能的科学和实践。公共卫生是通过有组织的社会努力改善环境卫生，控制传染病，教育人们注意个人卫生，组织医疗人员对疾病做出早期诊断和预防性治疗，并建立一套社会体制，以保证每个公民都能享受与生俱来的健康与长寿。"这是目前世界公共卫生界引用最多、影响最广泛、最著名的公共卫生定义，1952年被世界卫生组织（WHO）采用，一直沿用至今。

1988年，美国医学研究所在《公共卫生的未来》中明确指出："公共卫生的任务就是为了保障人人健康的各种条件，社会所采取的集体行动。"2003年美国医学研究所在《21世纪卫生和未来》中再次重申了这个定义。该定义强调各种影响健康的环境，明确了公共卫生领域的范围，及其与社会、经济、政治和医疗服务不可分割的关系，使"人人为健康，健康为人人"成为公共卫生的核心价值。

2003 年，在全国卫生工作会议上，时任国务院副总理吴仪指出："公共卫生就是组织、社会共同努力，改善环境卫生条件，预防控制传染病和其他疾病流行，培养良好卫生习惯和文明生活方式，提供医疗服务，达到预防疾病、促进人民身体健康的目的。"

2. 公共卫生的内涵

（1）公共卫生的主体 公共卫生一般由政府负责和主导。除此之外，医疗卫生机构、社区和相关国际组织都是公共卫生主体。从这个意义上说，公共卫生又被称为公共卫生事业。

（2）公共卫生的客体 即公共卫生工作的对象，是整个社会的全体人员。公共卫生措施最终会落实到个体身上，但其关注的核心是群体和群体的健康水平。

（3）公共卫生的手段 公共卫生通过行政、法律法规和其他手段改善环境卫生条件，提供医疗服务，进而控制疾病在人群中的流行。

（4）公共卫生的目的 公共卫生的目的是为了应对突发公共卫生事件和传染病流行，教育全体社会成员养成良好卫生习惯和健康文明的生活方式，保证社会群体的健康权益。

（二）公共卫生工作的特点

公共卫生工作相较于传统疾病治疗医学而言，具有自身的特点。

1. 工作对象的群体性 与传统疾病治疗医学关注已经罹患疾病的个体患者不同，公共卫生工作的对象是全体社会成员，关注的核心是全体社会成员的健康，即群体的健康。公共卫生工作是在政府的领导下，组织社会各方面力量共同努力，改善影响健康的自然和社会环境，防止疾病的发生，预防疾病的蔓延，提高全体社会成员的健康水平。因此，从这个意义上说，公共卫生工作的对象具有群体性。

2. 工作过程的社会性 与传统疾病治疗医学更多重视医护人员的主动性不同，公共卫生工作的顺利开展必须得到广大人民群众的主动参与和大力支持。公共卫生事业是面向全人类的事业，需要社会群体的广泛参与才能达到预防疾病、控制疾病蔓延的效果。同样，公共卫生工作倡导良好卫生习惯和文明生活方式，调整的是整个社会人群的行为方式，必须得到全社会成员的广泛参与和共同遵守。此外，公共卫生目标的实现，虽然存在主要的组织者和实施者，如政府卫生行政部门、卫生机构等，但是如果没有多数社会成员的积极参与、没有全社会的共识和支持，目标的实现就会变成水中月、镜中花。

3. 工作目标的前瞻性 传统疾病治疗医学重点关注已经在患者身上的身心痛苦，研究在疾病已经发生之后如何减少、消除疾病带来的不利影响。公共卫生工作的目标是以未来为工作导向，关注的是尚未发生的人类未来的身心痛苦，其目的是减少那些将来有很大可能发生的疾病的发生率，从整体上改善群体的健康状况。无论是临床医学还是公共卫生工作，都是人类对自身和他人痛楚的深切关怀。而公共卫生工作所关注的是尚未发生的人类未来的痛楚，这一目标的前瞻性，得益于人类对健康和疾病规律认识的深化，也有助于实现人类对群体身心健康的切实关怀。

4. 工作效果的滞后性 与传统疾病治疗医学的效果很快见效不同，公共卫生工作所期待的效果往往不能立竿见影。其产生的巨大经济、社会效益往往需要多年才能逐渐显示出来。如天花曾经是世界上最严重的传染性疾病之一。1796 年，英国人贞纳（E. Jenner）成功研制出有效预防天花的牛痘疫苗。直到 1979 年 10 月 26 日，世界卫生组织才正式在肯尼亚首都内罗毕宣布，全世界消灭了天花。人类对天花的完全控制是公共卫生工作中的一次巨大成功，但是这个工作的成效让人类足足等了 183 年之久。公共卫生工作效果的滞后性，在一定程度上会影响公共卫生工作的顺利开展。因此，需要通过提高全体社会成员的知识水平，建立相对完善的公共卫生制度，以确保公共卫生工作的有效开展。

（三）公共卫生工作者的道德责任

公共卫生工作的终极目标是促进全体社会成员的身心健康。这个工作目标决定了公共卫生工作者必须承担起道德责任，其职业行为应该受到职业道德规范的约束。

1. 自觉树立大健康观　大健康观是针对传统卫生观而提出的。传统卫生观认为，医学活动的主体是医务人员与医学研究人员，所服务的对象是罹患疾病的患者，医务人员利用药物和各种医疗器械在医院、医学院及其他卫生事业单位等场所，为患者治疗疾病，帮助患者恢复健康。由此可见，传统卫生观是被动地与疾病做斗争，医药卫生行业消极地承担维护患者健康的责任。相较于传统卫生观，大健康观是以健康、健康人和保健、康复为中心，不仅强调人人参与卫生保健，人类的生老病死和衣食住行都有医学问题，而且强调预防、医疗、保健一体化，防病治病和延年益寿，以及提高人类生命质量是医疗卫生事业的目标。总体而言，大健康观倡导卫生事业人人参与、全社会参与。公共卫生工作者更要自觉树立大健康观，要清晰地认识到大健康观是指导、约束公共卫生工作的观念性规范，动员全体社会成员共同参与到公共卫生工作中。

（1）大健康观扩大了医学道德规范的主体范围　按照大健康观的要求和标准，医学道德所规范的对象不仅仅是医务人员及相关人员，凡是与卫生、健康相关的政府机构及其工作人员的决策和活动、各种社会组织与社会活动，都有可能受到道德规范的约束。除此之外，每个社会成员的行为也都会受到医学道德的规范和约束。例如，在公共场所吸烟不仅有违公共道德，而且有害于自己和他人的健康，这与医学道德相关联。

（2）大健康观扩大了医学道德规范行为的内容　传统医学道德只规范和约束医学活动甚至医务人员的行为，大健康观则倡导人人参与、全社会参与，人们日常生活中的许多行为将被纳入医学道德规范和约束的范围之内。不符合健康的生活方式、有损健康的经济和社会活动、破坏自然环境的行为等都是违背大健康观的基本理念的，都应该受到批评甚至禁止。

（3）大健康观促进了医学道德评价体系的发展与完善　传统卫生观以治病救人为医学道德评价标准，大健康观则加入了维护健康、促进健康的新标准。合乎医学道德的行为不仅包括促进患者生理结构与功能、心理与社会功能的恢复，还包括促进健康人采取健康的生活方式，促进全社会的发展。

2. 积极倡导健康教育　要实现公共卫生的预期工作目标，需要全体社会成员具备维护健康的知识和技术能力，而获得这些知识和技术能力必须通过在全社会持续开展健康教育活动。从途径和效果看，健康教育是提高全体社会成员健康水平最直接、最有效的手段。公共卫生工作者对于开展健康教育活动负有不可推卸的社会责任。在具体的工作中，公共卫生工作者要把健康教育放在首位。

在实施健康教育活动时，公共卫生工作者要注意如下几点。

（1）要明确健康教育的目的　健康教育包括健康意识、健康知识和健康行为。公共卫生工作者在开展健康教育活动时，要着力提升全体社会成员对自己及他人的健康责任意识；传播正确的健康知识，厘清健康问题存在的知识误区；倡导社会成员理性地选择有利于健康的生活方式。

（2）要有效地利用健康教育载体　健康教育不仅要依托现有的教育、医疗卫生、社区、机关单位等已有的组织网络，而且要充分利用现代传播媒介尤其是网络媒体的优势，实现健康教育的有效传播、全员覆盖。

（3）要注重健康教育的内容与形式的选择　健康教育是针对全体社会成员进行的教育，它不同于公共卫生的大学与专业教育。健康教育所传播的内容应该由公共卫生工作者编写，选择适合群众并能被普遍接受的内容。健康教育的内容要从公共卫生工作目标出发，不仅要符合人民群众的客观需要，而且也要适合人民群众的接受水平。健康教育的形式应该是形式多样的、群众喜闻乐见的。简明、快捷的教育形式人民群众更容易接受，也有利于更好地传播公共卫生知识，促进公共卫生工作目标的实现。

3. 贯彻落实公共卫生的工作目标　公共卫生相对于个人卫生而言，就是通过保障人人健康的自然环境和社会环境，以满足全体社会成员的整体福利。公共卫生的具体工作目标不仅包括维护良好的公共卫生条件，而且包括开展全民预防保健工作。在贯彻落实公共卫生的工作目标时，公共卫生工作者要始终牢记自己的工作目标，以科学、严谨的态度和高度负责的精神，为全体社会成员的健康服务。

（1）维护良好的公共卫生环境　公共卫生工作者要重点关注影响公共卫生水平的常见问题。在农村地区，公共卫生工作的重点要放在提供干净的饮用水、人畜粪便无害化处理等方面。通过降低因自然环境导致的疾病发生率，提高农民的健康水平。在城市，重点关注新的环境问题，如大气污染、水源污染和土壤污染等对人体健康的影响。这些污染危害有的是爆发式的，有的是渐进式的，都会对人类健康造成极大的危害。因此，公共卫生工作者要认真对待和处理环境卫生问题，确保全体社会成员都有一个良好的生活环境。

（2）开展全民预防保健，减少流行性疾病发生率　现代医学的发展虽然控制了某些传染性疾病的流行和传播，但并未取得决定性胜利，2003 年在我国发生的"非典"和 2014 在西非爆发的埃博拉病毒疫情就是很好的例证。因此，预防保健要成为公共卫生工作者的又一个工作重点。在其日常工作中，要对传染病进行积极的检验和防控，及时发现疫情，并采取针对性措施防止疫情扩散；还要及时对健康人群进行免疫接种、对地方病和流行病开展流行病调查、对突发公共卫生事件及时应对和处理等。

（四）公共卫生伦理的概念

公共卫生伦理是伦理学的基本理论和观念在公共健康与卫生领域中的具体应用，它以关注公民健康为目标，以预防、防止伤害发生和传染病流行为主旨，研究侧重在影响健康的行为、生活方式等因素，落实于社会公共健康保障政策的制定，强调资源公平分配及多部门合作，采取健康教育等多种干预措施，其伦理基础和价值取向以强调维护公民健康平等的权利、实现人群健康为核心。

（五）公共卫生伦理的理论基础

对行为的好坏判断是伦理学的核心问题，针对此问题伦理学自身并非简单地给出答案，而是提供解决问题的不同途径和方法，即伦理学的基本理论。而公共卫生伦理的理论基础是结合公共卫生领域所要处理和解决问题的特殊性，在伦理学基本理论的基础上予以引入和应用。目前，公共卫生伦理学的著名理论有三个：功利主义、道义论和社群主义。

1. 功利主义　功利主义是主张以人们行为的功利效果作为道德价值的基础或基本评价标准的伦理学理论。其主要代表人物是 19 世纪英国哲学家杰里米·边沁和约翰·穆勒。功利主义认为，一个行动在伦理上是否道德，要看它的后果是什么，后果的好坏如何，只要一个行动的后果是好的，那么这个行动就是道德的。判断后果好坏的标准是快乐和幸福，也就是一个行动是带来快乐和幸福，还是带来痛苦和不幸，道德行为就是能够给最大多数人带来最大幸福或者快乐的行为。一种政策或制度的好坏，通过检验决策对社会中个人福利的总体效果来评估其优劣。公共卫生领域的权益冲突反映了不同权益背后的价值取向冲突。就权益本身而言，很难区分出优劣重轻。很多时候，人们倾向于采用边沁的功利主义理论，将权益量化来进行衡量，以区别其轻重。

2. 道义论　道义论主张每个人的生命都具有同等的价值，每个生命都值得尊重而不能以任何理由侵犯。其代表人物是德国古典主义哲学家康德。道义论的核心概念是权利，即每个人由于他的人性而具有的独一无二的、原生的、与生俱来的权利。在康德那里，权利被具体化为自由、平等、独立和财产权等，构成了个人基本权利的体系。对于公共卫生领域中的权益冲突，人们也会采用康德的道义论理论，即"权利是一个既定的优先于和独立于善的道德范畴"，无论其大小轻重都具有绝对的价值，应给予同样的保护。例如，对富人的财产和对穷人的财产要给予同等的保护，不能以集体的权益来否定个人的权益，除非是在法律规定的特殊情况下（如紧急避险和正当防卫），人们才有法律上的根据对权益的大小轻重进行选择。

3. 社群主义　社群主义即共同体主义，认为个人及其自我最终是他或他所在的社群决定的，主要代表人物有桑德尔、麦金太尔和沃尔策等。社群主义主张社会有责任改善其成员的生存状况，以便共享兼具美德和良好行为之社区的理念。它既不以权利也不依靠结果或健康福利为基础，而是侧重于灌输美德和以培养良好社区为宗旨，强调国家、家庭和社区的价值。鉴于公共卫生不仅涉及个人的权利，而且涉及群体的健康权益，因此有必要采用社群主义理论对公共卫生领域的价值取向进行判断。

（六）公共卫生的伦理问题

公共卫生工作中的重要伦理问题包括三个：政府对公共卫生的责任、政府干预的合理性、公共卫生与社会公正。

1. 政府对公共卫生的责任　政府是否应该对公共卫生负有责任，这是首先必须解决的伦理问题。这个伦理问题可以换一种提法，即公民有没有健康的权利，如果承认公民有健康权利，那么理所当然，政府对公民的健康就负有义务和相应的责任。在《国际法》上，联合国正在努力界定健康权利的内涵，以及如何行使这种权利的方法。《中华人民共和国民法典》也有公民拥有生命健康权的条款，《中华人民共和国宪法》中的尊重和保护人权这一条款也包括保护健康的权利。那么在伦理学上是否能为健康的权利辩护呢？答案是肯定的。理由在于每个人都有生命的权利，没有健康的生命，这个生命就会缺少它应有的意义。因此，生命的权利蕴涵着健康的权利。此外，在我们的社会中，每个人都有平等的机会参与竞争，而丧失平等机会除了形形色色的歧视外，就是教育和健康的丧失。虽然政府不能保证每个公民得到的东西完全平等，但有责任提供平等的机会。因而政府对公民的教育和健康负有责任。

在公民健康中，公共卫生起关键作用。在公共卫生工作上，政府责无旁贷。在个人和市场无法负责的情况下，政府对公共卫生应该负有主导的责任，其中包括政府要与愿意参与公共卫生的个人或非营利性组织进行协调，对资源进行公平、公正的分配。除此之外，政府有责任保证公共卫生信息的开放性和透明性，这也是公共卫生工作的一个特点。如果有关公共卫生的信息不开放、不透明，不利于政府、公共卫生机构与公众的沟通，公众就不容易理解政府或公共卫生机构采取的防控政策和措施，从而影响相互之间的信任，归根到底会影响公共卫生达到其促进健康、预防疾病和伤害的目的。政府不仅要吸收有关专家，而且要吸收公众代表参与公共卫生政策、规划、措施的制定、实施和监督。这对使公众了解这样做的理由，动员公众积极参与，并与公众建立信任关系都是非常必要的。一个政策或措施出台，与社区沟通、向社区说明，要比强加于社区好。与社区沟通、向社区说明就是政府、公共卫生机构与社区、公众之间的双向互动，政府处于主导地位，应建立相应的机制。

2. 政府干预的合理性　保护和促进个人健康与保护和促进公共卫生是公共卫生伦理学中的一个重要问题。公共卫生致力于人群的健康，人群的健康包括个人健康的集合。这里的伦理问题是，如果为了个人自身利益（吸烟对他身体有害）对他的行为（吸烟）进行干预，就会侵犯对自主性的尊重和行动自由，这种干预能够得到伦理学上的辩护吗？

一个人的行动有四个要素需要考虑：自愿的、非自愿的、与自己有关的、与他人有关的。人的行动可以分两类，一类是自愿的（有行为能力的、充分知情的、没有压力的），另一类是非自愿的（无行为能力的、不知情的、在压力之下的）。此外，有些行动是与自己有关的（行动的不良影响落在自己身上），另一些是与他人有关的（行动的不良影响落在他人身上）。不管一个人的行动是自愿的还是非自愿的，社会可以某种方式干预，以减少或防止将严重风险加于他人身上。如果是非自愿的与他人有关的行动（例如一个未成年的孩子在公共场所吸烟），那么这种干预容易得到伦理上的辩护。但强制干预一个自愿的仅与己有关的行动，会使个人受到伤害，因为这是为了他自己的利益而压制他自愿的行动，而这个行动并未伤害他人。按照强调个人自由的观点，这种干预难以得到伦理上的辩护。因此，以公共卫生的名义来干预自主的、影响他人的行动，有时是可以得到伦理上的辩护的，但必须经过仔细检查。同时，也要警惕政府机构以国家或社会利益的名义轻易地采取强制性措施，侵犯个人的自主性、隐私和自由，而没有得到伦理学的辩护。当政府重视某种疫病给社会带来的严重性时，有时会轻易动用其权力去侵犯公民的自主性、隐私和自由，而结果既是无效的，又得不到伦理学的辩护。比如，当发现由于种种原因导致性别比严重失调时，不是去对检测胎儿性别的仪器的生产和使用严加管制，而是去追踪和限制孕妇的自由。

3. 公共卫生与社会公正　社会公正是公共卫生的基础和出发点，决定社会的每个成员如何分享其应得的社会利益，承担其应担负的社会负担。每个社会成员分享的社会利益包括幸福、收入、社会地位等。每个社会成员应该承担的社会负担包括对个人行为的限制和向政府纳税等。公正决定了在社会利益和社会负担分配时的公平性。社会公正理论认为，许多重要的社会因素影响社会利益和社会负担的分配，比如社会等级、遗传、种族等。要消除这些因素的影响需要集体行动。但集体行动通常又被认为会增加社会负担。根据社会公正的原则，公共卫生应该为社会上所有的人提供潜在的生物医学和行为科学的利益，保护和促进所有人的健康。当疾病的负担在人群中分布不均匀时更应如此。很显然，许多现代公共卫生问题对某些人群的影响不成比例的大于其他人群。因此，当需要采取集体行动来解决这些问题时，受疾病影响少的人群要承担较多的社会负担，获取较少的社会利益。当必须采取的集体行动不能落实时，重要的公共政策问题就不能解决。最终只会使社会负担加大，影响整个人群。艾滋病流行正是显示了个人自由与公众健康之间的冲突。对于艾滋病，如果公共卫生对客观存在的社会歧视视而不见，一定要收集艾滋病病毒感染者的姓名资料，结果将是许多感染者想方设法不报告感染状态，或者可能感染者不接受艾滋病病毒检验。这时公共卫生用于防治艾滋病的最基本信息也收集不全。因此，公共卫生作为一种社会事业，必须从社会公正出发，面对现实。

二、公共卫生的伦理原则

公共卫生的伦理原则是根据伦理学基本原则，结合公共卫生实践特点和要求概括出的原则性规范。公共卫生伦理原则渗透于公共卫生事业过程的始终，是衡量各项公共卫生事业的道德标准，也是衡量个人卫生健康行为的内在尺度。基于公共卫生的性质与任务，其伦理原则包括全社会参与原则、社会公益原则、社会公正原则、互助协同原则和信息公开原则。

（一）全社会参与原则

公共卫生工作关系到人民群众的生命安危，影响民族的健康素质和子孙后代的幸福，涉及国家的健康水平和经济建设。因此，以全体社会成员的健康为主要工作目标的公共卫生工作是一项面向社会的工作，在工作中既要求公共卫生工作者时刻明确自己的伦理责任，树立起对全社会负责的伦理观念和高度的社会责任感，又离不开政府和全社会的共同参与和努力。

对全体社会成员的健康负责是公共卫生工作的核心，人人享有卫生保健是国家、集体和个人都应该承担的社会责任。中华人民共和国成立以来，许多危害人类健康的烈性传染性疾病已经基本得到控制甚至消灭，人群死亡率逐年下降，人口平均寿命不断延长。这些成就的取得，离不开国家政策、法规及措施的保障，也离不开政府在物质上的支持，更离不开全体社会成员的广泛支持、理解和配合。公共卫生工作要达到预防疾病、促进健康和提高生活质量的目的，不能单靠公共卫生工作者的孤军奋战，必须依靠政府、社会、团体和公众的广泛参与才能实现。同样，对危害到全球人类健康的疾病和疫情，单靠某一个国家和地区的力量是不可能取得成效的，它要求国家与国家之间，或者国家与地区之间通力合作，共同努力，这样方能实现。因此，公共卫生工作要坚持全社会参与的伦理原则。

（二）社会公益原则

公共卫生事业的公益性是指国家的公共卫生制度和方针政策是为了谋求全体社会成员的健康利益。社会公益原则是由公共卫生事业发展的基本宗旨决定的，是公共卫生工作区别于其他卫生医疗工作的特殊性原则。"人人受益，人人共享"的公共卫生事业宗旨，要求公共卫生的制度设计和政策制定必须紧紧围绕为全体社会成员谋求健康利益这一基本要求。无论是 1977 年第 30 届世界卫生大会通过的"2000 年人人享有卫生保健"的决议，还是进入新世纪后世界卫生组织（WHO）又一次提出了 21 世纪"人人享有卫生保健"的全球卫生总目标，都是世界性的面向人类社会提出的整体的健康方向和目标。其实施步骤贯穿了"预防为主"的公益性思想，并最终实现健康社会效益的最大化——人人享有健康保健，社会进入基本健康状态。

我国的公共卫生制度和政策是否符合社会全体成员的利益，是否体现人人享有基本卫生保健权利，是否与经济和社会发展总目标相一致，是否坚持以人为本，是检验公共卫生制度设计和政策制定是否体现公益性的标准。在公共卫生事业中坚持社会公益性原则，就要求政府主导公共卫生工作，由政府主办或者购买公共卫生服务，向全体社会成员提供。公共卫生的制度和方针政策必须从维护社会全体成员的整体健康利益出发，公共卫生的资源配置也必须符合全体社会成员的健康利益。社会公益性原则同时也要求全体社会成员共同参与公共卫生工作，加强体育锻炼，形成良好的生活方式，为最大限度地维护公共健康利益而努力。

（三）社会公正原则

在公共卫生事业中，制定卫生政策、筹资和卫生资源的分配，以及公共卫生工作的奖惩都要坚持社会公正原则，这样才能体现对人群和社会的负责。社会公正原则一般包括以下几个方面的内容。

1. 公共卫生资源分配的公正 即在公共卫生领域中一定要合理分配资源，让全体社会成员都得到更好的公平和公正的对待，如此才能够确保社会的安定。资源分配的公正包括形式公正和实质公正两方面。

形式公正即"一视同仁"或者"人人平等"。每个人因为对社会的最基本贡献完全相同——每个人一生下来都同样是缔造、创造社会的一分子，应该完全相等地享有基本权利，所以在基本医疗保健需求上要求做到绝对公正，即应人人同样享有，在满足需求方面同等对待。如在"甲流"爆发时期，为达到有效预防，每个社会成员都有均等的获得甲流疫苗接种的权利，这就是形式公正。

实质公正即资源的"差等分配"，根据权利和义务对等来确定卫生资源优先分配的标准。每个人因为具体贡献的大小不同而应该享有相应不同的权利，所以在特殊医疗保健需求上要求做到相对公正。如为了整个社会在甲流流行期能获得良好的医疗服务，医务人员在疫苗有限时实行接种次序优先；当疫苗充足时，医务人员实行接种时间优先，这就是实质公正。实际上，具体公共卫生政策应该选用什么样的优先分配标准，与特定社会文化、信仰、价值取向、经济水平、科学技术发展水平等因素相关。

2. 公共卫生政策的公正　预防性公共卫生政策的基本内容，不仅包括提供面向全部社会成员的预防性卫生服务，如计划免疫等；还包括大众健康教育和改善健康环境。其要体现社会公正，即公平、公正对待全体社会成员。除此之外，在某一种疾病突然流行之时，无论是国家颁布的应对政策，还是医疗部门给予的治疗政策，均要体现社会公正的态度，即对每位患者的公平对待、公正对待，对每一场所实行同样的防控措施。只有这样，才能够确保全社会的安全，保证人民群众的健康。

3. 公共卫生奖罚的公正　即对于在公共卫生行动中做出贡献的人，社会应该予以适当奖励；对于违反公共卫生工作要求，尤其是导致公众严重健康损害的个人和群体，要做出相应的处罚。公共卫生奖罚的公正是社会有效运转的控制机制。其方式包括物质、精神奖励或者两者兼有。通过公平、公正的奖罚促使整个社会群体为共同的公共卫生目标而努力。同时，公共卫生工作者在卫生执法过程中，要排除来自各方面的干扰，从人民群众和整个社会利益出发，秉承公正原则，执法必严，违法必究，不徇私情，保证卫生法规的贯彻执行，保障人民群众的健康利益。

（四）互助协同原则

互助协同原则是对公共卫生行动涉及的社会成员的原则要求。互助，不仅是社会成员的一项公民权利，更是一项公民义务。互助协同原则强调社会成员在公共卫生工作中的社会责任，以及应该承担的义务。一方面，在实施公共卫生行动时，公共卫生机构和工作人员势必会影响或侵犯个体权益。但作为社会成员的个体要充分理解公共卫生行动对个体、群体及全社会健康的重要性，以积极合作的态度参与到公共卫生行动的实施中来。另一方面，当个体行为将影响到他人或者群体健康时，要主动约束自己的行为，并采取积极有效的措施，控制自身行为给他人和社会带来的负面后果。只有通过全民参与，每个社会成员承担起促进公共卫生的社会责任，才能共同推动公共卫生事业的发展，提高社会群体健康水平和生活质量。

公共卫生工作中的互助协同原则充分体现了个人与社会的复杂关系。人不是孤立的存在，而是在人与人之间结成的关系网中社会性的存在。人与人之间的互助合作推动了人类社会的发展和进步。可以说，没有互助合作，就没有公共卫生事业。因此，互助协同原则强调个体不仅追求自己的公共卫生权益，也应尊重和维护他人的公共卫生权益。

互助协同原则还强调公共卫生与每个人密切相关，所有社会成员具有促进公共健康的共同责任。现代社会中的个体、民族、地区和国家之间联系变得日益紧密，经济全球化的高度发展，人口流动性的增大，通信手段的日新月异，交通工具的日益便捷等，可以使一种病原体在几十个小时之内从疫源地传遍世界各主要城市，进而向中小城市、农村蔓延。因此，公共卫生问题的解决，不能仅局限在某个国家、某个地区，而是要求世界各国、各地区共同努力、密切合作，只有这样，才能真正实现问题的解决。

（五）信息公开原则

信息公开原则是针对公共卫生工作中公民享有知情权而提出的。信息公开原则强调，在公共卫生工作中，要尊重公民的知情权，尤其是在突发公共卫生事件中，政府必须做到信息公开、透明，让公众及时、准确了解到相关信息。信息公开原则要求医疗卫生行政部门要面向公众对流行病疫情、公民健康状况等健康数据予以公开；对政府公共卫生政策、措施等信息予以公开。

2003 年的"非典"使中国人第一次感受到公共卫生事件中信息公开的重要性。在"非典"爆发初期，政府并未官方正式报道相关的"非典"疫情，导致民间流言混杂，造成民众恐慌，使得"非典"疫情进一步扩大。后来政府如实公布疫情，官方解释"非典"的严重性并宣传其可控性，采取了一系列配套的有效应对措施，如建立疫情一日一报制度、疫情统计零报告制度等，使得民众恐慌得以缓解，抗击"非典"工作在政府和民众的共同配合下走上正轨，并取得重大成就。"非典"过后，国务院颁发了《突发公共卫生事件应急条例》，并修改了《中华人民共和国传染病防治法》，确立了对突发公共卫生事件的快速处理机制。当公共卫生事件突发时，任何单位和个人不得隐瞒和谎报疫情，国务院卫生行政部门负责向全社会发布突发公共卫生事件的信息，信息发布要求及时、准确和全面。公共卫生工作者通过网络、报纸、电视及其他传播媒体，及时、准确地向社会公众传播有关信息，既充分尊重公众的知情权，又有利于消除人们的恐慌心理，更有助于发动全社会积极参与到公共卫生行动中，从而取得突发公共卫生事件处理的主动权。

第二节　卫生防疫的伦理要求

卫生防疫事业利国、利民。卫生防疫事业的健康发展离不开全体社会成员的积极参与，也离不开对公共卫生工作者的伦理要求。在卫生防疫工作中，公共卫生工作者必须担负起道德责任，用相应的职业道德规范约束自己的职业行为。

一、概述

对卫生防疫的含义、内容和特点的把握，有助于理解卫生防疫的伦理要求。

（一）卫生防疫的含义

卫生防疫有狭义和广义之分。狭义的卫生防疫是指为了预防、控制疾病的传播而采取的一系列措施，以防止传染病的传播流行。广义的卫生防疫是指卫生防疫站的卫生防疫工作，包括卫生监督和疾病控制两大部分。本章从狭义的卫生防疫，即对疾病的防控介绍卫生防疫的伦理要求。

（二）卫生防疫的内容

卫生防疫主要包括疾病预防控制、卫生监督检测、预防技术咨询与服务、基层防疫人员培训和卫生健康教育的业务技术指导，以及流行病防治、计划免疫、地方慢性病防治、结核病防治、性病防治、寄生虫病防治、食品卫生、环境卫生、劳动卫生、放射卫生、学校卫生、健康教育、卫生检验、预防医学等。

我国一直坚持卫生防疫事业的建设，取得了很大的成绩，尤其是对各种传染病的控制和监测，逐渐消灭了各种传染病的发展和流行。

（三）卫生防疫的特点

卫生防疫工作具有社会性与全球性、公益性与福利性、复杂性与艰巨性等特点。

1. 社会性与全球性　卫生防疫工作的社会性表现在卫生防疫工作为社会健康利益服务，其一切工作以大多数人民群众的健康需求为出发点。卫生防疫工作的社会性还表现在卫生防疫工作正常、有效的开展离不开社会的支持。经济全球化的高度发展、人口流动性的增大、通信手段的日新月异、交通工具的日益便捷等，使得一种病原体在几十小时之内从疫源地传遍世界各主要城市，进而向中小城市、农村蔓延，因而卫生防疫工作的全球性特点凸现出来。

2. 公益性与福利性　一般来说，社会卫生事业是政府实行一定福利政策的社会公益事业，卫生防疫工作的开展是实现这种公益事业、造福社会公众的有效途径。其实施步骤贯穿了预防为主的公益思想，并最终实现健康社会效益的最大化——人人享有健康保健，社会进入基本健康状态。

3. 复杂性与艰巨性　卫生防疫工作的复杂性是指卫生防疫工作的自然环境庞杂多变，社会条件方方面面，工作对象千差万别，工作效果显现多样，所需知识丰富多彩。卫生防疫工作的艰巨性表现在任务重、要求严、时间紧、难度大。卫生防疫工作关系到广大人民群众的健康安危，关系到社会的繁荣稳定，还关系到子孙后代的幸福。任重而道远，必须严肃认真对待。

二、疾病防控的伦理要求

卫生防疫即疾病防控，属于公共卫生范畴。面对不同类型的疾病，预防与控制的伦理要求有所不同。

（一）传染病防控的伦理要求

传染病是指由各种病原体引起的能在人与人、动物与动物或人与动物之间相互传染的疾病。传染病具有传染性，能迅速在人群中散播，影响公众健康，社会危害性大，是从古至今危害人类健康的第一杀手。随着免疫技术、抗生素、公共卫生等医学知识和技术的进步，人类在与传染病的斗争中取得了辉煌的成就，也总结出了传染病防控的伦理要求。

1. 坚持预防为主、防治结合　传染病的治疗固然重要，但预防工作同样不可小觑。当前我国传染病防治任务依然艰巨，要坚持预防为主、防治结合的思想。各级政府应当组织开展群众性卫生活动，进行预防传染病的健康教育，倡导文明健康的生活方式，提高公众对传染病的防治意识和应对能力，加强环境卫生建设，消除鼠害和蚊、蝇等病媒生物的危害；有计划地建设和改造公共卫生设施，改善饮用水卫生条件，对污水、污物、粪便进行无害化处理；国家实行有计划的预防接种制度；对传染病患者、病原携带者和疑似传染病患者进行隔离管理等。

在实际工作中，传染病预防控制的主要措施：

（1）管理和控制传染源　传染源是指体内有病原体寄生繁殖，且能排出病原体的人或动物。消灭传染源或使传染源无害化的工作称为管理传染源。对传染病患者要做到早发现、早报告、早隔离、早治疗。

（2）切断传播途径 传染病从患者或病原携带者再传染给健康人，中间需要特定的传播途径。常见的传播途径有呼吸道传播、肠道传播、接触传播、虫媒传播。有些传染病如乙型肝炎还可通过输血、性交、分娩等途径传播，也可以由母亲通过胎盘传给胎儿。要采取相应的措施，切断传播途径。

（3）通过预防接种和药物预防，保护易感人群 注射或服用有预防疾病作用的疫苗、菌苗，使人获得对相应疾病的抵抗力，预防传染病的发生和流行。有些传染病，目前还没有有效的疫苗来预防，但有些药物能起到一定的预防作用。

2. 遵守法律规定，及时收集和上报疫情 2003年传染性非典型肺炎过后，我国已经建立起相对完善的传染病疫情上报制度。传染病疫情报告是为各级政府提供传染病发生、发展信息的重要渠道，也是政府决策者准确掌握事件动态、及时正确进行决策与有关部门及时采取预防控制措施的重要前提。

依据《中华人民共和国传染病防治法》《突发公共卫生事件应急条例》《突发公共卫生事件与传染病疫情监测信息报告管理办法》《传染病信息报告工作管理规范》《传染病监测信息网络直报工作技术指南》制定的传染病疫情报告制度要求：各级疾病预防控制机构或者医疗机构，接到任何单位和个人报告的传染病患者或者疑似传染病患者后，要认真做好疫情记录，登记报告人、报告电话、报告事件，疫情发生时间、地点、发病患者数、发病原因等，并立即电话报告上级疾病预防控制机构与同级卫生行政部门，同时进行调查核实。责任报告单位和责任疫情报告人发现甲类传染病和乙类传染病中的肺炭疽、传染性非典型肺炎等按照甲类管理的传染患者或疑似患者时，或发现其他传染病和不明原因疾病爆发时，应于2小时内将传染病报告卡通过网络报告。对其他乙、丙类传染病患者、疑似患者和规定报告的传染病病原携带者在诊断后，应于24小时内进行网络报告。不具备网络直报条件的医疗机构及时向属地乡镇卫生院、城市社区卫生服务中心或县级疾病预防控制机构报告，并于24小时内寄送出传染病报告卡至代报单位。公共卫生工作人员要遵守法律规定，主动关注、及时收集、准确上报疫情，这既是公民的法定义务，也是公共卫生工作者的伦理要求。

3. 严格执行隔离和消毒措施 传染病的危害不仅在于损害患者本人的身心健康，还在于传染他人，形成群体感染。在2003年非典型肺炎发生之初，由于人们对这种传染病所知甚少，加之隔离和消毒措施不到位，曾经造成大面积的传染。在经过了极其惨痛的教训之后，公共卫生工作者总结出一系列预防和控制传染病流行的方法，严格执行隔离和消毒措施就是其中之一。

隔离消毒是传染病管理与防治工作中最重要的环节，也是公共卫生工作者与传染病斗争的重要内容。传染病隔离是将传染患者及带菌者在传染期间安置在指定的地点与健康人群分开，以便于治疗和护理。在隔离的方式中，住院隔离是最合理、最安全的隔离方式。发现有人患传染病后，要送传染病医院或设有传染病专门病区的医院进行治疗。轻型患者或一些康复期患者在家中采取隔离措施时，一般要求患者在家庭中独居一室，使用专用日常用品，饮食、洗刷等生活与健康人分开，患者所用过或接触过的物品必须进行消毒，隔离期是根据该病的传染期所规定的，过长或过短都不妥。这样既有利于防止传染病的蔓延，也有利于患者的康复。消毒主要是采取有效措施杀灭传染病患者有可能散播的细菌、病毒或其他传染源，对象包括居住的场所、日常用品、排泄物、分泌物、接触使用过的医疗器械等。与传染病接触的医务人员，在离开病区时，必须采取消毒措施，避免将传染源带出病区。公共卫生工作者必须以高度的道德责任感，切实按照科学方法做好传染病的隔离和消毒工作，避免因自己工作疏忽给人民大众的健康带来严重威胁。

4. 尊重传染病患者的人格和权利　传染病患者是传染病的受害者，其本人不应该为传染病和传染病的蔓延负责，理应与其他疾病的患者一样得到尊重。例如，部分性病患者是因为性关系混乱而染病，但患者本人并没有故意染病的动机，不能为疾病本身负责。但在现实社会中却对该类患者给予了极大的道德与舆论压力，因此性病患者本身既担心治疗的时间、费用、后遗症等问题，又担心亲戚、朋友知道真相后丢面子、受歧视，还担心传染家人，其内心充满恐惧、后悔、自责、焦虑不安等强烈负面情绪。公共卫生工作者在处理相关事宜时，要与对待一般传染病患者一样，热情、细致、耐心、周到，维护其自尊心，取得患者的主动配合。

传染病患者、病原携带者和疑似传染病患者享有隐私权、不受歧视权和自由活动权等权益。在工作中，公共卫生工作者要尊重其各项正当权益。传染病患者享有隐私权，《中华人民共和国传染病防治法》明确指出：故意泄露传染病患者、病原携带者、疑似传染病患者、密切接触者涉及个人隐私的有关信息、资料的行为将被依法处罚。同样，为患者保守医疗秘密也是医务人员的基本道德义务。值得注意的是，保密有一个前提和限度，即不能危害他人和社会的利益。公共卫生工作者除了尊重传染病患者的隐私权外，还应该尊重其不受歧视的权利。《中华人民共和国传染病防治法》明确指出：任何单位和个人不得歧视传染病患者、病原携带者和疑似传染病患者。《艾滋病防治条例》和《中华人民共和国就业促进法》也对艾滋病病毒感染者享有平等就业等权利做了明确的规定，指出用人单位招用人员，不得以是传染病病原携带者为由拒绝录用，以法律形式对传染病患者遭受的就业歧视加以明令禁止。除此之外，传染病患者还享有自由活动权，在需要工作对象配合公共卫生工作而限制其人身自由时，必须有科学和法律的客观依据，不得任意剥夺个体的行动自由权。强制隔离的人员必须限制在已经确诊、疑似病例和密切接触者范围内，对于来自疫区但没有任何可疑医学指证的健康人，不得限制其人身自由。

（二）慢性非传染性疾病防控的伦理要求

慢性非传染性疾病简称"慢性病"，在临床实践中，具有代表性的慢性病主要有心脑血管疾病、恶性肿瘤、糖尿病、慢性呼吸系统疾病、精神病等。慢性病主要造成脑、心、肾等重要脏器的损害，易造成伤残，影响劳动能力和生活质量，给社会和家庭带来沉重的经济负担。2015 年 4 月 10 日国家卫计委（现国家卫生健康委员会）例行新闻发布会上发布了《中国疾病预防控制工作进展（2015 年）》。该报告称慢性病综合防控工作力度虽然逐步加大，但防控形势依然严峻，脑血管病、恶性肿瘤等慢性病已成为主要死因，慢性病导致的死亡人数已占到全国总死亡的86.6%，此前为85%，而导致的疾病负担占总疾病负担的近 70%。由此可见，慢性病已成为严重威胁人民健康的重要公共卫生问题，所以其预防和控制十分重要，对公共卫生工作者提出了相应的伦理要求。

1. 积极开展健康教育，促进人们自觉采取有益于健康的行为和生活方式　慢性非传染性疾病的发生与吸烟、酗酒、不合理膳食、缺乏体力活动、精神因素等不健康的生活方式和不良行为习惯有关，这些因素是可以通过健康教育进行干预的。公共卫生工作者要通过多种多样的健康教育活动，如开展健康知识讲座、印发健康知识手册等，普及和传播健康知识和各种健康问题的解决办法，转变对卫生保健问题的态度，建立健康信念；促使人们自觉采纳有益于健康的行为和生活方式，转变行为，控制不良行为和危险因素，预防慢性非传染性疾病，促进健康和提高生活质量。

如针对合理膳食的健康教育，公共卫生工作者可以通过发放油壶、盐勺、BMI 尺和健康知识小册子等综合干预措施，达到控制体重增长的效果。因食盐和食用油摄入量超标，吸烟、酗酒等生活习惯导致的血压、肥胖、糖尿病等慢性病正成井喷趋势，合理膳食的健康教育已刻不容缓。如何合理安排一日三餐，为居民设计个性化的合理膳食结构，已经纳入我国基本公共卫生项目的健康教育管理项目。以《中国居民膳食指南》为根本依据，促进减盐、控油平衡膳食健康行为的形成，是肥胖、高血压、糖尿病及心脑血管病等慢性病最有效的防控措施。高脂血症患者通过饮食治疗和改善生活方式，如低脂饮食、控制体重、戒烟限酒等方式可以控制血脂，减少心脑血管疾病的发生。加强对健康人群、慢性非传染性疾病患者及其家属的健康教育和健康行为指导，是公共卫生工作者的基本职责。

2. 加强慢性病的监测、筛查和普查工作，履行早发现、早诊断和早治疗的道德责任　慢性非传染性疾病大多病因不完全清楚，因此要完全通过转变生活方式和不良行为习惯预防疾病是不可能的。由于慢性病的发生大都是致病因素长期作用的结果，因此做到早发现、早诊断并给予早治疗是可行的，可采用普查、筛检、定期健康检查来实现。公共卫生工作者要做好慢性非传染性疾病早发现、早诊断和早治疗（"三早"预防）的宣传工作，提高医务人员的诊断、治疗水平；加强慢性非传染性疾病的检测、筛查和普查工作；教育群众自我监护，及早发现疾病初期（亚临床型）患者，并使之得到及时、合理的治疗。在疾病初期及早采取措施，能有效延缓疾病进程，提高患者生命质量，减少个人、家庭和社会的损失。

三、职业性损害防治的伦理要求

在生产过程、劳动过程和生产环境中存在的各种职业性有害因素，对劳动者健康产生的各种危害称职业性损害。这种损害包括劳动者发生的职业病、与工作有关的疾病或职业多发病和职业性外伤或工伤。职业性损害会对劳动者的健康和生命带来一定的影响，早已引起了人们的重视。2013年，国家卫生计生委（现国家卫生健康委员会）公布了新修订的《职业病分类和目录》，将职业病调整为10大类132种（含4项开放性条款），新增18种。目前，职业病的发病率正以每年60%的速度递增，对劳动者的健康和安全危害越来越严重。职业卫生以保护劳动者健康为宗旨，实现人人享有职业卫生服务，就必须全社会共同努力，公共卫生工作者必须履行自己的道德责任。

（一）依法开展卫生监督和管理，从源头控制职业性损害，对劳动者的安全和健康负责

古今中外的实践证明，职业性损害是完全可以预防和控制的。2002年5月1日起施行的《中华人民共和国职业病防治法》，在总结我国20世纪50年代初期以来所做的有关职业病防治规定的经验基础上，借鉴国际的通行做法，对可能产生或存在的职业性损害采取前期预防措施，即对可能产生职业性损害的新建、扩建、改建项目和技术改造、技术引进项目（以下统称建设项目）实施"源头"管理，规定了建设项目职业性损害评价与卫生审查制度。公共卫生工作者要严格依法行政，开展建设项目职业病危害预评价报告的审核和职业性损害严重的建设项目的职业病防护设施的设计审查工作，把好职业性损害防治关，实现职业性损害的源头控制与管理。实践证明，在建设项目可行性研究、施工阶段分别做好职业性损害预评价及职业性损害防护设施卫生审查工作，是一件事半功倍的预防措施，是防治职业性损害最有效、最经济和可行的措施，是职业性损害防治的首要环节，它实现了从源头上预防、控制和消除职业性损害，既促进企业经济发展又保护劳动者健康和安全的目的。

（二）积极开展职业健康教育、卫生监测和健康监护

公共卫生工作者要积极开展职业健康教育、卫生监测和健康检测，维护劳动者的健康。公共卫生工作者开展的职业健康教育包括进行法律法规教育，让劳动者掌握维护自身合法权益的法律武器；进行职业安全和卫生教育，让劳动者认识和掌握可能的职业病危害因素，有效预防和控制职业危害；进行心理健康教育，让劳动者实现身心和谐发展，避免职业压力带来的心理健康损害。

为了保护劳动者健康，公共卫生工作者要高度重视生产环境监测工作，以及设备检修期间职业病危害因素对作业人员的影响，加强生产设备及防护设施的维修和管理，确保卫生防护设施正常运行；定期对作业场所进行有害因素监测，测试结果在生产现场醒目位置予以公布，检测结果超标的话提出整改意见，下达整改通知单，整改情况列入各生产部门的绩效考核。

公共卫生工作者对劳动者开展的职业健康监护要以预防职业性损害为目的，督促建立企业的职业健康监护制度，实行制度化管理，按照《职业健康监护管理办法》的规定，定期对从事接触职业病危害因素的员工每年组织一次职业健康监护体检，并建立员工个人的职业健康档案，及时发现职业禁忌证和疑似者，对该类人员进行相应的工作调整、变动，必要时给予休假，减少职业病的发生。职业健康检查包括上岗前、在岗期间、离岗时和应急的健康检查，职业健康检查由省级卫生行政部门批准从事职业健康检查的医疗卫生机构承担。未经上岗前职业健康检查的劳动者不得从事接触职业病危害因素的作业；不得安排有职业禁忌的劳动者从事其所禁忌的作业。

（三）职业病诊断应客观公正，既要保障劳动者的健康权益，也需维护企业和国家的利益

职业病诊断鉴定委员会组成人员要遵守职业道德，客观、公正地进行诊断鉴定；认真审阅有关资料，保证资料的真实性、可靠性；严格按照国家职业病诊断标准进行诊断，并承担相应的责任。职业病诊断鉴定委员会组成人员对职业性损害的诊断，既要保障劳动者的健康权益，也需维护企业和国家的利益。职业病诊断鉴定委员会组成人员不得私下接触当事人，不得收受当事人的财物或者其他好处，与当事人有利害关系的应当回避。这里的"职业道德"是指职业病诊断鉴定委员会成员在职业病诊断争议鉴定的职业活动中应具有的和应遵循的基本道德，客观、公正地履行职责就是其职业道德的体现。职业病诊断鉴定委员会成员在进行诊断鉴定时，不遵守职业道德的应当对其违反职业道德的行为承担相应的责任。职业性损害患者一旦确诊，应依法享受国家规定的职业病待遇：用人单位应安排职业病患者进行治疗、康复和定期检查；用人单位对不适宜继续从事原工作的职业病患者，应当调离原岗位，并妥善安置；职业病患者的诊疗、康复费用，伤残，以及丧失劳动能力的职业病患者的社会保障，按照国家有关工伤社会保险的规定执行。

在工作中，公共卫生工作者还要对社会发展中新出现的职业性损害开展科学研究，以提高对职业病未知领域的认识，促进职业性损害预防与控制工作与时俱进。

第三节　突发公共卫生事件防控的伦理要求

突发公共卫生事件对人民的生命财产安全构成了严重威胁。历史上无数的突发公共卫生事件不仅导致大量的人员死亡，还引起了社会动荡、传染病的爆发和饥荒，严重影响了人类的健康和幸福。随着全球经济一体化和信息多元化的发展，突发公共卫生事件已成为当今世界各国、各地

区都必须认真对待的重大公共卫生问题。如何面对突如其来的突发公共卫生事件，最大限度地保护全体社会成员的生命财产安全，是摆在公共卫生工作者面前的重要现实课题。

一、概述

（一）突发公共事件的概念

突发公共事件是指突然发生，造成或者可能造成严重社会危害，需要采取应急处置措施予以应对的自然灾害、事故灾难、公共卫生事件和社会安全事件。根据突发公共事件的发生过程、性质和机制，2006年1月国务院颁布的《国家突发公共事件总体应急预案》将突发公共事件分为四类：自然灾害、事故灾难、公共卫生事件和社会安全事件。

（二）突发公共卫生事件的概念

突发公共卫生事件是突发公共事件中的一种，主要是指突然发生，造成或者可能造成社会公众健康严重损害的重大传染病疫情、群体性不明原因疾病、重大食物或职业中毒，以及其他严重影响公众健康的事件。突发公共卫生事件分为四类：重大传染病疫情、群体性不明原因疾病、重大食物中毒和职业中毒、其他严重影响公众健康的事件。

（三）突发公共卫生事件的特征

1. 突发性 突发性是指事件突然、紧迫、非预期发生的事件。突发公共卫生事件的发生往往比较突然，一般只能做一些模糊的预测。虽然突发公共卫生事件不易预测，突如其来，但其发生与转归是具有一定规律性的。①突发公共卫生事件的发生具有不可预知性。对于一个突发公共卫生事件，人们很难以最适合的方法进行准备。在事件发生之前，所需的技术手段、设备、物资和经费都不太可能有完全充分的准备，如各种重大疫情、重大食物中毒等。②突发公共卫生事件的形成是一个动态的过程，开始可能其危害程度和范围很小，对其蔓延范围、发展速度、趋势和结局很难预测或没有引起足够的重视。③突发公共卫生事件很难做出准确预警和及时识别。

2. 公共属性 突发公共卫生事件是一种公共事件，它所危及的对象不是特定的人，而是不特定的社会群体。在事件发生区域内或影响范围内的所有人，都有可能受到突发公共卫生事件的威胁和损害。如果突发公共卫生事件是传染病爆发，或引起突发公共卫生事件的原因或媒介具有一定普遍性（如食品、疫苗或药物），很可能威胁其他地区甚至其他国家。因此，突发公共卫生事件一旦发生，其影响绝不仅仅是突发公共卫生事件所在地，在很多种情况下还易引起强烈的跨地区影响，由于广泛采取公共卫生措施，又易引起社会的广泛关注。

3. 危害的严重性 突发公共卫生事件发生后，可对公众健康和生命安全、社会经济发展、生态环境等造成不同程度的危害。轻者可在短时间内造成人群的发病和死亡，使公共卫生和医疗体系面临巨大的压力，致使医疗力量相对短缺、抢救物资相对不足等，甚至冲击医疗卫生体系本身，威胁医务人员自身健康，破坏医疗基础设施；重者可对经济、贸易、金融等产生严重影响，甚至引起一定程度的经济衰退，以及对社会稳定和国家安全造成威胁。这些危害包括：①人群健康和生命严重受损。②造成心理伤害。③造成严重经济损失。④国家或地区形象受损及政治影响。

4. 紧迫性 突发公共卫生事件事发突然、情况紧急、危害严重，如不能采取迅速的处置措施，事件的危害将进一步加剧，造成更大范围的影响。所以要求在尽可能短的时间内做出决策，采取具有针对性的措施，将事件的危害控制在最低程度。许多原因不明或特别严重的突发事件发生时，由于事发突然，对所发生的事件认识不清、准备不足，使应对和处理工作更为艰难。因此，突发公共卫生事件发生后，全力以赴救治患者、迅速调查事件原因、及时采取针对性的处置措施、控制事件的进一步扩大就成为十分紧迫的任务。调查处理突发公共卫生事件的人员，必须争分夺秒，迅速、全面地开展工作，以求在最短的时间内控制事件。

5. 国际互动性　伴随着全球化进程的加快，突发公共卫生事件的发生具有一定的国际互动性。经济全球化在人员、物资大流通的同时，也带来了疫情传播的全球化。一些重大传染病可通过交通、旅游、运输等各种渠道向国外进行远距离传播。如"非典"在我国爆发的同时，我国周边地区和国家也发生了"非典"疫情；禽流感疫情在周边国家发生后，我国也发生了禽流感。这就要求各地区、各国家之间开展国际合作，共同积极面对突发公共卫生事件。

二、突发公共卫生事件的伦理要求

在我们的社会生活中，突发性的公共卫生事件并不少见，它是一种直接或间接威胁人民群众生命健康的事件。公共卫生工作者身处公共卫生事件的抗击前线，担负着处理突发公共卫生事件的重大责任，在实践中必须严格按照伦理要求去做。

（一）恪守职责，加强协作，发扬敬畏生命的人道主义精神

在应对突发公共卫生事件的时候，公共卫生工作者和医务工作者都要恪守职责，坚守好自己的工作岗位，做好自己的每一份工作。一方面在突发事件应急处理中，要迅速、果断、有效地采取控制、调查、监督检查、行政处罚等措施，认真做好突发事件信息报告、防治知识宣传等工作；另一方面，要努力防止超越职权、滥用职权的现象，特别是与多部门联合执法检查时，必须立足于自身职能，防止职责不清。协作能力也要有所加强。应对重大突发公共卫生事件需要信息报告、医疗救护、监测检验、卫生防护、科技攻关、物资保障、财力支持等全方位的协调和保障，需要在政府领导下，全民参与，各有关部门通力合作，各尽其职，绝非卫生部门一家之事，也绝非卫生部门一家所能之事。因此要求卫生工作者必须相互支持，相互协作，共同处理。公共卫生工作者要积极加强与外界的合作，如与政府部门、基层社区组织、监测机构、医疗单位、疾病预防控制机构、教育、科研、新闻媒体的合作。在国际化发展的大背景下，还需要加强与其他国家、国际卫生组织等国际卫生部门的合作，以助于共同预防和控制公共卫生灾害在国家间的蔓延。卫生工作者要发扬敬畏生命的人道主义精神。生命是宝贵的，敬畏生命是医学人文精神的一项基本要求。突发公共卫生事件的应对也要体现对人的价值和独立人格的充分尊重。卫生工作者在强调救死扶伤的同时，要充分尊重人的生命价值和人格尊严；要始终坚持将人文关怀融入医疗卫生实践中，始终坚持以保障和维护人民生命健康和生命安全为自己的职业使命，使医学人文精神在应对突发公共卫生事件时得到充分的发扬。

（二）树立崇高的职业责任感和科学态度

在应对突发公共卫生事件时，公共卫生工作者要树立崇高的职业责任感，把客观的职业责任变成自觉履行的医疗道德义务。突发公共卫生事件发生后，医疗卫生环境往往更加危险和艰苦，卫生工作者在危险的工作条件下也要时刻牢记自己肩负的神圣职责，冲锋在前，确实负起对患者和公众的责任，给予受害者以最佳的救治，最大限度地保障受害者的健康和生命安全。卫生工作者要尊重科学，依靠科学，用科学的知识和科学的方法正确处理突发公共卫生事件。公共卫生工

作者要严格执行《突发公共卫生事件应急条例》等相关规定，健全相关预警系统，做好疾病预防控制及卫生监督和检测，有效保护人民生命健康。同时还要积极开展对群众的科普宣传，促进广大群众用科学的态度应对突发公共卫生事件，用科学的方法提高人民群众的自我保护能力。

（三）勇于克服困难，具有献身精神

应对突发公共卫生事件的时候，在特殊情况下，卫生工作者要不怕牺牲，不怕疲劳，勇于奉献，服务人民，全力开展应急医疗救援，认真履行救死扶伤的神圣职责。为了最大限度地保护人民群众的生命健康安全，卫生工作者必须勇于克服自身困难，迎难而上，充分发挥自己的专业特长，最大限度地救治患者。任何贪生怕死、担忧自己被感染、遗弃伤员或人为延误治疗的行为都是不符合医学伦理要求的。即使医疗条件艰苦，卫生工作者也必须临危不惧，沉着应对，竭尽所能维护人民群众的身体健康和生命安全。值得注意的是，在保障人民群众健康利益的同时，也应最大限度地保障卫生工作者的身心健康，尽可能避免其自身受到损害。卫生工作者要有足够的卫生防护措施，对遭遇不幸的卫生工作者，政府应给予本人、家属格外的照顾和补偿。

三、食品安全工作的伦理要求

食品是提供人类食用或饮用的各种原料和成品，为人类的生长发育和从事各种活动提供所需要的各种营养，是人类赖以生存和繁衍的物质基础。"民以食为天，食以安为先"。食品安全与人类的健康息息相关，食品安全工作在公共卫生工作中占有不可替代的重要位置。食品安全关系到广大人民群众的身体健康和生命安全，关系到经济的健康发展和社会稳定，关系到政府和国家的形象，已经成为衡量人民生活质量、社会管理水平和国家法治建设的一个重要方面。公共卫生工作者在食品安全工作中要承担起重要的伦理责任。

1. 加强食品安全宣传，履行社会道德责任　普及食品卫生安全常识、加强食品卫生与安全是食品安全工作的第一任务。公共卫生工作者要根据社会成员的年龄、性别、环境、信仰、健康状况等的不同进行分类指导，开展有针对性的食品卫生与安全宣传教育，促进全体社会成员吃得放心、用得安心，使食品生产者、经营者、执法监管人员及消费者都充分认识自身在维护食品安全中肩负的社会道德责任。通过食品卫生安全常识的普及，使社会成员主动掌握食品卫生知识，正确选择食品。公共卫生工作者的宣教主要包括与食品卫生有关的法律、法规知识；食品包装标识知识；食品感官检验知识；食品加工贮藏、烹饪、食用知识；食品及原料有关安全特性知识；食品与疾病关系的知识等。要充分发挥媒体的作用，利用广播、新闻、电视、网络宣传绿色食品、安全食品，以及优秀企业和放心企业。正确引导社会成员安全消费、理性消费、科学消费。建立比较完善的食品安全教育工作机制，初步形成由各级领导、各种社团、消费者共同参与的多方位宣传教育网络体系，使食品安全常识和法律知识得到普及。

2. 经常开展食品卫生检查和安全检测，履行其职业义务和法律责任　食品卫生主要是指食品生产、原料加工、贮藏、运输、销售等一系列环节都要符合国家制定的食品卫生标准。食品卫生监督和管理者要经常开展食品卫生检查，检查的内容包括原材料的质量、配料与辅料的质量与数量、加工者的身体健康要求、加工工具与机械的安全性、加工过程的安全、加工场所的卫生条件、储存条件与期限、食品运输的卫生要求与条件等，任何一个环节出现问题都会直接或间接地影响食品的卫生与安全，进而影响消费者的生长发育和身体健康。食品安全检测是按照国家指标来检测食品中的有害物质，主要是一些有害有毒的指标的检测。2009 年 6 月《中华人民共和国食品安全法》正式实施，表明我国政府对食品安全的高度重视和保证食品安全的决心。食品卫生

监督和管理者要依据相关法律法规等，对食品安全进行有效监管。食品卫生监督和管理者要各司其职，通过开展有效的食品卫生检查和食品安全检测，加强对食品卫生与安全的管理，履行其义务和法律责任，真正实现食品卫生与安全目标。

3. 妥善处理食物中毒事件，防止继续危害群众 在食品安全工作中，食物中毒是威胁人类个体健康的首要因素。食物中毒后受害者通常会表现为恶心、呕吐、腹痛、腹泻、头晕、头痛等多种症状，严重的甚至会出现死亡。食物中毒成为近年来严重威胁人们生命安全的重要症状。因此在食品安全工作中，公共卫生工作者能否妥善地处理食物中毒事件，防止继续危害群众显得尤为重要。卫生行政部门在接到食物中毒或者疑似食物中毒事故报告后，应迅速组织卫生工作者对中毒人员和中毒食物采取紧急处理。对中毒人员采取的处理措施包括停止食用可疑中毒食品；采集中毒人员的血液、尿液和吐泻物标本，以备送检；迅速排毒处理，包括催吐、洗胃和导泻；对症治疗和特殊治疗，如纠正水和电解质失衡，使用特效解毒药，防止心、脑、肝、肾损伤等。为了防止食物中毒继发，卫生工作者要对中毒食品采取控制处理：封存造成食物中毒或者可疑导致食物中毒的食品及其原料；封存可能被污染的食品用具，并责令进行清洗消毒；责令收回已售出的中毒食品或有证据证明可能导致食物中毒的食品；采集剩余可疑中毒食品，以备送检。封存要使用封条，封条加盖卫生行政部门印章，并制作卫生行政控制决定书；在封存之日起 15 日内完成检验或卫生学评价，属于被污染的食品，做出销毁的行政处罚决定。属于未被污染的食品，予以解封。根据不同的中毒食品，对中毒场所采取相应的消毒处理。同时注意收集与中毒事件有关的违反《中华人民共和国食品卫生法》的证据，做好对肇事者追究法律责任的证据收集工作。卫生行政部门要组织调查小组进行现场卫生学和流行病学调查，填写《食物中毒事故个案调查登记表》和《食物中毒事故调查报告表》，撰写调查报告，并按规定报告有关部门。

【思考题】

1. 什么是公共卫生，与医疗卫生有何区别？
2. 职业性损害预防与控制的道德特点是什么？
3. 突发公共卫生事件的伦理要求有哪些？
4. 大豆是营养丰富的食物，富含氨基酸，但大豆中的氨基酸中缺乏含硫氨基酸。巴西坚果中有一种富含甲硫氨酸和半胱氨酸的蛋白质。为进一步提高大豆的营养品质，1994 年 1 月，美国先锋（Pioneer）种子公司的科研人员尝试将巴西坚果中甲硫氨酸和半胱氨酸的蛋白基因转入大豆中。研究结果表明，转基因大豆中的含硫氨基酸的确提高了，但这种转基因大豆一部分人吃后有过敏反应，随后该研究被终止。进一步的实验和统计表明，对这种转基因大豆有过敏反应的人群恰恰是对巴西坚果过敏的人群。

讨论：转基因食品安全吗？转基因技术是否符合道德呢？

医学科学研究是人类为防病治病、增进健康、提高生命质量而进行的探索性和创造性的实践。很多医学研究都涉及人体，凡是涉及人的生物医学，其研究的最终目的都是促进医学科学发展，维护人体健康。因此这是必需的，但是又不可随意进行，不可滥施。对生命医学研究要遵循一定的道德规范，降低伦理风险，尤其在涉及人的生物医学研究过程中更要遵循严格的伦理规范，进行严格的伦理审查，以确保医学科学研究健康有序进行。

第一节　概　述

一、医学科研的含义与特点

（一）医学科研的含义

医学科学研究（简称医学科研或医学研究）是指以客观的人体生命现象作为研究客体，运用科学的手段和方法，认识和揭示人体生命的本质结构功能及其发生、发展客观规律的探索性实践活动。

医学科研的目的是为了揭示生命、健康和疾病发生、发展的内在规律，探索保障人类健康、战胜疾病的有效方法和途径，提高人类的生命质量和健康水平。因此，医学科研在医学事业发展中占有重要地位。由于医学研究的探索性和不确定性，导致研究过程中潜在一定的负面效应，这就对医学研究者提出了更高的伦理要求，要严格规范其医学研究行为。

（二）医学科研的特点

1. 研究的复杂性　到目前为止，作为医学研究对象的人，仍然还有很多奥秘。因此，人体医学研究本身就具有复杂性。不仅如此，人体医学研究的复杂性还表现在研究过程的复杂性、研究结果的复杂性和研究影响的复杂性。医学科学研究过程的复杂性不仅取决于研究对象的复杂性，更取决于研究本身的复杂性。无论是对人的生命群体和个体的观察归纳，还是对群体和个体的实验分析都存在干扰因素多、可重复性验证困难，以及过程的连续性、可控制性和客观性等特征。

2. 研究的伦理性　医学研究本身就存在"科学的"与"伦理的"一致性、协调性与对立性、冲突性的二律背反。但更应看到，在人体医学研究中，存在着研究探索实践的禁区，这就需要在研究的科学性与受试者的权益保护之间寻找平衡。因为它不仅仅是一项科学研究，还涉及人类的生命、健康、尊严和人类个体的本质问题。医学研究必须遵守的伦理标准是加强对人类受试者的尊重并保护他们的健康和权利。

3. 受试者权益的优先性　受试者在研究中的地位决定了受试者权益的优先性。由于前期动物研究的局限性和人体研究的复杂性，大多数人体医学研究都可能具有不确定的风险和负担，从而导致受试者遭受研究的风险和伤害。受试者在研究中常常处于被动地位，因此需要特别的保护。出于伦理学上"人是目的"的原则，有必要坚持受试者利益优先的原则，把受试者的安康放在优先地位，其次才是科学和社会的利益。《赫尔辛基宣言》（2013）前言中明确指出"在涉及人类受试者的医学研究中，研究受试者的个体安康必须优于其他所有利益"。

4. 信息的不对等性　在一个标准的人体医学研究中，受试者与研究者的地位差异十分明显。虽然受试者自愿参与医学试验，受试者与研究者理应具有平等的地位，但是由于医学研究的专业性很强，大多数受试者并不具备与医学研究相关的知识和信息，因此需要依赖研究者获得相关的知识和信息，这就造成了双方地位与信息的不对等。

5. 研究与行医的差异性　依据《贝尔蒙报告》，区分生物医学研究与常规的行医是很重要的，只有这样，才能决定应评审哪些行为以保护受试者。科研和行医的区别是模糊的，因为二者能同时发生（例如：评价治疗的科研）。如果没有仔细对"试验"和"科研"下定义，明显偏离医疗常规的行医常被称作"试验"。"行医"大多指的是为增进患者健康而采取具有一定成功希望的措施。行医的目的是为个人提供诊断、预防性治疗及康复治疗。相反，"科研"指的是为测试一种假设而采取的行动，以便获得结论以发展或增长概括性的知识。科研一般有一个方案：包括目标及到达目标所需的步骤。当科研是用来评价一种治疗的安全性和有效性时，科研和行医可同时进行。至于这一行动是否需要评审，总的原则是如果行动中有任何科研的成分，那么这一行动将接受评审，以此保护受试者。当一个医生严重偏离正规行医准则的时候，创新本身并不构成科研。一个新的没被测试过或不同的"试验"操作并不自然归属于科研。然而，全新的操作应在早期就作为正式科研的目标，以便确定它们是否安全和有效。因此，要求把主要的创新并入正式的科研课题是医疗机构伦理委员会的职责。

二、医学科研的伦理要求

1. 动机纯正　医学的进步是以医学研究为基础的，医学科研的动机是为了推进医学科学的发展，使其更好地维护和促进人类的健康。为此，医学科研人员在选择课题、课题设计等方面首先要尊重科学，忠于职守。其次，考虑国家、社会的利益和广大人民群众的健康需求，把常见病、多发病和严重危害人民生命健康的疾病作为研究的重点。也就是说，科研选题的内容和方向要服从以上的动机要求。

2. 科学严谨　无论什么专业，科研人员的职业精神和职业伦理都应当是坚持实事求是，忠于客观事实，服从真理。诚实是医学科研的灵魂和医学科研人员的良心，学术不端行为则从根本上违反了诚实原则。学术不端行为是指在确立研究计划、从事科学研究、评审科学研究，以及报告研究结果中的捏造、篡改、剽窃、伪造行为。这不包括诚实的错误和对事物的不同解释和判断。学术不端是由于研究者缺乏起码的科研道德而进行的欺骗行为，表现形式有弄虚作假、杜撰捏造、抄袭剽窃。这些行为不仅在学术上毫无价值，而且还会从根本上违反科学原则，造成严重恶劣的后果，有害无益。

3. 敢于质疑　医学科学研究的根本价值体现在创新性，创新就是破旧立新，正所谓不破不立，而怀疑就是创新的开始。医学科研人员在遵从一定的科研准则和科学依据的前提下，要以一种敢于批判、质疑的精神对待已有的知识成果和已知的医学科学研究假说。敢于怀疑是科学精神的具体体现，人类历史上无数的发明创造都源于质疑和创新。怀疑精神是医学科学创新的前提，是医学科学发展的动力。

4. 团结协作 团队意识是医学科学研究人员的重要素质，现代的医学科学往往需要跨专业、跨部门甚至是跨学科的团结协作，科研成果便是集体劳动、集体智慧的结晶。团队协作是医学科研固有的特性，尤其是现代医学研究更是如此。团队意识主要体现在科研协作精神。科研协作精神主要表现为协作者之间相互平等，相互尊重；协作者之间资源共享，相互支持；协作者之间信守诺言，遵守协议，资源和成果分配实事求是，公平公正。

5. 成果公开 医学科研工作在保守国家秘密和保护知识产权的前提下，科研人员要主动公开科研过程、结果及相关信息，追求科研的社会效益最大化。传统的公开性强调，只有公开了的成果在科学上才被承认和具有效力。在强调知识产权的今天，科学界强调公开性，旨在推动和促进全人类共享公共知识产品。科研人员对疾病规律、发病机制等研究成果只享有优先使用权，不享有占有权。

第二节 人体试验与伦理

纵观医学发展史，人体试验与近、现代医学的产生和发展息息相关，这往往成为医学发展的必要条件。任何一项新干预措施、新药物，无论事先做过多少次动物实验，在推广应用到人类身上之前，必须经过人体试验。同时，在人体试验历史上，也曾发生过许多违背人类伦理的事件。因此，人体试验本身就成为一项两难的伦理难题，这就要求医务人员和研究人员深刻把握并遵循人体试验的伦理原则和伦理规范，发挥人体试验的价值，在法律和伦理的框架内开展人体试验。

一、人体试验的含义与类型

（一）人体试验的定义

人体试验是指采用现代物理学、化学和生物医学研究形成的医疗卫生技术或产品，以人体作为受试对象进行研究或试验性应用的活动。人体试验包括以下活动。

（1）采用现代物理学、化学、生物学、中医药学和心理学等方法对人的生理、心理行为、病理现象、疾病病因和发病机制，以及疾病的预防、诊断、治疗和康复进行研究的活动。

（2）医学新技术或者医疗新产品在人体上进行试验研究的活动。

（3）采用流行病学、社会学、心理学等方法收集、记录、使用、报告或者储存有关人的样本、医疗记录、行为等科学研究资料的活动。

（二）人体试验的类型

1. 根据人体试验发生原因的不同分类 可分为天然试验和人为试验两大类。

（1）**天然试验** 天然试验是不对试验对象进行任何干涉，不受研究者控制的在天然条件下（如战争、旱灾、水灾、地震、瘟疫及疾病高发区等）的人体试验。这种实验的开始、发展、结束都是自然演进的结果，与研究者的意志无关。这种研究更多的是一种观察性、回顾性的分析和总结，不存在人为控制，因此不存在严格的道德问题。

（2）**人为试验** 一般指按照随机的原则，对受试者进行有控制的观察和研究，以验证假说。

2. 根据人体试验中受试对象及其参与意愿的不同分类 可分为自体试验、自愿试验、欺骗试验和强迫试验。

（1）自体试验 自体试验是指研究人员利用自己的身体进行的试验研究，以获得相关数据信息。

（2）自愿试验 自愿试验是指受试者在一定的目的支配下自愿参加的试验，这种目的可能是社会的、治疗的或经济的。在此试验中，研究者与受试者完全处于平等的地位，是人体试验中最常见的一种。

（3）欺骗试验 欺骗试验是指针对风险较大的试验，为了达到某种目的，研究人员利用受试者的某种愿望而编造谎言或故意不提供准确信息，欺骗受试者参与的试验。欺骗试验是不符合医学伦理的。

（4）强迫试验 强迫试验是指研究人员利用强大的压力（军事、政治、行政关系等），迫使受试者不得不参加的试验。这实际上违背了受试者的意愿，是不符合医学伦理的。

（三）人体试验的伦理意义

1. 人体试验是医学发展的客观需要 医学的发展需要观察和试验两种手段。医学实验中包括仪器实验、体外实验、动物实验和人体试验。人体试验是伴随着医学始终的客观存在。《淮南子·修务训》记载："神农……尝百草之滋味，水泉之甘苦，令民知所避就。当此之时，一日而遇七十毒。"古医籍中类似的记载还有很多。神农尝百草，一日遇七十毒，虽带有神话色彩，但反映了人类早期的医学活动是离不开人体试验的。纵观医学史，几乎所有重大的医学成就都与人体试验有关。人体试验是医学产生和发展的必要前提，贯穿于医学发展的始终。

2. 人体试验是保障患者健康的必要手段 人体试验不仅在历史上客观存在，而且在现在和将来也必然存在。要保障患者健康，要发展医学科学，就不可避免地要进行人体试验。

科研成果的价值必须经过人体试验的验证阶段。由于人和动物存在种属的差异，所以用动物复制的疾病模型与人的疾病总有一定的差异，而且人类还有某些特殊的疾病不能用动物来复制这些疾病的模型。因此，任何一项通过动物实验而取得的科研成果，在推广运用于人类之前，必须经过人体试验进一步验证其临床价值，方能正式推广应用。

总之，符合治疗、诊断、基础理论研究等医学目的的人体试验，是当代医学发展所必需的。它对人类防病治病、增进健康所起到的重要作用是显而易见的。有人称它是现代医学的中心支柱。

二、人体试验的伦理原则

依据《涉及人的生物医学研究伦理审查办法》（2016）、《赫尔辛基宣言》（2013）和《涉及人的生物医学研究国际伦理准则》（2002）等相关规定，涉及人的生物医学研究要符合以下伦理原则。

（一）知情同意原则

人体试验中贯彻知情同意原则，主要包括尊重和保障受试者是否参加研究的自主决定权；严格履行知情同意程序；禁止使用欺骗、利诱、胁迫等手段使受试者同意参加研究；允许受试者在任何阶段无条件退出研究。

知情同意是人体试验领域中最重要的伦理原则，在法律上是受试者与研究者双方共同的保障。知情同意原则是医学伦理学基本原则的自主原则、尊重原则在人体试验过程中的具体体现，是受试者权益保障的基础。在人体试验过程中，知情同意的内容和形式必须经伦理委员会审查。《纽伦堡法典》明确规定：受试者的自愿同意绝对必要。《赫尔辛基宣言》（2013）第 25～31 条对"知情同意"做了详细的规定。《涉及人的生物医学研究国际伦理准则》（2002）也详细介绍了知情同意原则的主要内容。依据我国的《涉及人的生物医学研究伦理审查办法》（2016），知情同意原则主要包括以下几方面内容。

（1）知情同意必须出自自愿　项目研究者开展研究，应当获得受试者自愿签署的知情同意书；受试者不能以书面方式表示同意时，项目研究者应当获得其口头知情同意，并提交过程记录和证明材料。对无行为能力、限制行为能力的受试者，项目研究者应当获得其监护人或者法定代理人的书面知情同意。

（2）知情同意书的内容　知情同意书应包括以下内容。

①研究目的、基本研究内容、流程、方法及研究时限。

②研究者基本信息及研究机构资质。

③研究结果可能给受试者、相关人员和社会带来的益处，以及给受试者可能带来的不适和风险。

④对受试者的保护措施。

⑤研究数据和受试者个人资料的保密范围和措施。

⑥受试者的权利，包括自愿参加和随时退出、知情、同意或不同意、保密、补偿、受损害时获得免费治疗和赔偿、新信息的获取、新版本知情同意书的再次签署、获得知情同意书等。

（3）知情同意的获取　项目研究者要按照知情同意书内容向受试者逐项说明，其中包括受试者所参加的研究项目的目的、意义和预期效果；可能遇到的风险和不适，以及可能带来的益处或者影响；有无对受试者有益的其他措施或者治疗方案；保密范围和措施；补偿情况，以及发生损害的赔偿和免费治疗；自愿参加并可以随时退出的权利，以及发生问题时的联系人和联系方式等。

项目研究者要给予受试者充分的时间理解知情同意书的内容，由受试者做出是否同意参加研究的决定并签署知情同意书。

（二）控制风险原则

在人体试验中，先要将受试者的人身安全、健康权益放在优先地位，其次才是科学和社会利益。研究风险与受益比例要合理，力求使受试者尽可能避免伤害。

具体而言，研究者必须保证对潜在的利益与风险做合理的权衡，且风险达到最低化。在诊断、治疗或预防中，能够直接为受试者个人带来利益的干预，必须对其存在的风险进行论证和评估，以确定这样的干预与现有的其他方法是否同样有效，对受试者同样有利；在诊断、治疗或预防中，不能直接为受试者带来利益的干预，需对其预期社会利益进行论证。如果发现研究风险超过了潜在利益，或者已经得到有利结果的结论性证据，就应该停止进行研究。只有当研究人群很有可能从研究中获益时，医学研究的正当性才能得到论证。风险与利益评估是人体医学研究中的一项复杂工作，也是医学进步与受试者利益保护之间平衡的有效措施。

（三）保护隐私原则

保护隐私原则是指切实保护受试者的隐私，如实将受试者个人信息的储存、使用及保密措施情况告知受试者，未经授权不得将受试者个人信息向第三方透露。一般说来，隐私是指个人享有的与他人和社会公益无关的纯属个人的私人信息或私人空间的权利。隐私权是使自己的个人隐私不受他人侵犯的权利。隐私权保护体现了对人的基本尊重，隐私还是个体人格和尊严形成的基础。

《赫尔辛基宣言》（2013）第23条明确提出："必须采取各种预防措施以保护研究受试者的隐私，必须对他们的个人信息给予保密，以及必须将研究给他们带来的身体、精神和社会完整性的影响最小化。"

《涉及人的生物医学研究国际伦理准则》（2002）规定，在人体医学研究中涉及的隐私保密，主要有三种情况。

第一，研究者与受试者之间的保密。个人或群体研究涉及信息的收集和储存，这些信息一旦泄露给第三方，可能造成受试者伤害或痛苦。研究者应该做好这类资料的保密工作，例如，删去能识别受试者身份的资料、限制与这些资料接触、使数据匿名化等。研究者应将准备采取的保密措施告诉未来受试者。

第二，医生与患者之间的保密。患者有权期望他们的医生和其他专业医务人员对其信息严格保密，只能披露给需要得到或有法律权利得到这些信息的人。例如，主治医师、护士或其他担任患者诊断治疗工作中的医务人员。经治医生不应将任何能识别患者身份的资料披露给研究者，除非患者对这种披露已表示同意，伦理委员会也已批准了这样的披露。

第三，遗传学研究中的保密问题。研究者如要建议利用可识别个人身份的生物学标本进行有已知临床价值或预测价值的遗传学检验，必须取得受试者个人的知情同意，必要时应取得经法律授权的代表的同意。反过来说，如果在进行一项有已知预测价值并能对某种已知遗传状况提供可靠信息的遗传学检验之前，没有取得个人知情同意或允许，则研究者必须确认生物医学标本已完全匿名化并已与个人脱离联系。这可以保证从这类研究中得不到任何有关某个特殊个人的信息或把信息返回给他们。研究人员必须对研究对象的研究数据保密，建立安全的保护措施。研究对象应被告知研究人员捍卫保密能力的限制，包括法律上的或其他方面的，以及违反保密的可能后果。

（四）医学目的原则

人体试验的目的有两种。

1. 为了治疗、诊断、基础理论研究等医学目的的人体试验 这是现代医学发展所必需的。它对人类防病治病、增进身体健康所起到的重要作用显而易见。有人称人体试验是现代医学的中心支柱。因此，具有医学目的的人体试验是道德的，应得到社会的认可。

2. 非医学目的的人体试验 非医学目的的人体试验主要发生在第二次世界大战期间。1945～1946年，国际军事法庭在德国纽伦堡对法西斯德国首要战犯进行国际审判，战犯中竟然有23名医学专家，他们的罪行是对战俘和平民进行了大量的非医学目的、主要军事侵略需要的灭绝人性的人体试验。日本法西斯"731"部队在我国东北进行人体毒气试验，实质是军事目的、战争目的、侵略目的的人体试验。在竞技体育中为了使选手躲避药检组织的检查，还有人在不断研究新型的兴奋剂等。这些都是不道德的人体试验。

（五）试验对照原则

试验设对照组进行对照试验的目的是为了比较新药与对照药物两组治疗结果的差别有无统计

学显著意义。由于临床治疗中所获得的疗效可能由药物引起，也可能由非药物因素如休息、疾病或症状自愈等引起。如果不是由药物因素引起而是非药物因素造成，称为假阳性。故需要通过实验对照来验证评价两种药物之间出现疗效的差别是否为假阳性误差，是否具有统计学显著意义，以及判定这种显著意义的把握度有多大。

人体试验设置对照组，要符合医学科学的需要，同时也要符合医学道德的要求。如设置对照组时必须采用"随机化"分配原则，即将不同年龄、性别、民族、文化、社会地位等的受试对象随机分到试验组或对照组。若有意将可能治愈的患者分到试验组，将治愈可能性很小的患者分到对照组，就不能得出正确的科学结论。这种自欺欺人的做法是弄虚作假的不道德行为。

1. 试验对照的形式　试验对照主要有四种形式：空白对照、标准对照、安慰剂对照和双盲法对照。其中涉及道德问题较多的是安慰剂对照和双盲法对照。

（1）安慰剂对照　安慰剂是指用以安慰患者而无直接治疗作用的药剂，在人体试验中，通常被用作进行药物疗效鉴定的对照剂，从而使患者主观感觉和心理因素均匀地分布于试验组和对照组。

（2）双盲法对照　双盲法对照是指研究者与受试者都不清楚所服用的究竟是试验药还是对照安慰剂，最后由独立的第三方揭盲。这样可使受试者对药物的治疗效果与不良反应的描述，以及试验者对各种反应的记录尽可能客观。它是一种排除研究者与受试者主观偏见行之有效的方法，在临床试验中占有重要地位。这样做对试验结果的判断更加客观和可靠。如果研究者知道情况，而仅患者不知道，则称单盲法。一般临床试验宜采用双盲法，单盲法只有在实行双盲法有困难时采用。

在试验对照中，安慰剂和双盲法是取得正确试验结论的前提和保证。因为只有让试验者和受试者都处于"盲"的情况下，才可以排除受试者和研究者的主观偏见和心理因素对试验效果的影响，保证试验结果的科学性、准确性，较准确地判断药物试验的实际疗效，评价某种药物的价值。

2. 使用安慰剂对照的伦理规则

（1）适合使用安慰剂对照的受试者　安慰剂对照只能用于疾病诊断明确的受试者。对诊断未明的患者做这种对照试验，会耽误患者及时确诊和正确治疗。如一位胃病患者在没有明确诊断之前，参加安慰剂的对照试验，如果是胃癌患者，就会失去早期手术的治疗机会。

（2）适合使用安慰剂对照的疾病类型　实际上，并不是对每一种疾病的临床疗效评定都得采用安慰剂，最适宜用安慰剂评价疗效的有以疼痛为主要症状的疾病，如头疼、关节疾病、心绞痛；具有神经精神背景的症状或疾病，如溃疡病、慢性胃炎、高血压、气喘等。如果疾病是致命性的（危重患者），以及有特效疗法的则不可使用安慰剂。相当多的人往往过于迷信这种方法，以为只有运用这种方法进行研究而得出的结论，才是科学的和可信的。

安慰剂对照通常不用于急、重或有较重器质性病变的患者，常用于轻症或功能性疾病患者。试验过程中，如发现患者病情有恶化趋势，须立即停止试验，并积极采取一切措施加以补救。

（六）特殊保护原则

特殊保护原则主要针对的是儿童、孕妇、智力低下者、精神障碍者等特殊的受试者，这些受试者应当予以特别保护。这些受试者特别脆弱，更容易受到胁迫或者额外的伤害。因此，所有弱势的群体和个人都需要得到特别的保护。这种特别的保护要求，仅当研究是出于弱势人群的健康需求或卫生工作需要，同时又无法在非弱势人群中开展时，涉及这些弱势人群的医学研究才是正当的、道德的。此外，应该保证这些人群从研究结果和干预中获益。

1. 当研究涉及无知情同意能力的人时，对风险的特殊限制规定 当以无知情同意能力的个人为研究受试者在伦理和科学上得到合理性论证时，那些对受试者个人无直接利益的研究所带来的风险，应该不大于对这些人的常规医学或心理学检查的风险。比这类风险轻微或很小的风险增高可能也是允许的，但这种增高必须有压倒性的科学或医学上的根据，而且是伦理审查委员会批准的。

2. 在资源贫乏的人群或社区进行研究的规定 在资源贫乏的人群或社区进行研究之前，资助者和研究者必须尽最大力量确保研究是为了针对该人群或社区的健康需求和优先事项，为了该人群或社区的利益，所研发的任何干预措施和产品或所产生的任何知识都将能为该人群或社区合理可得。涉及脆弱人群的研究，如果要征募脆弱个体作为研究受试者，必须有特别的合理性论证。他们一旦被选中，必须采取保护他们权利和福利的严格措施。

3. 涉及儿童的研究 在进行涉及儿童的研究之前，研究者必须保证：研究不能在成人中很好地进行；研究目的是为了获得与儿童健康有关的知识；每个儿童父母或法定代理人已经允许；已取得在儿童能力范围内的同意；儿童拒绝参与或拒绝继续参与研究的意愿将受到尊重。

4. 涉及精神疾患患者的研究 在对因精神或行为疾患而无足够知情同意能力的人进行研究之前，研究者必须保证：如果该研究能在有充分知情同意能力的人身上进行得一样好，则不应以这些人作为研究受试者；研究的目的是为了获得与精神或行为疾患患者的特殊健康需求有关的知识；已在每个受试者的能力范围内取得其同意，未来受试者拒绝参与研究的意向必须受到尊重。除非在例外的情况下，即没有其他合理的医学治疗方法，且当地法律允许推翻受试者的反对意见，当未来受试者缺乏同意能力的时候，可由一名适当的家庭成员或法律授权的代表按照现行法律给予同意。

5. 妇女作为研究受试者 研究者、资助者或伦理审查委员会不应将育龄妇女排除在医学研究范围之外。在研究期间有可能怀孕，本身不应成为排除或限制其参与的理由。但是对妊娠妇女及其胎儿风险的详尽讨论，是使妇女能对参与临床试验做出理性选择的前提。在这种讨论中，如果参与研究可能对在研究中怀孕的妇女及其胎儿构成危险，则资助者或研究者应该保证在研究开始之前向未来受试者提供妊娠试验和有效避孕方法。如果由于法律或宗教原因做不到这点，研究者就不应征募可能怀孕的妇女参与这种可能有风险的研究。孕妇应该被认为是符合参与生物医学研究条件的。研究者和伦理审查委员会应该确保怀孕的未来受试者充分了解参与研究对她们自己、对其妊娠、对胎儿、对其以后的子女，以及对其生育能力的风险与利益。对这一人群的研究只有当其与孕妇及其胎儿的特殊健康需求有关，或与一般孕妇的健康需求有关时才能进行，并还应尽量获得动物实验特别是致畸和致突变风险的可靠的证据支持。

三、人体试验的伦理问题

虽然依靠人体试验得出的结果控制了危害人类健康的诸多病证，符合造福人类的目的，但人体试验是带有风险的一种行为，这种风险既存在于躯体上，也存在于心理、社会适应性或经济受损上。因此，人体试验得失的判断使伦理与价值的矛盾凸显。

1. 社会利益与个人利益的矛盾 每一种新药物、新技术、新方法的广泛应用或淘汰都是建立在人体试验的基础上的。但人体试验在实施过程中，不可避免地存在着得失二重性。失败的人体试验会损害受试者的利益，从而产生社会利益与个人利益的矛盾。因此，在试验得失不明的情况下，研究者应以受试者的利益为出发点，在不会造成受试者严重伤害或不可逆损害的条件下，认真、谨慎地进行人体试验，力求获得最佳效果。

2. 自愿与强迫的矛盾 人体试验应该完全是受试者的自由选择，以自愿为前提，避免任何形式的诱导、欺骗和强迫。但是也可能存在一些并非真正意义上的自愿，如未成年人、智障患者等弱势群体由于缺乏自主选择的能力，由其监护人替代其做出参与决定，有存在强迫的可能成分。因此，以未成年人、智障患者等弱势群体作为受试者的人体试验必须取得其监护人的同意，而且事先必须经过动物和成年人试验证明其有益无害，这是开展人体试验的必要前提。

3. 主动与被动的矛盾 在人体试验中，研究者是整个试验的主持者和决策者，对试验的目的、方法、技术和途径计划周密，对试验中可能出现的偏差和问题也有所预测并能够及时施加干预，研究者处于主动地位。相比而言，受试者大多医学知识匮乏，对试验过程陌生，所以处于被动地位。因此，研究者要充分尊重受试者的人格和权利，耐心地向受试者解释说明试验的目的、意义、内容和方法，甚至危险性，在取得受试者的知情同意和自由选择后，方能进行人体试验。

4. 受试者权利与义务的矛盾 受试者是否同意参加人体试验，是否在任何研究阶段随时退出都取决于个人，这是受试者的权利。但每个公民都有支持医学发展的义务，当权利和义务发生冲突时，必须保证受试者的权利高于义务。因此，研究者必须增强权利意识，一旦发生此类矛盾，要全方位尊重受试者的权利。

5. 继续试验与终止试验的矛盾 即使受试者同意参加试验，也有权在试验的任何阶段终止试验，无论试验是否存在危险。如果试验中出现了意外或危险，无论受试者本身是否意识或感受到其存在，研究者必须立即无条件结束试验。如果受试者的退出对研究结果造成严重影响，研究者也无权拒绝和干涉，必须尊重受试者的权利，并对其健康和生命负责。

四、人体试验的伦理审查制度

确立医学科学研究伦理的关键是在伦理原则的基础上建立伦理制度，成立伦理审查委员会，把伦理审查落到实处。医学国际组织在国际医学伦理文献中多次修订完善了涉及人的生物医学研究的伦理准则，如《赫尔辛基宣言》和《涉及人的生物医学研究国际伦理准则》，我国也于2016年颁布了《涉及人的生物医学研究伦理审查办法》，加强涉及人的生物医学研究的伦理审查制度建设。

依据我国《涉及人的生物医学研究伦理审查办法》，在我国的伦理委员会要建立伦理审查工作制度或者操作规程，保证伦理审查过程独立、客观、公正。

（一）伦理审查需提交的材料

1. 伦理审查申请表。
2. 研究项目负责人信息、研究项目所涉及的相关机构的合法资质证明，以及研究项目经费来源说明。
3. 研究项目方案、相关资料，包括文献综述、临床前研究和动物实验数据等资料。
4. 受试者知情同意书。
5. 伦理委员会认为需要提交的其他相关材料。

（二）伦理审查的内容

1. 研究者的资格、经验、技术能力等是否符合试验要求。
2. 研究方案是否科学，并符合伦理原则的要求。中医药项目研究方案的审查还应当考虑其传统实践经验。

3. 受试者可能遭受的风险程度与研究预期的受益相比是否在合理范围之内。

4. 知情同意书提供的有关信息是否完整易懂，获得知情同意的过程是否合规恰当。

5. 是否有对受试者个人信息及相关资料的保密措施。

6. 受试者的纳入和排除标准是否恰当、公平。

7. 是否向受试者明确告知其应当享有的权益，包括在研究过程中可以随时无理由退出且不受歧视的权利等。

8. 受试者参加研究的合理支出是否得到了合理补偿；受试者参加研究受到损害时，给予的治疗和赔偿是否合理、合法。

9. 是否有具备资格或者经培训后的研究者负责获取知情同意，并随时接受有关安全问题的咨询。

10. 对受试者在研究中可能承受的风险是否有预防和应对措施。

11. 研究是否涉及利益冲突。

12. 研究是否存在社会舆论风险。

13. 需要审查的其他重点内容。

（三）伦理委员会审查批准研究项目的基本标准

1. 坚持生命伦理的社会价值。

2. 研究方案科学。

3. 公平选择受试者。

4. 合理的风险与受益比例。

5. 知情同意书规范。

6. 尊重受试者权利。

7. 遵守科研诚信规范。

（四）伦理审查的结论

伦理委员会经审查对研究项目做出批准、不批准、修改后批准、修改后再审、暂停或者终止研究的决定，并说明理由。伦理委员会做出决定应当得到伦理委员会全体委员的 1/2 以上同意。伦理审查时应当通过会议审查方式，充分讨论达成一致意见。

五、尸体解剖与伦理

在中西方的传统伦理观念中，人体解剖是不被认同的。随着近、现代医学的发展，一些有识之士开始突破这一禁区，探索人体奥秘，进行尸体解剖，逐渐揭开人体这一千古之谜。

（一）尸体解剖与类型

1. 尸体解剖　尸体解剖是一种病理学的基本研究方法，是对死者遗体进行病理剖验。通过尸体解剖可确定诊断，查明死亡原因，提高临床医疗水平，也可及时发现传染病和新的疾病，为科研和教学积累资料和提供标本。

2. 尸体解剖的种类　依据《解剖尸体规则》，根据我国的医学教育、诊疗实践、传统及社会风俗习惯，尸体解剖可分为普通解剖、法医解剖和病理解剖三种。

（1）**普通解剖**　限于医学院校和其他有关教学、科研单位的人体学科在教学和科研时施行。可收集用于普通解剖的尸体有两种：一是死者生前有遗嘱或家属自愿供解剖者；二是无主认领的尸体。

（2）**法医解剖**　限于各级人民法院、人民检察院、公安局及医学院校设置的法医科（室）施行。凡符合下列条件之一者应进行法医尸体解剖：一是涉及刑事案件，必须经过尸体解剖才可判明死因的尸体，无名尸体需要查明死因及性质者；二是急性死亡或突然死亡，有他杀或自杀嫌疑者；三是因工业、农业中毒或烈性传染病死亡涉及法律问题的尸体。

（3）**病理解剖**　限于教学、医疗、医学科学研究和医疗预防机构的病理科室施行。凡符合以下条件之一者应进行病理解剖：①死因不清楚者。②有科学研究价值者。③死者生前有遗嘱或家属愿供解剖者。④疑似职业中毒、烈性传染病或集体中毒死亡者。

（二）尸体解剖的意义

1. 尸体解剖是医学发展的基础和重要条件　伴随医学的发展，尸体解剖历史悠久，因为它可以确定患者生前所患疾病及其发展过程，判断死亡原因，对促进医学发展意义重大。古往今来，医学上许多疑难病证往往都是通过尸体解剖得以澄清和解决的。尸体解剖对医学的临床价值体现为"3C"，即 confirming（确定诊断）、clarifying（澄清疑问）、correcting（校正错误）。

2. 尸体解剖可以确证临床诊断　某些疑难杂症，医患之间对于诊断治疗有异议，尸体解剖可以明确判断临床诊断和治疗，并为以后同类疾病的诊断治疗提供依据。

3. 尸体解剖有助于妥善解决医患纠纷　对于医患之间有争议的诊断治疗，尸体解剖有助于探明疾病的真实情况，明确医患之间的争议和责任，妥善化解医患纠纷。

4. 尸体解剖有助于医学科学研究　对于新出现的疾病，医学界没有什么诊断治疗经验，甚至是无从发现。尸体解剖有助于人们找到治疗疾病的新方法，为医学研究和进步提供帮助。

5. 尸体解剖有利于医学人才培养　从医学教学角度讲，培养一名医学生成为有经验的临床医生，一个重要过程就是从熟悉人体生理结构到病理再到临床，从这个意义上讲，尸体解剖也是从理论到实践必不可少的一个重要环节。

（三）尸体解剖的伦理要求

1. 尸体解剖应征得死者生前同意或死后家属同意　尸体解剖要首先出于患者遗嘱、生前意愿或死后家属同意，并办理合法手续，这样才能合乎伦理并符合法律规定。

2. 尸体解剖要爱护和尊重尸体　死者将尸体献给医学，是值得人们尊重和爱护的，在尸体解剖过程中，要保持严肃认真的态度，不可有不礼貌的言语举动，要像对待活人一样地尊重尸体，并采取科学的态度。

3. 尸体解剖必须用于医学和法律目的　尸体解剖的目的是为了医学和法律的目的，弄清死者的死因，或其他医学研究的需要，或为法律目的进行死亡鉴定。除了医学和法律的需要外，不可擅自进行尸体解剖。

第三节　动物实验与伦理

在医学研究中，出于安全性和伦理的考虑，一般的程序是先进行动物实验，然后再进行人体试验。但随着人类文明发展的进程，人们逐渐认识到，动物与人类一样也是自然界大家庭的一员，因此，即使是动物实验也要遵循一定的程序和伦理原则。

动物实验是指为了获得有关生物学、医学等方面的新知识或解决具体问题而使用动物进行的科学研究。生物医学的每一次重大发展与进步几乎都与动物实验有关。因此，动物实验在医学科学研究中具有举足轻重的作用。动物实验是生命科学研究中不得不使用的手段，是人体试验的基础。只有在对动物本身生命现象进行研究的基础上，才能对人体进一步开展研究。但动物毕竟也是生命，因此动物实验存在诸多伦理争议。

一、动物实验问题上的伦理争论

在是否可以使用动物做实验这一问题上，存在着动物权利论与人类中心主义的激烈对立。

（一）动物权利论

动物权利论者认为，用动物来做实验是不合理的，是不科学的。因为动物也是有生命的道德主体，动物和人一样拥有平等的权利，人类不应该让动物来承担自己的医疗风险。

1. 动物与人一样都具有自身固有的内在价值　动物与其他一切自然物一起，构成生态的系统价值。人的内在价值值得尊重，动物的内在价值也同样应当得到尊重。

2. 动物和人都是生态伦理学意义上的道德主体　动物和人一样具有同样的道德权利。人的权利需要得到保护，动物的权利也同样应当得到保护。

3. 人和动物的生态价值是平等的　动物与人一样，都应当在生态系统中得到公平的对待。要摒弃人优于动物的传统信条，走出人类中心主义，不能任由人的意志围困、杀戮动物，不能歧视动物。要把道德权利的解放运动从人推展到动物。

4. 人具有平等保护动物的权利　承认动物具有"天赋价值"，承认动物作为道德主体的地位，人应当平等地保护动物，这种权利决定了人不能把动物当作工具对待。

5. 动物权利论　极端的动物权利论者认为，动物权利运动应当实现三大目标：完全废除把动物应用于科学研究，完全取消商业性的动物饲养业，完全禁止商业性和娱乐性的打猎和捕兽行为。

（二）人类中心主义

人类中心主义者认为，整个世界中人类才是主体，才是中心，动物仅是为达到人类目的的一种手段。人类为了自身的健康与福祉，为了人类与自然的和谐，进行一些必要的动物实验是合理的、可行的，也是必要的。人是唯一影响自然的行为主体，只要是从有利于人类福祉或有利于保护与高扬人类正义与人权出发，就是正当的、道德的。因此，人类只对人类自身有道德责任，并且只有人类才有道德权利。我们关心动物、关心生命、关心自然、保护环境、维护生态系统平衡，最终都是为了人类的利益，人类没有责任和义务去保护和提高非人类生物（包括动物）的利益。

除了动物权利论与人类中心主义的争论外，在动物实验问题上还存在动物福利论与辩证的动物实验观等观点。

（三）动物福利论

经过以上两种对立观点的长期辩论、交锋及融合，形成了国际上普遍认可的动物福利论。根据动物福利论，动物福利的标准包括以下内容。

1. 为动物提供充足的清洁饮水，以及保持健康和精力所需的食物，使动物免受饥渴之苦，获得不受饥渴的自由。

2. 为动物提供适当的房舍或栖息场所，使其能够舒适的休息和睡眠，不受困顿之苦，获得生活舒适的自由。

3. 为动物做好防疫，预防动物疾病，及时给患病的动物诊治，使动物不受病痛之苦，获得免受伤痛与疾病的自由。

4. 保证动物拥有好的处置条件，使动物不受恐惧之苦，获得免受恐惧和不安的自由。

5. 为动物提供足够的空间、适当的设施及与同类动物伙伴一起，使动物能自由表达正常习性，获得表达所有自然行为与心理的自由。

以上五条内容实质上就是让动物在康乐的状态下生存，也是为了使动物能够健康、快乐、舒适的生活而采取一系列的行为，以及提供相应的外部条件。在满足以上五条标准的同时，为了使动物实验更符合科学伦理性，研究者还要在实验前充分研究实验方法、实验步骤、实验内容及实验的有效性。

（四）辩证的动物实验观

动物福利论体现在动物实验这一问题上表现为辩证的动物实验观。

动物福利论反对和防止虐待动物，要求避免对动物造成不必要的伤害，但不否认科学、合理的动物实验。同时，承认和尊重动物福祉的合理性对于更好地优化动物、利用动物、进行动物实验，使之造福全人类有着积极的意义。辩证的动物实验观是指一方面要发展科学技术，提高人们的生活水平，需要通过动物实验研究出更多的优秀成果，服务全人类。另一方面，要增强动物保护意识，促进人与自然的协调发展，保护好生态环境。也就是说，动物实验要在充分尊重动物福祉的基础上进行。

二、动物实验的伦理原则

在综合动物实验理论观点的基础上，研究者还要把握动物实验伦理评价原则，使动物实验更符合伦理要求，包括减少伤害原则、有利原则和"3R"原则。

1. 减少伤害原则 这是评判动物实验伦理性的首要原则。动物实验的过程既包括实验的操作过程，也包括实验前动物的饲养和运输。减少动物伤害要体现在整个实验的各个环节，这样的实验才是合乎伦理的。

2. 有利原则 这是评判动物实验伦理性的必要原则。任何一种实验的动机和结果均应对人类和社会有利。反之，对人类、社会造成伤害的实验行为是不可接受的。

3. "3R"原则 在辩证的动物实验基础之上形成了世界范围内得到广泛认同的"3R"原则，这一原则最早由英国动物学家 William Russel 和微生物学家 Rex Burch 于 1959 年提出，即替代（replacement）、减少（reduction）和优化（refinement）原则。

（1）替代原则 是在保证实验结果可靠的前提下，使用非生命材料代替有生命材料、用低等动物代替高等动物、用动物的部分组织器官代替整体动物，不再利用活体动物进行实验等。实验动物的替代物范围很广，所有能代替实验动物进行实验的化学物质、生物材料，动植物细胞、组织、器官，以及低等动植物（如细菌、蠕虫、昆虫等）或计算机模拟程序等都属于替代物。

（2）减少原则 是通过反复利用或不同实验连续使用一批动物，相对减少动物的用量，提高实验动物的利用率和实验的准确性。

（3）优化原则 是通过优化实验设计和伦理审查，减少使用动物的数量，减少非人道实验程序的影响程度和范围，减少实验中动物的伤害或痛苦，尽可能保证动物的健康安适。

"3R"原则是评判动物实验伦理性的重要原则。整个动物实验的过程是否合乎伦理，重要的一条就看是否满足了"替代、减少、优化"的要求，有些实验可以用一些模型代替，有些实验可以减少动物的使用量，有些实验可以重复利用或优化动物来进行等。因此，在有些国家"3R"原则被写进法律法规，成为指导动物实验的重要原则。

三、动物实验的伦理要求

1. 承认动物福祉的合理性存在 尽量满足动物福祉的需要，关注动物的每一个方面，包括关注动物实验的程序和伦理要求，以及动物实验前的程序和伦理要求。

2. 避免动物遭受无价值的痛苦 动物是具有感受性的生命体，并具有认知能力与情感。它们也具有感受痛苦的能力。从事动物实验者有义务保障其身体和待遇状况不受无谓的威胁，避免使动物遭受无价值的痛苦是实验者思考问题的前提。

3. 动物实验必须具有医学科学研究目的 动物实验必须是为了科学进步而又没有其他相等或更好的选择前提下，才能使用动物进行实验研究。实验者必须从道义上保证动物实验是为了医学科学研究，保证其活动会遵守医学实验动物的有关伦理性规定，尤其是研究目的的合法性和所设计的实验方法的恰当性。要保证研究过程可能合理地获得新的医学研究知识。

4. 动物实验要大力提倡"3R"原则 "3R"原则要求研究者懂得尊重动物，理解动物的价值所在，树立善待动物的道德观念，正确理解"3R"理论与动物实验的内在关系。进行动物实验时，要有慈善之心，尽量减轻动物的痛苦和压力；要感同身受，在实验的最初阶段采用可行的体外实验方法进行危险性评估，以减少动物的使用量。

5. 动物实验的主体是人 动物实验是人所从事的，离开人谈动物实验是虚伪的。因为人才是动物保护的主体，而且实验研究的本身不单是为人类，有些实验也是为了动物本身。人与动物是紧密联系在一起的。

6. 建立动物实验的伦理评价机制 其目的是使实验动物的管理和动物实验更符合道德行为标准，有利于推动动物实验的科学发展。

7. 对实验过的动物要予以尊重 做完实验后，对失去生命的动物要予以尊重，它们为了人类的身体健康和医学发展做出了牺牲，我们要善待它们。实验结束时，实验者要采用麻醉法处理动物。不能把动物当作垃圾直接扔掉。未经许可，实验者不得将动物遗弃在动物设施内。

【思考题】

1. 如何理解人体试验中的知情同意原则？
2. 如何理解人体试验中的控制风险原则？
3. 为动物实验制定伦理规则的意义是什么？

20 世纪 60 年代以来，随着分子生物学尤其是分子遗传学的快速发展，分子医学与遗传医学的重要性日渐凸显。对遗传性疾病的咨询、诊断、治疗、预防等医学服务逐渐成为临床服务的常规内容。在医学遗传服务中，如何保证医务人员为患者提供最佳服务而又能有效防止在服务中出错损害患者利益，正在受到医学界、伦理学界和广大人民群众的关注。

第一节 遗传病和遗传服务概述

现代医学认为，任何疾病都是环境因素和遗传因素共同作用的结果。随着遗传学的发展，人们逐渐认识到在疾病的发生和发展过程中，遗传因素有着非常重要的意义，对于许多疾病来说，甚至有着决定性意义。如何控制和预防这类疾病的发生、发展，成为摆在人们面前亟待解决的难题。

一、相关概念

1. 遗传与变异 遗传和变异是生物界最普遍和最基本的特征。遗传是指生物繁殖过程中，亲代与子代，以及子代各个体之间在各方面存在相似性的现象；变异是指亲代与子代，以及子代各个体之间总是存在不同程度差异的现象。

2. 遗传学 遗传学是研究包括人在内的生物遗传和变异规律的科学。遗传学的成果已广泛应用到人类生活的方方面面，无论是农业、畜牧业，还是食品、制药、医疗卫生、环境保护、能源开发，甚至司法判定、国防建设等都能发现遗传学的具体应用。

3. 医学遗传学 医学遗传学是目前医学中最前沿的学科，也是新兴学科，是生命科学主要研究的课题。医学遗传学主要利用 DNA 技术研究疾病与基因的关系，开展新型的诊断技术和治疗方法。医学遗传学可以依据分子水平为疾病的早期诊断、预防出生缺陷，以及疑难杂症的诊断和治疗提供更高效的新型医学服务。

二、遗传病与遗传服务

（一）遗传病

遗传病属于人类遗传学的研究范畴，是指人体细胞内遗传物质的基因突变或者染色体异常（畸形）引起的一类疾病。遗传病是由遗传物质发生改变造成的，它可以在上、下代之间按一定的遗传方式垂直传递发病，也可以在兄弟姐妹间呈水平发病，导致遗传病家族的内聚现象，表现为遗传性、先天性和终生性。多数遗传病至今还缺乏有效的治疗手段，疾病往往日益加重，患者往往受累终生，直至死亡，这给患者和家庭带来极大的痛苦和沉重的负担。基于遗传基础不同，遗传病可分为三类。

1. 单基因缺陷遗传病　又称孟德尔式异常、单基因异常、单基因座异常。这类疾病由一个单基因的突变所导致。突变改变了基因的编码信息，或者导致产生有缺陷的蛋白质，或者根本无法产生任何蛋白质，蛋白质的缺陷导致疾病的产生。基因突变可能在世代之间从父母传递给孩子，或者在亲代的生殖细胞（精子或者卵子）中自然（从头）产生，由此受精发育后的胎儿的每一个细胞中都会携带该突变。单基因缺陷遗传病的特征是由遗传因素决定的。

21 世纪以来，对单基因遗传疾病的认识取得了巨大的进展。目前，已发现超过 1 万种单基因突变导致的人类遗传疾病。这些疾病大多数罕见，但可影响到总体人口的 1% ~ 2%，较严重和常见的单基因遗传疾病有先天性聋哑、红绿色盲、镰刀状细胞贫血、囊性纤维化、亨廷顿病、杜氏肌营养不良、血友病、神经纤维瘤病、血红蛋白病、腓骨肌萎缩症等。

2. 染色体异常遗传病　这类疾病是由于缺失或者增加一条或者几条染色体，或染色体结构改变所致。绝大多数染色体异常自然（从头）发生在亲代的生殖细胞中，但也存在遗传性的染色体异常。染色体数目的异常包括所有染色体的多拷贝重复（多倍性）或单个染色体的增加或缺失（非整倍性）。染色体结构的异常源于染色体的断裂，包括缺失、重复或染色体片段的重排。

染色体异常遗传病分为常染色体病（常染色体基因病）和性染色体病（性染色体基因病）。性染色体病，又叫"性连锁"遗传病。常染色体疾病患者一般均有较严重或明显的生长与智力发育落后，且伴先天性多发畸形和特殊肤纹；性染色体疾病患者主要表现为性征的发育不全或者畸形，表型较常染色体病轻。染色体异常遗传病一般统称为染色体畸变综合征，人群中总发病率为 0.5% ~ 1%。

3. 多种因素导致的遗传疾病　又称多基因遗传病、多因子遗传病，是由多个致病基因与环境因素共同作用所引起的遗传性疾病。多基因遗传病有两种情况：一种是由一个主要基因与其他易感基因加上环境因素共同作用引起；另一种是由某些微效基因共同参与加上环境因素引起。多基因遗传病的特征虽然由遗传因素决定，但需要有特定环境的诱因才能发病。例如蚕豆病，这种人只有当摄入蚕豆或某些药物后才会诱发溶血性贫血。某些多基因遗传病的发生同时有遗传因素和环境因素的作用，这时遗传因素所起的作用称为遗传率。例如，哮喘的遗传率约为 80%，而环境因素只起到 20% 的作用；消化性溃疡的遗传率为 30% ~ 40%，环境因素占 60% ~ 70%。目前发现，人类有 100 多种疾病属于多基因遗传病，这类疾病发病率均较高，如糖尿病、骨质疏松症、阿尔兹海默病、高血压、肥胖症等。这类疾病都是由多个基因通过复杂的机制引起的。这意味着，虽然疾病会发生在一些特定的家族内，但是并不表现为确切的孟德尔式遗传，相关的基因会对特定的环境因素做出应答，因此生命体的表型体现为多个基因和环境因素复杂的相互作用。

这三类遗传病的发生率高达 20% ~ 25%，如果把恶性肿瘤等体细胞遗传病、获得性遗传病的发病率列入其中，则遗传病的发生率更高。随着人们生活水平的不断提高和科学技术的快速发展，人们对人口质量、国民素质的要求越来越高，科学、健康、符合伦理道德规范的医学遗传服务越来越重要了。

4. 遗传病、先天性疾病、家族性疾病的区别　遗传病与先天性疾病并不是同一概念。先天性疾病是指婴儿出生时即显示症状的疾病，又叫出生缺陷，如尿黑酸尿症、血友病等。这种缺陷可能是形态、代谢或智力方面的。如果缺陷表现为形态发育异常则称为先天畸形，如脊柱裂、唇腭裂等。它们大多是遗传的或与遗传因素密切相关的，但并不全是，因为先天性疾病也可能是胎儿在宫内发育过程中获得的。例如，某些药物和宫内感染可导致发育畸形、胎传梅毒，母亲怀孕早期感染风疹病毒致使胎儿患有先天性心脏病等。孕期服用反应停导致无肢体或短肢体症（所谓的"海豹畸形"）就是典型的例子。另外，出生时没有表现出来的疾病也有可能是遗传的，如显性遗传的成年型多囊肾病、亨廷顿（Huntington）舞蹈病等。这些疾病一般在成年或者中年以后才发病，被称为迟发性遗传病。

遗传病与家族性疾病也不是同一概念。家族性疾病是指家族聚集现象的疾病，即一个家族中有一个以上成员罹患同一种疾病。许多遗传病由于致病基因的垂直传递而呈家族聚集性。但并不是所有的遗传病都是这样，许多染色病和隐性遗传病就不一定有家族史，有些遗传病还可能有不外显的亲代，患者出现也可呈散发性。由于共同的生活环境或相互接触感染，一些有家族聚集性的疾病（如肝炎、结核病等）不是遗传病；夜盲也常有家族聚集性，但它并非遗传病，仅仅是维生素 A 缺乏所致。

（二）遗传服务

遗传服务是应用遗传学知识和相关技术为患者提供的医学服务。目前，对遗传性疾病的咨询、检验（如临床检验、症状前检验、出生前检验、着床前检验等）、诊断、治疗、预防等医学服务在临床上已得到广泛开展。

1. 遗传服务的目的　医学遗传服务的目的是保证优生优育，即生育健康和家庭幸福。目前，医学遗传服务的具体目标是帮助有遗传问题的人们和他们的家庭：①尽可能正常地生活与生育。②在生殖和健康问题上做出知情选择。③帮助他们进入相关的医疗服务，包括诊断、治疗、康复或预防等社会支持系统。④帮助他们适应独特的处境。⑤帮助他们理解医学上有关的新发展。

2. 遗传服务的伦理准则　遗传服务作为一种医学服务，除应遵循医学伦理学的一般原则，如尊重原则、知情同意原则、隐私和保密原则、有利原则、不伤害原则、公正原则和互助原则外，还应尊重 WHO 建议的医学遗传服务的伦理准则，以作为遗传服务工作者的参考。

WHO 建议的指导原则主要包括以下内容。

（1）在医学上运用遗传学知识需遵照医学伦理学的一般原则，即有利于个人及家族，不能对其有损害。

（2）在提供信息后给予自主的选择，并有利于对个人及社会的公正。

（3）正确应用遗传学信息，父母遗传给我们的基因再传给我们的子女，并与我们的近亲及远亲共享这些遗传基因信息。

（4）遗传学的测试应该是自愿的，避免由政府、社会或医生施加的强制。

（5）试验前必须提供有关测试的目的和信息。

（6）儿童做遗传试验是为了更好地获得医疗服务。

（7）对于生殖问题的决定，必须由受试者来做出，妇女应该是有关生殖事宜的重要决定者。

（8）遗传学应秉承公正需求及提供均等服务，并为所有的有需要者提供预防诊断及治疗疾病等服务。

（9）遗传学的个人资料在任何时候都应作为保密文件。

（10）遗传咨询应提供正确、全面、无偏见的信息。

（11）对公众、医务和其他卫生工作人员、教师、教士和其他宗教人士进行遗传学教育。

（12）公平地分配公共资源给最需要做遗传服务的那些人，并及时提供所需的遗传服务和随后处理。

（13）预防基于遗传信息在就业、保险或教育上发生不公平的歧视或偏爱。

（14）制止提供没有医疗指征的检验或操作，及时提供遗传服务在不断发展中的质量控制，包括实验室检查。

（15）绝大多数遗传性疾病在不同国家和地区有类似的发病率，它与人们的社会经济地位无关，这是因为人类基因组并无"优""劣"之分。因此，人们应享受的医疗遗传服务的权利必须包括能对遗传性疾病进行诊断、治疗和预防的服务。

第二节　遗传病预防的伦理要求

遗传病的预防可分为原发性预防和继发性预防两种。原发性预防是指在异常基因型出现之前的预防，如遗传咨询和生育指导；继发性预防是指带有某种致病基因的个体在临床表现出现之前做出的预防，如出生前筛查、新生儿筛查及携带者检出等。为了减少遗传病的发生，普遍开展遗传病的预防工作就显得格外重要，其伦理要求也特别受到社会的关注。

一、遗传服务宣教的伦理道德

遗传服务宣教是一项造福于人类、有利于社会的公益性事业，遗传工作者在向群众进行遗传服务宣传教育时，应遵守的伦理要求主要有：

1. 促进公正　遵循医学伦理学的公正原则，即为个人和家属做好事，而不做有损害的事；在提供教育信息之后应给予患者自主选择的权利；要向群众解释遗传病不是前世报应，也不是魔鬼作祟，而是一种不以个人意志为转移的疾病，对自己不要有负罪感，要面对现实，本着对家庭、社会负责的态度，积极做好遗传病的防治工作，为本人和社会造福，促进个人和社会的公平、公正。

2. 自主自愿　教育目标必须明确，只有在人们了解该检查对自身、家属和社会都有利时，才能让接受检查者自愿进行。宣教时要坚持自主的道德准则，对每个个体或家庭都应按照他们的愿望和道德信念做出拒绝或接受的选择。要教育父母、本人或家属，只有在目的明确、自主自愿，并在有更好的医疗处理时所做的检查，才是最好的。

3. 尊重妇女　教育者不能用检查的结果去强迫妇女或夫妻对存在遗传缺陷的胎儿做出继续妊娠或终止妊娠的选择。教育者应知道生育决定权属于被检查者，而非医生或政府。对有关生育的事，妇女应是重要的决定者。遗传服务工作者应知道对出生前所做的遗传诊断信息，只能提供给父母或法定监护人，不能把出生前诊断用于亲子检验（强奸或乱伦的案例除外）或性别挑选。

4. 诚信为先　在进行预防、诊断和治疗遗传病的遗传服务教育时，应诚实可信，真心实意地面向需要者提供遗传服务和有关的遗传信息。遗传教育应该给最需要的那些人服务，而不能考虑其有无经济支付能力。只有诚信、公正才能平等地为患者提供遗传服务，而诚信公平的遗传服务教育是对本人、家庭、社会、民族有利的善事。

5. 谨慎守密　遗传病和遗传信息是个人的隐私。要教育公民保护好个人的遗传信息，不被商业、就业、保险、教育单位等利用。在预防遗传病的宣教中要谨慎行事，实事求是，不能为追求经济利益夸大某些药物、疗法、仪器在遗传病诊治中的实际效果，更不能把防治遗传病的宣传沦为纯粹的商业活动。

6. 热情指导　在进行遗传咨询教育时，应真诚热情地为前来咨询者服务，强调遗传咨询是一种为咨询者提供指导、表示关怀的行为，是为接受咨询者提供准确充分和无偏倚的信息交流，对咨询者热情相待，科学指导并教育遗传病携带者面对现实，消除负罪感、恐惧感。如检验的结果要使受检者个人和家属做出某种选择，遗传教育咨询者还要给予继续咨询的指导。

7. 科学宣传　随着科学技术的不断进步，需要对遗传服务教育的内容、方式、方法做必要的、及时的补充和修正，运用现代传播技术，集科学性、知识性、通俗性、趣味性于一体，采取喜闻乐见的宣传形式，反对猎奇、庸俗、低级的宣传方式，把趣味性与提高人民对遗传病的认识、精神文明建设和有益于民族的人口素质统一起来。

二、遗传咨询的伦理要求

遗传咨询是由遗传咨询医师（医生或医学遗传学专业人员）和咨询者（遗传病患者，或有患遗传病风险者，或其亲属）就某种遗传病在一个家庭中的发病原因、机制、遗传方式、再显危险率或再发风险率、如何防治等所面临的各种问题进行深入的交谈和讨论。同时，对有遗传病潜在风险的夫妇进行遗传保健教育，帮助他们做出正确的生育决定，最大限度地降低遗传病患者的出生率。

（一）遗传咨询的分类

根据遗传咨询中提出的问题可将遗传咨询分为婚前咨询、生育咨询、产前咨询、儿童期咨询、成年期咨询；根据遗传咨询性质提出的问题可将遗传咨询分为前瞻性遗传咨询、回顾性遗传咨询、强制性遗传咨询、指令性遗传咨询、教育性遗传咨询。

（二）遗传咨询的对象

遗传咨询的对象包括主动咨询者和被动咨询者。前者知晓疾病的发生，关心后代和自身的健康，希望进一步掌握更多、更专业的相关信息；后者不知潜在遗传疾病，需要通过医师宣教才能正确认识遗传病，才能理性地选择应对策略。临床上较为常见的遗传咨询对象包括以下几方面。

（1）夫妇一方患有某种遗传病，需要给予生育指导。

（2）一对夫妇已生有一个遗传病患儿，询问再显危险率有多大。

（3）具有遗传病家族史拟结婚或生育者。

（4）婚前或婚后了解到亲属中出现过遗传病患者，担心子代也会患此遗传病。

（5）原因不明的反复流产、死胎、死产与不孕（育）夫妇。

（6）近亲婚配的夫妇，要求给予生育指导。

（7）连续发生不明原因疑难杂症的家庭。

（8）先天畸形、原发性智力低下，疑与遗传有关者。

（9）性发育异常者。

（10）孕早期接触放射线、化学毒物、服用致畸药物或病原生物感染者。

（三）遗传咨询医师及其伦理道德

1. 遗传咨询医师　在遗传咨询活动中，提供咨询的是咨询师。某些国家，遗传咨询已经分化为一个专业，遗传咨询师是具有临床遗传学、临床心理学和咨询技术的医生，他们要经过相当于硕士学位水平的专业培训，需要取得专业学会的认证。我国尚未建立相应的遗传咨询医师资格认证制度，开展遗传咨询工作的力量也较薄弱。遗传咨询医师的知识背景各异，多由妇产科或者儿科医师兼任，也有部分医学遗传学工作者兼任，有相当部分的咨询师没有经过专业培训。

2. 遗传咨询医师应具有的伦理道德

（1）体察同情，减轻咨询者的心理压力 咨询者往往心理上存在很多疑虑和压力，咨询医师要体察同情咨询者的心情，努力减轻咨询者的心理压力，这既是咨询者的渴求，也是咨询医师应具有的职业道德。

（2）平等相待，热情关怀 许多咨询者心存顾虑，甚至有羞耻感、负罪感、恐惧感，尤其是生育了有遗传病或先天畸形患儿的父母，他们认为是自己把疾病传给了子女，对不起子女，更有一种患病情况被宣扬出去的恐惧感。咨询医师要平等、热情地对待他们，充分尊重他们的尊严，设法减轻咨询者的羞耻感、负罪感和恐惧感，详细说明遗传病是一种由遗传因素所致的疾病，不必有羞耻感；强调遗传病是疾病，无论患者本人抑或其父母都没有任何过错，即使其致病基因确由父母传递，但是不以他们意志为转移的事。遗传病不是一种惩罚，更不是什么因果报应，父母无须与自己的任何行为或过失联系在一起而自责或互相指责，或有任何伦理道德方面的思想负担。

（3）尊重咨询者的隐私权 遗传咨询不宜在有无关人员在场的环境中进行，咨询者个人的隐私权应得到充分的尊重，必要时咨询医师可以与前来咨询的夫妇分别谈话。这是因为遗传病不像感染性疾病或其他疾病，只涉及患者本人，遗传病的调查和咨询常会牵扯到家属，如父母、夫妻、兄弟姐妹等。咨询者除了信任的医师外，常不愿让其他人，甚至自己的配偶知道自己和家人的情况。因此，要尊重咨询者的隐私权，妥善保护好咨询资料，并予以绝对保密，避免这些资料被他人、单位、雇主和保险商等所利用，这样做有利于咨询者个人的心理需求和家庭的和谐稳定。一个人的遗传信息可以提示他（她）亲属的遗传风险，是否应该鼓励已知遗传信息的个体去请其亲属来寻求咨询服务，是医学遗传服务和遗传研究中经常碰到的伦理问题。因为把遗传信息透露给第三者，有可能带来意想不到的事情，必须非常谨慎和小心。

（4）坚持自愿和知情同意的伦理原则 遗传咨询服务可分为指令性咨询和非指令性咨询。采取何种遗传咨询，常取决于各国的相关法律法规。从伦理学的原则出发，理想的遗传咨询应该是非指令性的。结合我国的具体情况，应在不违背《中华人民共和国民法典》和《中华人民共和国母婴保健法》及相关法律法规的前提下，提倡非指令性遗传咨询。当咨询医师要求患者及其家属成员进行遗传学检查时，应贯彻自愿和知情同意的道德原则，让患者及有关人员充分了解咨询和检查的目的与必要性，争取咨询者的主动配合，绝不能采取行政命令等强制措施。

（5）坚持自主决定的伦理原则 咨询和检查的结果有可能证实个体遗传病的存在，或能推算出后代的再发风险。咨询医师要向咨询者详细介绍这类遗传疾病的发病原因、后果和预后可能给家庭和社会造成的风险，对咨询夫妻是否施行人工流产或终止妊娠，要由夫妻双方自主做出决定。如本人无行为能力，决定权属于父母或法律监护人。则应由其监护人签署知情同意书后做出决定。夫妻双方如要求流产还要根据《中华人民共和国母婴保健法》的相关规定，经本人签署同意后方能进行。咨询医师必须知道，对遗传病的任何咨询都应是非指令性的。咨询医师要避免提供有目的的偏向性信息，以免导致咨询者做出错误的选择。非指令性咨询并不意味着咨询者在提供信息后就把患者及家属抛开，使其在没有帮助的情况下做出决定。咨询者一旦做出决定，咨询医师要尽可能支持其决定，并为咨询者提供医学技术服务指导。尊重咨询者的自主权是咨询医师应遵守的道德。

（6）规范服务内容，自觉提高遗传服务质量 遗传咨询是遗传服务的主要形式，是一种遗传咨询医师与咨询者的交流过程，它涉及与一个家庭发生遗传病或发生遗传病风险相关联的一系列问题。遗传咨询服务要有一名或一名以上经过培训的医务人员为患者或其家属服务，并应具备一定的专业素质。

（7）倡导互助精神，扩大遗传服务受益面　遗传服务事关个人、社会、民族的利益。个人不能与家庭、社会分离，社会各成员应相互照顾、相互关心，兼顾当代人与下一代人和未来世代人的利益。合作与协调、友善与互助、利他主义与道德良心是扩大遗传服务受益面的必要途径。

在遗传服务中常会遇到婚前医学检查、遗传咨询和辅助生殖等很多医学技术问题，咨询医师要为咨询者提供优良的技术服务和具有全心全意为患者服务的道德品质。如婚前医学检查有助于准备结婚者本人和下一代的身心健康，是一种互助的、无偿的社会公益服务行为。对进行异体人工授精术供精者的咨询，必须告知供精者应是年轻的、健康的，最好是生育过一个健康孩子的人；并且是一种自愿的、无要求经济补偿的互助行为。因为是自愿互助，所以不能破坏他人的夫妻感情和家庭关系等。在遗传服务中互助原则的执行对个人是一种利他主义的精神安慰，对他人、社会和民族是一种高尚的道德情操体现。

第三节　遗传病检查与诊断的伦理要求

遗传学研究在基因的本质、行为、表达及其操作方面已取得了许多重大突破，人们在享受科学成果的同时，也要看到其背后有太多的伦理困惑与忧虑，遗传病检查和诊断所引发的伦理问题愈来愈引起人们的重视。

一、遗传测试的伦理道德

（一）遗传测试的种类

遗传测试包含遗传筛查和遗传检查。

1. 遗传筛查　遗传筛查是对群体中的个体可能存在的某些遗传特性和与遗传疾病有关的基因进行测试，判断遗传疾病的携带者、发病率、分布情况和发病危险，对于测试发现的高风险人群采取进一步的基因诊断或相关的预防策略和措施，防止或延缓遗传病的发生。

2. 遗传检查　遗传检查是分析一些特定的基因状态，可以是：①确定有症状的遗传状态的一种特异性诊断。②确定在检查时无症状者将要发生某些遗传病的基因状态（症状前诊断）。③确定存在家族倾向性的一些诸如恶性肿瘤或心血管疾病的多基因遗传病的易感基因的状态等。

（二）遗传测试的伦理争论与伦理要求

1. 遗传测试中的伦理争论　遗传测试伦理争论的焦点主要有以下几方面。

（1）遗传测试人群的确定，以及被选对象是否是自由选择，还是带有政策性和强制性。

（2）遗传测试反对强制性推行，但如果本人自愿，是否应得到受试者的知情同意，在研究机构和临床单位之间进行的遗传测试是否有差别。

（3）使用的技术和方法是否正确，对受检人是否无伤害。

（4）在遗传测试中发现有问题的个体，是否会受到社会的歧视和伤害。

（5）有问题的个体利益，如婚姻、生育的自由及其与社会群体利益是否会发生冲突。

（6）对筛查出有问题的个体能否得到社会的经济援助，在医疗救助服务中能否体现公正、公平和人人享有的机会。

（7）对儿童的遗传病检查，被测儿童是否享有知情同意权和生存权等。

2. 遗传测试中的伦理要求 针对存在的伦理问题，对遗传筛查和遗传检查提出如下伦理要求。

（1）遗传筛查和遗传检查应是自愿的而非强制性的，应获得本人知情同意并对其身份保密。

（2）在遗传筛查和遗传检查之前，应对筛查或检查的目的和可能的结果，以及有几种合适的选择向受筛查者提供适当的信息。

（3）筛查使用的技术和方法应是科学的、安全的，对人体是无伤害的。

（4）向接受筛查者告知检查可能带来的好处和风险，包括社会上的和心理上的。

（5）未经个人同意，不应将结果透露给雇主、保险商、学校或其他人，以避免产生可能发生的歧视。

（6）在极少的情况下，透露信息可能符合个人或公共安全的最佳利益，这时医疗卫生服务提供者可与受检者一起讨论，让受检者自行做出决定。

（7）得出检查结果后应随即向接受筛查者提供遗传咨询，尤其是在检查结果对受检者不利的时候。

（8）如存在或可以得到有效的治疗或预防措施，应尽早公平、公正地提供相应的帮助。

（9）如早期诊断和治疗有益于新生儿，则新生儿筛查可列为必要且不予收费。

（10）如果对一名儿童或未成年人作为研究计划的一部分而加以检查，应寻求其监护人及本人的同意，并向其监护人及本人说明该检查可能产生的利弊。

（11）接受筛查后的个人和家属无论做出什么决定，他们的医疗卫生服务都不应受到危害。

（12）因研究做筛查检验时，应告知受检者对他人和对科学研究可能带来的好处，以及给个人和家属带来的不便和风险。

（13）告知受检者有关研究的问题，以及在发生研究损伤时的联系人。

（14）个人在任何时候都有撤回不接受筛检的权利。

二、产前诊断的伦理要求

产前诊断又称宫内诊断或出生前诊断，是对胚胎或者胎儿在出生前是否患有某种遗传病或者先天性畸形做出诊断。

产前诊断的目的有三个：一是诊断某些先天性畸形或遗传性疾病；二是了解胎儿的生长和成熟度；三是诊断非遗传性疾病和胎儿宫内窘迫，然后根据诊断结果进行选择性宫内治疗或流产。

（一）产前诊断的对象

35 岁以上的高龄孕妇；有生育染色体异常患儿史的孕妇；夫妇之一是染色体异常或携带者或有脆性 X 综合征家系的孕妇；有神经管畸形儿生育史的孕妇；有性连锁遗传病家族史的孕妇；羊水过多或过少者；有原因不明的异常孕产史者（包括自然流产史、畸胎史、死产及新生儿死亡史）；夫妇一方有明显不良因素接触史的孕妇或早孕阶段有严重病原生物感染者；有生育代谢性疾病患儿史者；具有遗传病家族史又属于近亲婚配的孕妇。

（二）产前诊断伦理要求

（1）遗传咨询应在产前诊断之前。

（2）包括产前诊断在内的遗传服务应得到公平分配，首先要给予最需要医疗服务的人群，而不管他们的支付能力或任何其他因素。

（3）产前诊断在性质上应为自愿，应由未来的父母自行决定。

（4）如在医学上有产前诊断的指征，无论夫妻所述的关于流产的观念如何，都应提供产前诊断，在有些情况下，产前诊断可为出生有病的孩子进一步的诊治做准备。

（5）产前诊断仅给父母和医师提供有关胎儿健康的信息，不应利用产前诊断做父子关系检验（除了强奸或乱伦）或做性别选择（除非是性连锁疾病）。

（6）在并无医学指征的情况下，仅为宽慰母亲焦虑所做的产前诊断，对资源分配的优先权应次于有医学指征的产前诊断。

（7）医师应将所有与临床有关的产前诊断发现透露给妇女或夫妻，包括所涉及疾病症状的整个变异范围。

（8）在家庭和谐和国家法律、文化及社会结构的框架内，妇女或夫妻对受累胎儿妊娠的选择应得到尊重与保护。

三、新生儿筛查的伦理要求

新生儿筛查是对已出生的新生儿进行在某些遗传病临床症状尚未表现之前或有轻微表现时所做的症状前诊断，是出生后预防和治疗某些遗传病的有效方法。在进行遗传病症状前检验或易感性检验时应遵守以下伦理要求。

（1）检验提供的信息将被用于预防对被检验者或对配偶、家属、未来孩子或他人可能带来的危害。

（2）应向受检验者充分告知该检验的限度，包括提供不可能预期确定发病年龄或出现严重症状的信息。

（3）对儿童和未成年人的检验，只应在对儿童和未成年人可能在医学上能带来好处时才进行。

（4）不应让雇主、保险商、学校、政府部门或是其他的第三者接触检查结果。

（5）应遵守遗传信息透露与保密的伦理准则。

（6）应为受检验者提供对该疾病有效的遗传咨询。

（7）在要求检查孩子时，如没有能够通过预防或治疗使其在医学上获得好处时，对成年才发病的遗传病的症状前检验或易感性检验，最好延迟到成年阶段，那时年轻的成人可做出她（他）自己的决定。

（8）在遗传咨询过程中，咨询医师要给父母们解释检查对孩子的潜在好处和潜在害处。

需要进行新生儿筛查的疾病往往发病率高、危害大，早期治疗可取得较好的疗效。有些国家已将此项措施列入优生的常规检查（我国列入筛查的疾病有家族性甲状腺肿等）。

四、遗传病基因诊断的伦理要求

随着人类基因组计划的实施完成，人们对控制生命遗传信息的了解日益透彻，越来越多的遗传性疾病可以在症状出现前或胎儿出生前就可做出明确的基因诊断。然而由此也引发了一系列伦理、法律和社会问题。例如，诊断对象的隐私权如何得到保护？其就业和保险是否会受到影响？生存权是否会受到社会歧视？社会和法律能够为他们提供何种帮助和保护？在产前基因诊断中发现的患有遗传性疾病的胎儿如何处置？这些问题都需要医学、伦理和法律工作者共同商讨，制定相应的对策。

遗传病基因诊断中的伦理要求：

1. 基因诊断的目的必须明确，不能因其他目的诱使做基因诊断。

2. 做基因诊断必须是自愿的，并签署知情同意书后方可进行。

3. 所使用的技术必须是可靠的、安全的、无伤害的。

4. 基因诊断结果的不确定性应向检查者做详细解释和说明。

5. 妥善处理基因诊断过程中可能对胎儿及母亲引发的医学风险及可能提供的预防措施。

6. 正确告知父母有关基因诊断的信息，对患有先天性遗传病胎儿的处置，应由其父母及其家属自主决定。

7. 不应把基因诊断作为倡导流产和计划生育的一种方法，对不需要妊娠的妇女应给予可靠的信息和富有同情心的咨询，医疗卫生系统中任何有关流产的措施，只能按照国家立法程序和国家的相关法律决定。

8. 严格保护基因诊断信息的隐私权等。

第四节　遗传病治疗的伦理要求

遗传病是最难医治的人类疾病，其种类已超过 6000 种。目前遗传病的治疗手段主要有手术治疗、药物治疗和基因治疗等。这些治疗手段，在给人类带来无限期望和巨大商机的同时也引发了一系列的伦理学争议。

一、遗传病手术治疗的伦理要求

如果遗传病已发展到各种临床症状都已显现，尤其是器官组织已出现损伤时，就需采用以下手段。

1. 应用外科手术对病损器官进行切除、修补或替换，以改善某些遗传病的症状，减轻病痛，如对唇裂、腭裂的手术修补，先天性心脏畸形的手术矫正，对遗传性球形红细胞增多症进行脾脏切除，对两性畸形进行手术矫正等。

2. 器官和组织移植，如对先天性肾炎、糖尿病、先天性肾病综合征等十多种遗传病进行肾移植治疗。另外，还可用肝移植、骨髓移植、胰腺移植、胸腺移植等手术治疗相关遗传病。对需手术治疗的遗传病，应遵守外科手术治疗中的伦理准则。

二、遗传病药物治疗的伦理要求

任何药物都有治疗作用和轻重不同毒副作用的双重效应。遗传病药物治疗的原则是补其所缺，去其所余。药物治疗遗传病时要遵守以下伦理和道德要求。

（一）对因与对症下药，剂量安全

治疗疾病最基本的原则是对因下药，即查清病因，选择治本药物，警惕药物对症状的掩盖而忽略真相。如果条件所限，不能查清病因，不得已的情况下可采用对症治疗。明确疾病的诊断、药物的性能，以及适应证和禁忌证，标本兼治方为上策。药物剂量与患者的年龄、体重、体质、重要脏器的功能、用药史，以及耐药性等多种因素有关，医生要具体了解患者的这些情况，努力使给药量既能达到最佳治疗量，又不至于发生蓄积中毒，防止用药不足或过量给患者带来的危害。

（二）合理配伍，细致观察

首先要掌握药物的配伍禁忌，其次要限制用药的味数。杜绝滥用联合用药，想尽办法减少或

者杜绝药物间的拮抗作用给患者带来的危害，更不能为了经济利益而乱开药。无论是单独用药还是联合用药，在药物治疗过程中都要仔细观察患者用药后的反应，及时发现问题，及时解决问题，绝不能熟视无睹，听之任之。

（三）节约费用，公正分配

常用药、国内生产的药物能达到疗效时，尽量不使用贵重药、进口药；少量药能解决的治疗问题，绝不开大处方，更不能开"人情方"和"搭车方"。总之，在确保疗效的前提下尽量节约患者的费用。使用什么样的药要根据患者病情的轻重缓急全面考虑，公正分配，秉公处理，杜绝"关系药""人情药""回扣药"等不法行为。

（四）严守法规，接受监督

使用国家有关部门批准使用的药品、消毒剂。严格遵守国家制定的《麻醉药品管理条例》《医疗用毒药、限制性剧毒药管理规定》等法规，不得随便使用麻醉药品、医疗用毒性药品、精神药品和放射性药品，这些药品的使用要严格按照国家有关规定，避免流入社会造成医源性成瘾或者医源性疾病。坚决抵制使用假、劣、变质、过期药品。用药过程中，医生应随时接受护士、药剂人员和患者的监督，如发现有误要立即纠正，并及时采取补救措施，使损害降到最低。

三、遗传病基因治疗现状与伦理争论

（一）遗传病基因治疗现状

遗传病诊断最直接的途径是检测异常的基因，即遗传病的基因诊断；对遗传病的治疗，从理论上讲也只有通过基因治疗才能实现根本性治疗。人类基因治疗是指出于治疗、预防或者诊断的目的，有意识地将基因物质转移到人类活细胞的医学干预手段，即将外源的功能基因在载体系统的帮助下定向地导入靶细胞，直接操纵体内发生突变、缺失的遗传基因，标本兼治。根据靶细胞的不同，基因治疗可分为体细胞基因治疗和生殖细胞系基因治疗两种类型。

体细胞基因治疗是将外源基因转移并整合到体细胞并使之得到表达；生殖细胞系基因治疗是将外源基因转移并整合到生殖细胞或早期胚胎内并使之得到表达。当前只有体细胞基因治疗进入临床试验阶段，并取得了突破性的进展。但是基因治疗的研究总体并不令人满意，疗效不理想，有诸多技术瓶颈、关键技术难题有待攻克，实践中不良事件时有发生，这些反映了基因治疗潜在的高技术风险。

（二）遗传病基因治疗的伦理争论

在基因治疗进入临床试验前，学界就基因治疗潜在的伦理问题讨论了许多年，到目前为止，争论的焦点在于：后代人是不是应该拥有一整套未被更改的基因组权利；干预后代人基因是否会滑向纳粹优生；当事人的代理同意问题；生殖细胞是否会导致后代的医源性伤害等。具体表现在五个方面。

1. 胎儿的生命权和父母的选择权相冲突　先天性遗传疾病及其胎儿的疾病产前基因诊断一旦明确，是应该进行治疗予以继续保留抑或舍弃？在国外，对患病胎儿与健康胎儿是否有同等的出生权利展开了争论，其结果莫衷一是。站在生命质量的立场上，遗传病或严重畸形胎儿的出生会给家庭、社会带来沉重负担，胎儿出生也无幸福可言，应该同意进行选择性流产。部分父母则认为，出生一个有病的婴儿也比没有孩子强，从而不愿意流产。如果出生后能进行治疗，则对人的生命、家庭都是一种尊重。

2. 人类遗传物质的纯洁性和神圣性是否受到亵渎　有人将生命和人的权利的神圣性扩展到遗传物质，基因治疗涉及人的遗传物质，因此认为基因治疗是对遗传物质纯洁性、神圣性的亵渎。也有些人认为，目前基因治疗只限于无特殊治疗方法的体细胞。体细胞基因治疗只涉及患者个体，因此它像药物治疗疾病一样。既然药物治疗（有时也会影响到遗传物质）行得通，那么基因治疗也应该是可行的。生殖细胞基因治疗对人类未来会存在深远影响，如人能否改变人、人的尊严何在、以什么标准来改变人等伦理学讨论，到目前为止还没有统一的看法。

3. 对个体和人类社会是否安全　反转录病毒是比较适合基因转移的载体，当使用重组的反转录病毒为个体患者进行基因治疗时存在潜在危险性。一是接受治疗的患者易患癌症；二是反转录病毒偶尔会整入其他正常基因中，可能危害人的正常细胞生长。也有人认为，基因治疗对患者个体的危险性并不比其他实验治疗高，特别是它又是在动物体内实验基础上开展的，其有效性和安全性已得到了肯定。

4. 是否会造成医疗费用猛增　反对者认为，基因治疗需要花费大量的人力、物力和财力，虽然取得了一定疗效，但有些疾病并不能彻底治愈，高昂的投资和相对微弱的效益值得吗？支持者认为，基因治疗毕竟为遗传病、疑难病的治疗带来了希望，而且一旦成熟它将是一种便宜的治疗方法，可以替代目前昂贵的治疗技术，这是符合伦理道德的。

5. 生殖细胞的基因治疗是否可行　生殖细胞的基因治疗是目前争论最激烈的伦理问题。一方面，生殖细胞的基因治疗若成功，将从根本上消除某一病种的垂直传播而造福后代，并且可以改变人类的某些特征等。但是这一技术一定会改变人类的多样性，可能使后代成为其他疾病的易感者。所以国际上和一些国家不支持人类生殖细胞的基因治疗，其仅限于畜牧业和个别药物的生产。

（三）遗传病基因治疗的伦理原则

1. 尊重患者　对通过基因诊断而发现有基因缺陷的患者进行治疗，医务人员要像对待健康人或其他患者一样，尊重其人格和权利，不能把他们仅仅作为研究或实验对象来获取个人名利，更不能在某种利益或压力的驱动下损害患者的利益。

2. 知情同意　在实施基因治疗前，医务人员必须向患者或其家属做出解释，介绍遗传病的发生原因、后果预后及对个人、家庭和社会可能造成的不良影响。让其对相关的主要问题的信息有充分了解，然后做出是否接受基因诊断和治疗的决定，在知情同意的前提下实施基因诊断和治疗。

3. 有益于患者　基因治疗是一项新的技术，安全性是首先的伦理问题。在实施基因治疗前，医务人员必须在医学上做出科学的评估，并确信：①其他疗法无效而基因治疗有效。②已在动物实验的基础上，对运用于人体的疗效与危险做出了评估，并且预期疗效大于危险。③保证新基因正确插入靶细胞，并保存足够长的时间且充分发挥作用，而且在细胞内有适当的水平表达。④将治疗方案报请有关部门审批，获批准后方可予以实施，使基因治疗对患者有益。

4. 公平公正　基因治疗是一项新的高科技治疗技术，医疗费用投入较高，如作为公益事业列入医疗服务项目，会给有限的卫生资源带来不堪重负的压力；如让该项目以商业化运作服务于少数人，使少数人得益，将给社会带来不公正的弊端。如何恰当解决这一运作上的困境，需要做出严格的社会控制，综合患者的病情轻重，参考患者在社会和家庭中的地位，以及治疗效果（成功率、生命质量）等进行考虑，不能仅仅取决于患者的支付能力，要全面权衡，保证医疗服务公平公正。

5. 保守秘密　对实施基因治疗的患者保守秘密，这是医务人员的道德义务。如果在适当的范围内公布病情，能够使其他人受益比对本人带来的副作用大，可以在征得患者的同意后，在一定范围内适当解密，但应该十分谨慎，因这类解密常会给患者带来婚姻、就业、保险等诸多方面的负面影响。

（四）基因治疗的伦理问题

1. 知情同意中存在语义误解　基因治疗给人的印象是一种成熟的疗法，其实它仅仅是一种存在高风险且疗效不确定的研究或临床试验，受试者的权益可能会因"语义误解"而受损。为避免基因治疗引发误解，美国国立卫生研究院（NIH）用"人类基因转移研究"代替"基因治疗"这个模糊提法。

2. 知情同意中表达同意的主体模糊　在欧美国家开展的基因治疗临床试验中，同意的主体是个人。在中国，家庭在知情同意过程中担当着重要的角色。国家食品药品监督管理总局（现其职能归属于国家市场监督管理总局）1999 年颁布的《人基因治疗申报临床试验指导原则》指出："在患者家属充分理解并签字后才能开始治疗。"2003 年国家食品药品监督管理总局的《人基因治疗研究和制剂质量控制技术指导原则》中改为"在患者及家属充分理解并签字后才能开始治疗"。两个指导原则中的同意方式都突出了家庭成员在决策中的重要性，但家庭同意也存在弊端：其一，家庭成员的集体意见并不一定代表受试者本人的心愿；其二，当出现家庭意见不一致时，难以决策。

3. 对经济利益冲突的严重后果认识不够　庞大的患者队伍和昂贵的治疗费用使得大医药公司开始密切关注基因治疗的临床应用，基因治疗被重重地烙上了商业印记。在经济利益驱使下，基因治疗被夸大。例如，基因治疗风湿病、白癜风、糖尿病、乙肝及卵巢早衰等无所不包。借鉴美国和欧盟针对基因治疗中的利益冲突提出的相应预防措施（如严厉的处罚和公开的利益安排），中国开展基因治疗临床试验，应以"公开经济利益安排"为主，同时辅之以调停、节制、没收所得、禁止等措施。

4. 伦理审查的体制和机制不健全　在审查基因治疗临床方案的伦理态度方面有两种不好的倾向：一是只要不违反科学原理和相关法规就可以，没有必要进行伦理审查；二是既然西方已经充分讨论了相关的伦理问题，也有较成熟的伦理审查制度，直接"拿来"，或略加修改即可，没有必要再小题大做。我国科学家在开展基因治疗临床试验时，仍然应遵循基本的伦理规则，切实保障受试者的基本权益，国家应建立健全规范的伦理审查体制和机制。

（五）基因治疗伦理监管的伦理要求

国家卫生健康委员会颁布的《人的体细胞治疗及基因治疗临床研究质控要点》（1993 年）和国家市场监督管理总局颁布的《人基因治疗研究和制剂质量控制技术指导原则》（2003 年）突出了技术标准和操作规范，也有一些简单的伦理要求。为了更好地保护患者或受试者的权益，保证研发的可持续性，建立有效的审查机制，应在上述管理法规中强化或新增以下内容。

1. 临床方案的"准入"标准要突出"以人为本"的理念　在审核基因治疗临床方案时，不仅要确立具体的技术或医学的准入标准，而且要突出"以人为本"的理念，即考察一项临床试验是否真正出于改进治疗疾病之目的，其研究过程是否做到公开透明，以及能否做到接受外部实时有效的监督等。

2. 慎重选择受试者并确立合理而严格的知情同意机制 对受试者的准入和排除要有严格的标准，筛选程序要公平，并接受审查和监督。要预先进行"风险与受益"的方案分析。坚持慎重原则，当无任何其他替代的常规疗法，或常规疗法无效或低效时，才可考虑基因治疗方案。不得在人体上试验那些风险太高的方案。受试者有知情权，与基因治疗相关的信息要以一定方式及时向受试者公开。

3. 切实保护个人隐私和保守商业机密 在临床试验的全过程，要保护受试者的隐私，尤其那些可识别的个人信息。保守研究者和资助单位的商业机密，维护他们的正当权益，不可假借商业机密的幌子隐瞒严重不良事件信息。

4. 妥善协调相关主体的利益 为妥善解决利益冲突带来的不良后果，研究者须向受试者和伦理审查委员会说明研究资金来源，保证客观地贯彻临床方案。如果因利益冲突引发严重后果，研究者和有连带责任的研究机构将被罚款和终止资助。

5. 有效预防和及时处理严重不良事件 要及时报告严重不良事件，建立一套分析和预防不良事件的制度。课题负责人要提交年度报告，如实汇报研究进度、内容修改和其他重要信息。不良事件的调查鉴定要独立、客观，不应受行政干涉。鉴定专家由双方当事人从专家库中随机抽取，以确保透明和公正。

【思考题】

1. 怎样理解遗传病检查与诊断的伦理问题。
2. 基因治疗的伦理争论有哪些？
3. 你认为研究受试者参与研究应当获得收益吗？你自己是否愿意参与到一项研究中。
4. 对基因治疗的前景，以及可能出现的伦理问题进行大胆预测。

第十一章

生殖与生育控制伦理

扫一扫，查阅本章数字资源，含PPT、音视频、图片等

生殖繁衍是一个自然过程，是每个人的权利，同时也具有社会性，是一种社会的行为过程。随着医学和社会的发展，医学可以对人生殖的各个阶段进行干预。同时，人口和生殖问题也是人类社会发展的重要议题，即如何控制人口和生殖，使人口、自然和社会和谐发展。优生优育与生育控制不仅是技术问题，更引发了新的伦理问题。

第一节　优生中的伦理问题

优生的理念诞生很早，优生学的诞生则比较晚，是近代产生的。优生学在产生和发展中出现了严重的伦理问题，甚至被种族主义者和纳粹利用。现代的新优生学虽然已经规避了之前的缺陷，但在其发展中也要重视可能出现的伦理问题。

一、概述

（一）优生学的含义

优生（eugenics）源于希腊文的"优良"和"生育"两词的组合。在中文语境中，优生意味着生育一个健康的孩子，常常与"优育"同用，用来表示如何应用科学的方法保证父母生育健康的孩子。优生学的诞生不仅涉及医疗技术问题，还有着重大的伦理学问题。

（二）优生学的类型

优生学分为旧优生学和新优生学。旧优生学在产生及发展中带有阶级和种族的偏见，过度强调基因和血统的作用，为种族主义者甚至纳粹所利用，被逐渐淘汰。第二次世界大战后，欧美及日本等国都开始从新的视角重新评价优生学。细胞遗传学、分子遗传学、生化遗传学和医学遗传学等学科的迅速发展使优生学进入了一个新阶段——新优生学。20世纪70年代，英国优生学家巴杰提出了有关遗传咨询、产前诊断和选择流产相结合的新优生学，论证了人们可借助医学知识和技术手段选择后代的遗传素质。

（三）优生学的历史沿革

中国古代在《左传·僖公二十三年》就有"男女同姓，其生不蕃"的记载，认为血缘过近的男女通婚会造成后代不健康，这被视为较早的优生思想的体现。在西方柏拉图的《理想国》、亚里士多德的《政治学》和康帕内托的《太阳城》之中，都谈到了如何利用人工手段来提高未

来后代的素质。古斯巴达人甚至实行过严格的选择后代的措施，让长老或元老院检查初生儿，不健康的婴儿扔到吉他图斯山的山坡上任其自生自灭。

1. 优生学的产生与发展 西方的优生学由弗兰西斯·高尔顿（Francis Galton，1822—1911年）在 1883 年首先提出。高尔顿受达尔文进化论和自然选择学说的影响，认为由于人类文明的建立，人群中不存在自然选择，不仅最适应者能够生存繁育，即使本来不能够生存和繁育的个人也能生存和繁育，这样导致不良的遗传结构在人群中增加。同时高尔顿认为，可以运用知识和才能比大自然更有效地改良后代的遗传素质。他将优生学界定为通过给予更适合的种族更好的机会繁衍而改良人种的科学。高尔顿进行了大量的研究工作，调查了某些"优秀家族""昌盛家族"。在研究过程中，不自觉地陷入了血统论的歧途。他认为，"高贵"的家族具有健康、聪明、美丽、高尚的遗传因子，"卑贱"的家族遗传下来的则是愚昧、病残、低能和犯罪，这些错误的观点给科学的优生学夹杂了一些非科学和伪科学的成分。当时大部分优生学家都支持高尔顿提出的优生学，认为人类的很多特性在出生时就已经注定，如智力、贫穷、犯罪、精神病等，被认为由遗传决定并会世代相传。

这种优生学又分为积极优生学和消极优生学两类。积极优生学鼓励"强健的"最适者生许多孩子，以让种族中具有优良遗传品质者多繁衍后代，通过增加优良品质者的数量来改良种族。消极优生学是通过阻止"不强健的"不适应环境者生孩子来改良种族。所谓的不适应环境者，即贫穷者、罪犯、智力低下者、残疾人、精神病患者等，认为他们的生育会造成种族基因的退化。

20 世纪 70 年代，英国优生学家巴杰提出了有关遗传咨询、产前诊断和选择流产相结合的新优生学。

2. 中国的优生学 汉语"优生学"由我国学者潘光旦先生（1899—1967 年）最早提出。潘光旦为中国近代优生学发展中的核心人物。他早年去美国专攻优生学，回国后在上海、北京等地的大学内讲授优生学，并出版了《优生原理》等多部优生学专著。

中国的新优生学称为优生优育，目的是为了防止出生缺陷儿，提高出生质量。现代新优生学的具体措施一般有进行婚前检查和孕前检查，选择最佳的受孕年龄和受孕时机，进行遗传咨询，进行孕期保健指导，开展产前诊断。

（四）优生学的意义

1. 有利于夫妻和谐、家庭幸福 优生是夫妻和谐的基础。夫妻生育子女是希望生活更有意义和价值，同时更加有幸福感和成就感。一个健康聪明的孩子会成为夫妻感情和睦的纽带。相反，如果生了不健康的孩子会影响到大部分家庭成员的身心，降低幸福感。因此，优生是家庭幸福的保证。

2. 有利于提高人口素质 优生的原本之意是通过医学手段改良人的遗传素质，提高人们的体力和智力质量，提高民族的人口素质。

3. 有利于节约有限的社会资源 减少先天性缺陷和遗传性疾病婴儿的出生，减轻这些缺陷儿的抚养费用，无疑有利于节约有限的社会资源。

二、优生与伦理

（一）优生的伦理问题

1. 旧优生学的伦理灾难 高尔顿提出的优生学在产生时就具有阶级和种族的偏见，因而后期为政治所利用，最终成为纳粹进行大屠杀的理论依据。在 20 世纪三四十年代，除纳粹德国实行种族清洗政策外，一些欧美国家，如美国、加拿大、瑞典也先后通过"优生法"。在美国，曾经把处于社会底层的精神病患者、酗酒者、智力低下者、新移民和被认为是性滥交的人，作为政府资助的绝育项目的实施对象，其目的在于防止"坏基因"遗传给后代。而所谓的"犯罪基因""聪明基因""攻击性基因""同性恋基因"和"数学才能基因"也成为人们关注的问题。许多妇女会因为胎儿携带有超雄综合征（47XYY）基因而进行选择性流产。47XYY 在遗传学家看来是具有犯罪倾向的基因。

2. 旧优生学的伦理问题　旧优生学指导下的 20 世纪 30 ~ 40 年代的优生运动，在发展过程中产生了很多伦理方面的问题。

（1）种族和阶级偏见的问题　在纳粹德国和欧美各国的优生运动中都具有种族主义的思想和对不同阶层的偏见。如纳粹德国认为，他们的纯种血统祖先即日耳曼人是优秀的高贵的血统，而其他民族包括犹太人、吉普赛人、东欧"斯拉夫人"是低等的，需要净化。高尔顿认为，"高贵"的家族具有健康、聪明、美丽、高尚的遗传因子，"卑贱"的家族遗传下来则是愚昧、病残、低能和犯罪。随着遗传学的发展，发现各人种之间确实存在差异，这些差异包括运动功能、逻辑思维、记忆等方面，但是这些差异的存在不能代表种族的优劣，差异是价值中立的，既不能表示优秀也不能判断为低劣。

（2）生殖的自由和知情权问题　20 世纪初，一些国家对精神病患者、智力低下者甚至对穷人进行强制绝育，不仅是对个人生殖自由的剥夺也是对人权的践踏。在现今实行的新优生学中，强制绝育这样的措施不存在了，但是还隐含着类似的内容，比如用经济激励政策鼓励受过高等教育的人群生育较多后代，同时通过经济激励政策让没有受过良好教育者和低收入者"自愿"接受绝育手术或者保证不再生育。

（3）社会公正问题　公正是避免旧优生学中阴暗面死灰复燃的关键问题。在旧的优生运动中，把人分为"优生"和"劣生"的背后，存在着人与人之间不平等的错误观念。残疾人与非残疾人、女人与男人、青年人与老年人、异性恋者与同性恋者、不同民族的人、来自城市与农村的人、本地人与外地人都拥有平等的伦理和法律地位，并且享有平等的伦理权利或合法权利。

（二）优生的伦理原则

1. 公平原则　贯彻优生政策既要坚持公平、合理的原则，又要把握好区别对待，两者是统一的。一方面，反对民族歧视、反对地区歧视、反对性别歧视、反对文化歧视等都是坚持公平原则的体现；另一方面，中国地广人多，各地情况差别严重，不能搞一刀切政策。

2. 生殖自由和知情原则　优生是基于有利和不伤害的原则，生育的男女双方有生育的自由，对于生育的选择基本上要在知情选择的基础上进行。知情选择是有关生育决定的一切遗传咨询和意见的基础。当然生殖自由是相对的并非是绝对的，是建立在有利于夫妇和他们的家庭，以及未出生孩子的基础上进行衡量的。类似于非法实施胎儿性别鉴定和选择性别人工终止妊娠等行为并不包含在生殖自由和知情权的范围之内。

3. 科学指导原则　优生不单是基因的选择问题，不能搞唯基因决定论，要考虑环境及个人生活调养等对于优生的作用。对于有意生育的男女双方来说，采取健康的生活方式，比如从营养学的视角讲究饮食、从运动学的视角讲究锻炼、从医学的视角讲究睡眠等，必要时还要通过药物补充营养，以及掌握自己的生活规律，养成健康的生活方式和合理的工作方式。除对影响出生缺陷的生物遗传进行研究外，还要针对自然环境、社会环境、不良生活方式等重大危险因素进行研究、评估和干预。

（三）优生的伦理要求

生育是公民的一项基本权利，生育健康孩子是每对父母的期盼和要求，也是社会的需要。实现优生优育目标的伦理要求有六个方面。

1. 树立优生观念　树立优生优育观念，使人们认识优生优育的意义，了解优生知识，建立新的生育观。生育不仅仅是传宗接代，更是要生育健康的后代。禁止近亲结婚，提倡患有各种先天性痴呆、愚型及精神病患者不结婚或不生育。

2. 严格婚前检查　婚前体检是保证优生的重要措施之一。婚前检查能在一定程度上减少新生儿缺陷和遗传病的发生。

3. 重视产前诊断　产前诊断是针对疑有先天性疾病和遗传性疾病胎儿的妊娠早、中期妇女，通过仪器检查或采取母体、胎儿组织，对胎儿进行胎体外形判定、性别鉴定、染色体检查和酶的生物化学分析等，达到对胎儿是否患有先天性或遗传性疾病的判断，判明胎儿质量的优劣，为决定胎儿是否保留提供准确、客观的依据。

4. 做好围产期保健　围产期保健是新兴的围产期医学的具体应用，是医务人员为降低新生儿死亡、与先天疾病做斗争、努力提高胎儿身体素质的重要手段。围产期保健是指从怀孕 28 周至产后 7 天这一段时间内，对母体和胎儿进行的一系列保健工作。能否优生往往与母亲怀孕期间的心理状态、周围环境等密切相关。胎儿时期的营养、生长发育完全依赖母体，因此母亲的喜、怒、忧、惊、饮食、起居、劳逸均可影响胎儿的发育。世界卫生组织为了提高全球人口素质，确定了优生五项，对于是否感染风疹病毒、单纯疱疹病毒 I 型和 II 型、弓形虫和巨细胞病毒这五种微生物进行诊断。

5. 禁止鉴定胎儿性别　现代医学利用羊水检测和 B 超可以鉴定胎儿性别。性别检测对于一些与性连锁遗传相关的严重遗传疾病很有意义，但在临床中严禁对一些无疾病指征、单纯要求检测胎儿性别者做胎儿性别测定。如果为其提供性别检测作为是否继续妊娠的选择依据，是违背医学道德的行为，有可能导致整个社会的性别比例失调，酿成严重的社会问题。

6. 积极开展遗传咨询　遗传咨询是对遗传病患者或有患遗传病风险的亲属，就此病的转归、发病或遗传的概率及其预防或缓解的方法提供意见的过程。遗传咨询是预防遗传性疾病的一种手段。遗传咨询作为预防性优生学的重要组成部分，是推行优生工作的主要措施之一。

第二节　生育控制的伦理问题

控制人口数量，提高人口质量，使人类与自然和谐共存，使社会可持续发展是现代世界的重要问题。其中生育控制是解决问题的一个方法。但在实施过程中涉及一系列社会及伦理问题。

一、概述

（一）生育控制的含义与途径

生育控制是指用医学的手段对生育的质量和数量进行控制。医学伦理学研究的生育控制与人口控制既有区别又有联系，后者主要是使用社会学方法和行政手段对生育的质量和数量进行控制。生育控制在我国通常称为计划生育，人口控制社会化的有效实施，需要依靠生育控制。目前，生育控制途径主要包括避孕、人工流产和绝育。这些措施在实际运用中涉及许多伦理道德问题，需要慎重对待。

（二）生育控制与计划生育

所谓计划生育，是指对人口再生产过程进行有计划的调节，做到有计划地生育子女。随着社会的发展，计划生育的重点由控制人口数量逐步转向提高人口质量和家庭质量；由生育调节逐步转向以生育健康服务为中心；由社会控制逐步转向家庭和个人控制。

（三）建立生育支持体系

党的二十大指出要建立生育支持政策体系，降低生育、养育、教育成本。人口问题始终是我国面临的一个全局性、战略性问题。2021 年 6 月，中共中央、国务院印发《关于优化生育政策促进人口长期均衡发展的决定》，实施一对夫妻可以生育 3 个子女政策，配套实施积极生育支持措施。2021 年 8 月，十三届全国人大常委会第三十次会议修改了人口与计划生育法，规定国家采取财政、税收、保险、教育、住房、就业等支持措施，减轻家庭生育、养育、教育负担。加快建立生育支持政策体系，是促进人口长期均衡发展的有力支撑。

二、生育控制的伦理要求

1. 树立科学的生育观和人口价值观　树立科学的生育观和人口价值观是生育控制的价值基础。随着现代社会的发展，人类社会已经不是古代的人口出生率高但存活率极低的情况，也不需要依靠人口数量来与自然斗争以获取生存，因此应改变传统的"多子多孙""传宗接代"的生育观和"人丁兴旺""子孙满堂"的人口价值观，树立正确的"科学控制""追求健康"的生育观和"适度"的人口价值观。人口的数量、素质、增长率、机构、分布等应与经济、社会、资源和环境相协调，促进社会可持续发展目标的实现。要树立科学的生育观，提倡"生男生女都一样"，改变重男轻女的传统生育观。

2. 遵守国家法律法规　虽然我们已经在伦理学上论证了计划生育的必要性，但计划生育政策和法律法规的制定仍然需要考虑很多问题。例如，在维护集体利益的前提下是否充分尊重和保护了个人的自由权利，是否尊重和保护了胎儿的权利，是否明确规定了国家和政府的道德责任与行为规范等。《中华人民共和国宪法》《中华人民共和国婚姻法》《中华人民共和国人口和计划生育法》《计划生育技术服务管理条例》《流动人口计划生育管理办法》中都有关于计划生育的内容。

3. 提供优质服务　生殖权利是人权的组成部分，生育数量控制问题仅仅是其中之一，它还包括享有生殖健康保健服务的权利、要求社会提供基本生殖保健服务和优质服务的权利。生殖保健服务必须严格遵守操作规程，在技术上精益求精，坚决避免不应有的差错、事故和并发症，努力提高服务质量。政府应采取措施提供优质的计划生育技术服务，进一步组织有关计划生育的咨询和随访，进行生殖健康科普知识的宣传、教育和咨询等，向实行计划生育的育龄夫妇提供国家规定的基本生殖保健和计划生育服务都应该是免费的。

4. 注重和保障个人的知情同意权　中国提供计划生育技术服务，实行国家指导和个人自愿相结合的原则。国家出于公众利益，制定计划生育政策并提供服务，同时制定有关法规，切实保障公民知情同意的权利，自由选择安全、有效、适宜的避孕措施。从事生育控制技术服务的机构施行避孕、节育手术、特殊检查或者特殊治疗时，应当详细告知手术者生育控制服务的目的、预期效果、可能出现的后果和风险、应对措施等，征得受术者本人同意后方可进行。在生育控制工作中，男女双方自愿选择由谁采取避孕、节育、绝育措施。

三、生育控制技术及其伦理争议

随着现代医学的发展，安全、有效的避孕方法和人工终止妊娠技术取得了很大发展，使人们可以非常方便、有效地控制生育数量。基因筛查、胎儿检测和围产医学的进步，使人们能够对胎儿的性别、遗传素质等进行非常准确的检测和控制。这些都使现代生育控制活动进入了一个新的时期，但生育控制所面临的伦理问题却并没有因为技术的进步而烟消云散，在某些特定的领域甚至变得更加严重。

（一）避孕及其伦理争议

1. 避孕及其发展　目前所知最早的避孕方法是 4000 年前的古埃及人创造的。那是一种用石榴籽和蜡制成的锥形物，石榴籽带有天然雌激素，与避孕药一样，具有阻止排卵的作用。基督教统治欧洲后，避孕在道德上遭到了严厉谴责。一些宗教强调，生育后代是人类的天职。其认为，性交的目的就是为了生育，避孕就是杀人，所以中世纪的法律严厉禁止避孕行为。新教也反对避孕，路德认为，婚姻的目的就是生育后代。加尔文更是谴责避孕无异于杀人。

2. 现代对避孕的伦理争议

（1）避孕带来的一系列问题　目前，避孕已为越来越多的人所接受，已成为许多国家控制人口数量、提高人口质量的有效手段，但在伦理学中，避孕技术推广使用后会不会引起性关系混乱、是否会使人们放弃生育义务引发了人们的思考。避孕手段的日益方便和安全，使性活动和生育活动分离，改变了人们的性观念，使性关系更加自由，并为不愿承担婚姻责任的少数人提供了方便。这一现象引起了社会的忧虑。如果越来越多的人放弃生育义务，人类的自然延续就可能面临严重威胁；过于开放随便的性关系，必然会对社会结构与稳定造成影响。但在现代观念的影响下，这些被视为私人生活的领域，其根本原因应从社会环境、文化氛围，以及人们的生理、心理的改变中寻求答案，而不应仅仅归咎于避孕技术的应用和推广。这些问题也不能通过公共政策或法律手段强行干预，只能通过道德、宗教等手段加以矫正。

（2）避孕手段和技术失败的问题　减少失败概率是今后避孕技术发展的一个方向，需要政府的支持和科研资源的投入。但存在对部分不规范或不合格药品、器械缺乏有效管制的情况，这会导致更多的人工流产，且会给妇女身心带来伤害。这就要求国家必须进行严格规范的管理，医务人员必须履行自己的道德义务，避免各种伤害现象的发生。

（二）人工流产及其伦理争论

流产可分为自然流产和人工流产。自然流产不属于人的意志所能够控制的事件，一般不存在伦理难题。人工流产根据性质不同可分为治疗性人工流产和非治疗性人工流产。这两种流产方式均存在着伦理争议。

1. 治疗性人工流产的伦理争论　治疗性流产是因母体或胎儿因素而中止妊娠，是为了保护母亲健康或生命而采取的措施。当继续妊娠或者生产有可能对母亲健康和生命产生严重威胁时则选择人工流产中止妊娠。这在现代社会已经得到了广泛的法律支持，是合乎道德的选择。

孕期发现胎儿有严重的遗传或发育缺陷，是否允许人工流产仍存在争议。除少数道德极端主义者认为不应选择人工流产外，大多数人认为，如果是非常严重的缺陷有可能导致胎儿出生后生活质量低下，使其极其痛苦，就应允许父母为了孩子的利益而选择人工流产。

2. 非治疗性人工流产的伦理争议　非治疗性人工流产一直存在激烈的伦理争论，主要为保守派、极端自由派和中庸派之争。

（1）保守派　保守派反对任何形式和任何阶段的人工流产。他们认为，胎儿就是人，从怀孕一开始胎儿就拥有生命的权利和道德权利，具有与人一样的权利。任何形式的堕胎都是不道德的，甚至是非法的、犯罪的，是无法接受的。

（2）极端自由派　极端自由派认为，胎儿不是人，不过是母亲身上的一块组织，身体的一小部分，甚至还不如猪、狗等高级动物。因此，胎儿不存在任何权利。任何时间、阶段和任何理由的堕胎都是可以接受的。

（3）中庸派　中庸派认为，胎儿是人发育的起点，具有一定的权力，不容忽视。但胎儿不具有完全人权。

非治疗性人工流产的伦理问题讨论非常复杂，并非黑白分明，而是存在很多渐变层级和模糊地带。问题的关键是在胎儿的生存权利、母亲的权利与民族、国家和全人类的利益之间找到一个平衡点，对其进行的伦理研究必须采取谨慎的态度。

3. 人工流产的其他伦理争议

（1）人工流产会对女性身体健康造成伤害　流产会对身体健康造成伤害，很多女性不够了解。很多人认为流产是无害的；一些医疗技术不高或资质不够的诊所进行的不规范人工流产会给女性造成极大的伤害。

（2）人工流产会导致一些道德上的错误行为　人工流产会给性别选择和性滥交提供方便，从而引发道德雪崩。对于性别选择性的人工流产我国已明令禁止，性滥交则为道德问题，很难通过立法等手段进行干预。

（3）能否完全禁止堕胎　如果完全禁止堕胎，那么强奸或乱伦导致的妊娠，或未婚先孕，或已有子女难以承担再次生孩子的负担等将如何解决？这是否在客观上逼迫寻求人工流产的女性去选择不安全的流产而对其产生伤害？这些问题都需要深入研究和思考。

（三）绝育及其伦理争议

绝育是通过手术使男性或女性丧失生育能力。绝育术直接关系到受术者的切身利益和身体健康，也涉及某些传统道德观念和国家政策法律，因此，必须严肃对待。

历史上，关于绝育曾引发非常严重的伦理问题。19 世纪末至 20 世纪上半叶的优生运动中，美国印第安纳州于 1907 年第一个立法，规定政府有权对罪犯、白痴、低能儿或州专家委员会批准的其他人施行强制性绝育手术。截至 1926 年，有 23 个州制定法律，允许政府在仅仅得到当事人亲戚或监护人允许的情况下施行绝育手术。到 1931 年，美国有 30 个州的立法中有相关强制绝育的内容，目标多数对准"心智失常"和"弱智"者。之后，强制性绝育涉及新移民，以及文盲或不懂英文的人，进一步扩展到性变态者、吸毒者、酗酒者、癫痫患者及其他被视为患病和衰退的人。成千上万的人是在根本不知情的情况下，被秘密绝育。在纳粹德国，希特勒上台后立即立法推行"优生计划"，强迫患有包括"迟钝"在内的精神疾病者进行结扎，医生、监护人和精神病院的管理者均有权向遗传卫生法院提出对某人实行绝育手术的要求。自 1933 年实行《绝育法》到 1945 年，12 年间，纳粹德国对 200 多万"劣等"德国人实施了强制性绝育手术。

绝育的伦理争议还表现在对智力严重低下者施行绝育是否符合他们的最佳利益；是否侵犯了

他们的生殖权或生育权；是否有利于对资源公正分配。

随着社会文明的进步，人们普遍认识到，绝育应实行自愿和知情原则。目前，我国对施行绝育术的伦理要求是：①对未成年人不得实施绝育术。②除某些严重遗传病和精神病患者要进行义务绝育外，一般都应得到本人和配偶的知情同意，自愿进行。③自愿绝育需履行一定的合法程序。

第三节　生殖技术应用的伦理问题

随着医学与科技的发展，出现了帮助不孕不育夫妇获得后代的各种人类辅助生殖技术。但是人类辅助生殖技术在一定程度上改变了人们的自然生殖过程，并且随着这种生殖过程的改变而使人际关系复杂化，因而会引发一系列的社会、法律和伦理问题。

一、人类辅助生殖技术的分类与意义

人的自然生殖过程是由性交、输卵管内受精、植入子宫、子宫内妊娠、分娩等步骤组成。人类生殖系统有时会发生缺陷，为了改变、控制或改造自然生殖过程，就产生了人类辅助生殖技术。人类辅助生殖技术主要包括人工授精、体外受精、代孕技术、胚胎移植、卵精子和胚胎的冷冻保存、配子输卵管移植、单精子卵胞质内显微注射、植入前遗传学诊断助孕等。现阶段人类辅助生殖技术主要包括人工授精、体外受精、代孕技术等几种形式。

（一）人类辅助生殖技术的含义

人类辅助生殖技术（ART），是指代替人类自然生殖过程的某一环节或全部环节的技术手段，是运用医学技术和方法对人的卵子、精子、受精卵或胚胎进行人工操作，以达到受孕的目的，又称辅助生殖工程。

（二）人类辅助生殖技术的主要类型

1. 人工授精技术　人工授精是指用人工的方法将男性的精子注入女性体内，以达到受孕目的的生殖技术。这种技术实际上是取代自然生殖过程中的性交环节。这是治疗男性不育症简单而有效的方法。人工授精根据精液来源不同可分为两种：一是用丈夫的精液进行人工授精的称"夫精人工授精"，简称 AIH，也叫同源人工授精。AIH 适用于丈夫精液中精子数量少、反向射精、因心理或生理困难导致性功能异常不能进行正常性交者；二是用他人提供的精液进行人工授精的称"供精人工授精"，简称 AID，又称异源人工授精，适用于丈夫精液中无精子、丈夫患有染色体显性遗传病或男女双方均为同一常染色体隐性杂合体，以及男女双方 Rh 血型不合、Rh 不相容等情况。

2. 体外受精、胚胎移植及其各种衍生技术　体外受精是指从女性体内取出卵子，在器皿内培养后，加入经技术处理的精子，待卵子受精后继续培养到形成早期胚胎时，再转移到子宫内着床、发育成胎儿直至分娩的技术。国际上将这种形式称为体外受精 – 胚胎移植。它是现代人类新的助孕措施中最基本的技术，人们将这种技术生育出来的婴儿称为"试管婴儿"，也称为第一代试管婴儿。

体外受精可用来解决男子精子缺少和不育症。1993 年比利时医生创造了第二代试管婴儿，即卵细胞浆单精子穿刺后先进行体外培养，然后再进行胚胎移植。它的方法是在显微镜下直接将单个精子注入卵细胞浆内完成受精过程，使精子缺乏及少精症或弱精症患者不再需要向人借精子。

3. 代孕技术　代孕技术是指具有生育能力的女性，通过人工授精或体外受精技术，将受精卵植入其子宫内，为他人完成妊娠、分娩的行为。

代人妊娠的妇女又称为代孕母亲。代孕母亲有两种：一种是代孕母亲被植入胚胎，胚胎来源于其他女性和男性，代孕母亲与她所怀的孩子没有任何血缘关系。另一种是以人工授精的方式怀孕，代孕母亲与她所怀的孩子有一半的血缘关系，孩子生下后给签订合同的父母。

（三）人类辅助生殖技术的意义

人类辅助生殖技术的意义表现在多个方面，除了体现和标志着科学发展的巨大成就外，还存在如下伦理价值。

1. 满足不孕不育者的生育需求　不孕不育是影响夫妻身心健康的世界性问题。不孕不育人群的比例从 20 世纪 70 年代的 1% ~ 2%，上升至目前的 15% ~ 20%。根据《中国不孕不育现状调研报告》显示，我国平均每八对夫妻就有一对遭遇生育困境，而且不能生育的夫妻呈年轻化趋势。专家预测，继心脑血管病和肿瘤之后，不孕不育将成为威胁人类健康的第三大疾病。中国人口协会发布的调查结果显示，中国不孕不育患者呈现上升趋势。不孕不育症患者承受着来自社会、家庭和自身心理、生活等各方面的压力，如不育女性因不能生育，不能成为母亲而觉得自己有缺陷；男性会因不育而感到自尊受伤害。人类辅助生殖技术能直接弥补不孕不育者的缺陷，满足不孕不育者生育的要求。

2. 促进生殖健康　人类辅助生殖技术不仅可以帮助不孕不育症患者重新拥有生育能力，第三代试管技术还可以通过胚胎筛选技术预防遗传病，剔除有遗传病基因的胚胎，移植没有遗传病基因的胚胎。夫妻一方或者双方有严重遗传病可能的话，可以选择使用他人的生殖细胞进行辅助生殖，以预防后代发生遗传病。

3. 实现生殖保险　人类辅助生殖技术可以提供"生殖保险"，即在夫妻的生殖细胞具有生育活力时，将生殖细胞或受精卵、胚胎进行冷冻保存。当生殖细胞质量出现问题，或者所生的子女在成长过程中不幸夭折，而这对夫妇已经失去生育能力时，则取用生殖细胞、受精卵或者胚胎来生育后代。

二、人类辅助生殖技术的伦理争议

1. 人类辅助生殖技术对于家庭伦理的冲击　有人认为，孩子应该是婚内性活动和性结合的结果，没有孩子的夫妇不应以上述不自然的手段达到自然的目的，以机械操作代替爱的结合。人工授精和体外受精使生殖变成了配种，将夫妻之间性的结合与生育分开，将家庭的神圣殿堂变成一个生物学的实验室，破坏了婚姻关系，是有悖人道的。持这种认识的人目前比较少。大部分人对同源人工授精是认同的，而异源性配子、合子会引起人们关于伦理方面的异议。

人类辅助生殖技术中可能出现以下情况：丈夫的精子和妻子的卵子、丈夫的精子与供者的卵子、妻子的卵子与供者的精子、供者的精子与供者的卵子，以及以上几种情况产生的胚胎植入妻子的子宫，或者植入代孕者的子宫，甚至丈夫的精子直接注入代孕者的子宫，这种情况下，一个孩子最多可以有五个父母：遗传学父亲、遗传学母亲、生育母亲、社会学父亲和社会学母亲。这就使人类原有在自然血缘基础上建立起来的亲缘关系遭到破坏，以此为依据构建的家庭和社会的传统伦理与法律关系也受到威胁，这种混乱有可能引发一系列的社会问题。

2. 人类辅助生殖技术的应用范围问题 虽然现在人类辅助生殖技术主要用于不孕不育症患者，但已出现未婚男女或同性恋者希望通过生殖技术生儿育女的情况。英国于 2006 年立法，规定单身女性和同性恋女性可以采用人工授精、体外受精生育。我国 2003 年出台相关规定，不允许单身女性接受人工授精。

3. 商品化问题 生殖细胞商品化有可能造成供体有意或无意地隐瞒自己身体上、行为上和心理上的缺陷，或者在不同的精子库或卵子库反复多次捐献；医疗机构也有可能因竞争或追求利润最大化忽视质量问题，或为了追求高质量而只选择和提供他们认为"质量最好的"生殖配子。人类自身组织、细胞和胚胎捐献的原则都是无偿自愿，目的在于帮助无法正常生育的人，而非为自己获得利益。如果将其转变为商业活动，不仅消解了辅助生殖技术自身的道德行为，还有可能促使在其他人体组织、人体器官使用过程中的道德滑坡。

4. 对生殖细胞和胚胎地位的伦理评价问题 由于技术操作具有一定的失误率，通常医生会使用药物刺激增加排卵数量，制作数个胚胎作为备份，这又引发了冷冻胚胎处置的伦理问题。胚胎提供者是否对这些生命实体具有充分的处置权，如果他们可以自由处置是否会引起对人类生命尊严的伤害。关于胚胎研究，目前国际通行的原则是：①只允许使用自愿捐献的辅助生殖多余的胚胎，研究者应向捐献者说明该胚胎将在研究过程中被损坏。②胚胎在体外发育不能超过 14 天。③不允许将研究胚胎重新植入女性子宫。④不允许将人类配子与动物配子相结合。⑤胚胎捐献的操作者与胚胎细胞的研究者应严格分开，不许为同一人。⑥医疗机构在提供胚胎组织材料时，必须同时提供该材料的病原鉴定阴性的书面证据。⑦胚胎的命运可以随着捐赠人的意愿而改变。另外，夫妻预存了胚胎但离婚了怎么办？夫妻双方都死亡了怎么办？女性改变主意不想再生育怎么办？这些都是相关的伦理问题。

5. 代孕母亲问题 世界部分地区代孕技术的应用有可能使孩子出现五个相关父母，这使孩子的归属变得很复杂。此外，将女性子宫和婴儿商品化，甚至将代孕发展为地下产业，为了牟利而"出租子宫"，其性质与贩卖婴儿无异，是极其不道德的。这一质疑同样指向了所有的代孕母亲，不孕夫妇需要通过花钱得到代孕母亲所生的孩子，这在某种程度上构成了对婴儿的买卖。因此，目前允许代孕母亲的国家都强调代孕母亲的"自愿性"，并且在处理亲缘关系纷争时普遍采用"婴儿利益优先"原则。

三、实施人类辅助生殖技术的伦理原则

为了规范人类生殖技术的研究和临床运用，卫生部于 2001 年先后颁布了《人类辅助生殖技术管理办法》《人类精子库管理办法》《人类辅助生殖技术规范》和《人类辅助生殖技术伦理原则》，2003 年 6 月 27 日颁布了《人类辅助生殖技术规范》《人类精子库基本标准和技术规范》《人类辅助生殖技术和人类精子库伦理原则》，进一步明确了人类辅助生殖技术的伦理原则。

实施人类辅助生殖技术的主要伦理原则如下。

1. 有利于患者原则 在综合考虑患者病理、生理、心理及社会等各方面因素的基础上，提出最有利于患者的治疗方案，同时告知患者可供选择的治疗手段及其利弊和风险。患者的生殖细胞和胚胎，未经同意不得进行任何处理，更不能买卖。

2. 知情同意原则 实施人类辅助生殖技术前，医务人员必须让患者了解实施的必要性、实施的程序、需要承受的风险、成功率和大致费用等。人类辅助生殖技术必须在夫妇双方自愿同意并签署书面知情同意书后方可实施。接受该技术治疗的夫妇有随时终止该技术实施的权利。

3. 保护后代原则 通过人类辅助生殖技术出生的后代与自然受孕分娩的后代享有同样的法

律权利和义务。接受人类辅助生殖技术治疗的夫妇对通过该技术出生的孩子（包括对有出生缺陷的孩子）负有伦理、道德和法律上的权利和义务。如果有证据表明实施人类辅助生殖技术将会对后代产生严重的生理、心理和社会损害，医务人员有义务停止该技术的实施。医务人员不得对近亲间及任何不符合伦理、道德原则的精子和卵子实施人类辅助生殖技术。同一供者的精子、卵子最多只能供 5 名女性受孕。

4. 社会公益原则 进行人类辅助生殖技术的医务人员必须严格遵守国家相关的人口和计划生育法规及政策。对于不符合计划生育法规的夫妇和单身女性不得实施人类辅助生殖技术。进行辅助生殖技术过程中，除非是夫妇中有一方有与性别相关的严重遗传性疾病有必要进行胎儿的性别选择的，否则禁止实行对非医学需要的性别选择。医务人员不得进行各种违反伦理、道德原则的配子和胚胎实验研究及临床工作。

5. 保密和互盲原则 实施人类辅助生殖技术的机构和医务人员有义务对使用人类辅助生殖技术的所有参与者（如卵子捐赠者和接受者）进行保密。对于使用供精实施的人类辅助生殖技术，供方与受方夫妇应保持互盲、供方与实施人类辅助生殖技术的医务人员应保持互盲、供方与后代应保持互盲。捐赠者不可查询接受者及其后代的一切信息，并签署书面知情同意书。

6. 严防商业化原则 实施人类辅助生殖技术的机构和医务人员不可因经济利益的驱动滥用该技术使之商业化，必须用于合适的患者，掌握适应证。供精、供卵者只能以捐赠助人为目的，禁止精子、卵子的买卖。

7. 伦理监督原则 为确保以上原则的实施，实施人类辅助生殖技术的机构应建立由医学伦理学、心理学、社会学、法学、生殖医学、护理学专家和群众代表等组成的生殖医学伦理委员会，并接受其指导和监督。生殖医学伦理委员会对人类辅助生殖技术的全过程和有关研究进行监督，开展生殖医学伦理宣传教育，对实施中遇到的伦理问题进行审查、咨询、论证和建议。

【思考题】

1. 结合旧优生学中的伦理问题谈谈优生中的伦理原则。
2. 简述生育控制技术及其伦理争议的表现。
3. 人类辅助生殖技术的伦理争议和伦理原则是什么？

临终关怀与死亡伦理

死亡是医学工作者经常面对的问题，包括临终关怀、安乐死、脑死亡和尸体处理等。对此，怎样做才符合医学伦理，每个医务人员都应有清醒的认识。

第一节　临终关怀伦理

在患者罹患绝症、生命即将终结之时，医生是应不顾一切地进行抢救，不顾患者感受，还是应放弃创伤性治疗，只减轻或缓解其痛苦，提高临终前生活质量呢？这里存在一个医学伦理问题，即临终关怀伦理。

一、临终与临终关怀

（一）临终

临终即生命即将终结之时。医学上的临终多指患者罹患绝症，医学已无能为力，生命将要终止之时。传统医学在患者临终时多以抢救治疗、延长患者生存时间为主要任务。生命将尽的患者通常会被动地接受"过度治疗"，有些直到生命的最后一刻仍在接受创伤性治疗，以及心脏按压、气管插管、心脏电击、心内注射等"惊心动魄"的急救措施。随着社会的进步，人们越来越发现，对于很多救治无望的临终患者而言，创伤性治疗的意义十分有限，很多治疗措施只能徒增患者的痛苦，然而减轻或缓解疼痛、提高临终前的生活质量则具有更切合实际的意义。临终关怀因此而产生。

（二）临终关怀

临终关怀也称为"安宁疗护""宁养服务""善终服务"等，英文为hospice，源于拉丁文Hospes，原意为"收容所""济贫院"，在中世纪时指为朝圣者或旅客提供途中休息，使其补充体力的中途驿站，后用于描述给虚弱或生病的旅行者以庇护。现引申其义，指一套帮助患有不可治愈性疾病、终末期慢病或濒临死亡的患者的医护方案。它不以治愈为目的，而是预防和减轻患者的生理和心理痛苦，尤其是控制疼痛和其他疾病相关的症状。其本质是对无望救治的患者的临终照护，以提高患者临终生命质量为宗旨。

根据WHO所下的定义，临终关怀是对无治愈希望患者的积极性与整体性的照顾。临终关怀不以延长临终者生存时间为重，不追求猛烈的、可能给患者增添痛苦的或无意义的治疗，而是以提高患者临终阶段的生命质量为目的，要求医务人员以熟练的业务和良好的服务来控制患者的症状，为垂死的患者及其家属提供缓和性和支持性照顾，以及患者死亡后对家属进行心理辅导。临终关怀的思想和理念包括：帮助临终患者了解死亡，坦然面对和接纳死亡；以同情心对待濒死患者，尊重他们的权利，满足患者的意愿，重视濒死患者的生命品质，维护他们的生命尊严。

（三）临终关怀的历史与发展

现代意义上的临终关怀始于英国的圣克里斯多福医院。20 世纪 50 年代，英国的桑德斯博士（Dame Cicely Saunders）在她长期从事临床工作的晚期肿瘤医院中目睹了垂危患者的痛苦，决心改变这一状况。1967 年她创办了世界著名的临终关怀机构——圣克里斯多福安宁医院（ST. Christopher's Hospice），使垂危患者在人生旅途的最后一段过程得到需要的满足和舒适的照顾。

1974 年，美国建立了首家临终关怀医院——新港临终关怀院，旨在帮助那些临死前几星期或几个月的患者免于肉体的痛苦和心理的恐惧。到 1995 年，美国已有 2510 家临终关怀医院，每年约有 34 万患者住在那里。加拿大、南非、澳大利亚、荷兰、瑞典、挪威、瑞士、法国、印度也陆续建立了类似机构。1975 年，加拿大建成皇家维多利亚安息护理病区。日本在 1981 年建起第一所临终关怀机构，一年后发展到 11 所。目前，世界上有 70 多个国家和地区相继开展临终关怀服务和研究。1988 年 7 月，国际临终关怀医师学会（AHP）正式成立，首任会长由英国籍临终关怀专家担任，总部设在美国佛罗里达州。1990 年，"缓和医疗"正式成为世界卫生组织医疗体系的重要组成部分。每年十月的第二个星期六是"世界临终关怀和缓和医疗/安宁疗护日"，由世界卫生组织指导的世界临终关怀与缓和医疗/安宁疗护联盟（WHPCA）自 2004 年发起，已获得 77 个国家相关组织的积极响应与大力支持。

我国的临终关怀工作于 20 世纪 80 年代起步。1988 年 7 月 15 日，天津医学院在黄中田博士的资助下，成立了天津医学院临终关怀研究中心。这是我国第一个临终关怀机构，标志着中国开始了临终关怀的研究和实践。我国虽然起步较晚，但发展迅速，同年 10 月，上海诞生了我国第一家临终关怀医院——南汇护理院，成为我国第一家以收容退休职工为主要对象，具有医疗、护理和生活照顾设施，能为病故老人提供丧葬一条龙服务的晚期患者收容机构。1991 年，北京市松堂临终关怀医院开始接待临终患者。1993 年，我国成立了全国性临终关怀学术组织——中国心理卫生协会临终关怀专业委员会。在临床实践方面，除西藏外，各省、市、自治区纷纷因地制宜创办临终关怀服务机构，这一领域已经引起社会各界的广泛关注。2001 年，香港商人李嘉诚决定，每年捐资 2500 多万元人民币，在内地推动实施"全国宁养医疗服务计划"，与医院签约，建立宁养院，使其成为中国内地上门免费为贫困癌症患者提供镇痛治疗、心理辅导、生命伦理等方面照护的临终关怀机构。2006 年 4 月 16 日，中国生命关怀协会（Chinese Association for Life Care）在北京成立。

为应对人口老龄化问题，我国提出了一系列新思想新论断，做出了一系列重要战略部署。自2017 年起，国家卫生健康委员会在政策层面上将"临终关怀""缓和医疗"等概念统称为"安宁疗护"。在安宁疗护方面，为落实《"健康中国 2030"规划纲要》和《"十三五"健康老龄化规划》有关要求，国家卫生健康委员会制定了《安宁疗护中心基本标准（试行）》和《安宁疗护中心管理规范（试行）》，第二批安宁疗护试点工作业已开展，安宁疗护在我国医疗卫生服务体系中的地位进一步得以提升。但我国安宁疗护中心数量严重不足，存在较大的城乡、区域差距，所以这项事业的建设还有很长的路要走。

二、临终关怀的内容与伦理要求

（一）临终关怀的内容与特点

1. 临终关怀的内容　日本安宁疗护之父——大阪大学柏木哲夫教授，用 HOSPICE 七个英文字母作字头，引申出七组字，很贴切地的表现了临终关怀的内容。

hospitality（亲切）：以亲切的态度面对患者及家属，乃至所有的工作人员。在安宁病房里特别强调医护人员要不慌不忙地坐在病床边，视线尽量与患者同高，亲切地交谈沟通。

organized care（团队照顾）：包括医生、护士、社工、宗教师、心理师、药师、营养师、行政人员、义工等。

symptom control（症状控制）：癌症末期患者最需要照顾的症状包括疼痛、恶心、呕吐、食欲不振、便秘、腹胀、肠闭塞、咳嗽、失眠、排尿障碍、焦虑、沮丧等，这些都需要工作人员全心对待，以减低患者痛苦为首要目标，而不是以治愈疾病、延长生命为目标。

psychological support（精神支持）：患者及家属的沮丧、忧郁、失眠或愤恨、怨怒都需要团队的协助和支持，而灵性的照顾和宗教的熏陶，往往更能解决患者及家属的问题。

Individualized care（个人化照顾）：以患者为中心的照顾，不但要减少患者的痛苦，而且要设法完成患者的心愿。

communication（沟通）：医护人员、工作人员与患者及家属要经常沟通，交换意见。家属与患者更要密切沟通，交代后事，乃至珍重道别。

education（教育）：不但患者及社会人士，甚至医疗人员都需要教育，让更多的人了解、认同与支持安宁疗护的工作。整个社会要能接受安宁疗护、安详往生、临终时不做无意义的人工复苏急救措施等理念。

2. 临终关怀的特点

（1）临终关怀的目的不是治疗或治愈疾病，而是减轻患者的身心痛苦，控制症状，采取姑息治疗和对症支持治疗，给予患者生活护理、临终护理和心理安慰，把患者看作整体的人来照顾关怀。

（2）临终关怀的主要对象是不可逆转的临终患者，特别是难以取得积极治疗效果的晚期癌瘤患者和心身遭受痛苦折磨的患者。

（3）临终关怀特别注重患者的生命尊严、生命质量和生命价值，强调个体化治疗、心理治疗和综合性、人性化的治疗和护理。

（4）临终关怀不仅要关怀患者本人，而且要关心其家属的身心健康。要给予患者家属情绪支持，帮助家属缓解心理焦虑和负担。

（5）临终关怀的服务团队以医务人员为主，同时有家属、社会团体和各界人士等大量志愿者积极参与。这不是一个人独自所能胜任的工作，而是团队人员全体合作的工作，工作成员必须互相沟通、互相照应。

（二）临终关怀的伦理要求

世界卫生组织提出，临终关怀要遵循"缓和医疗原则"，其包含三个方面的内容。

1. 重视生命并承认死亡是一种正常过程　要尊重患者，帮助患者接受即将死亡的事实。美国医学博士 E. 库布勒·罗斯（E. Kubler－Ross）在《论死亡和垂死》一书中将临终患者的心理分为五个环节：否认、愤怒、乞求、抑郁、接受。临终关怀应陪伴患者和缓地走过这五个环节，给予其心理支持和干预。

2. 既不加速，也不延后死亡 既不采用积极安乐死的方式，也不采取过度医疗、创伤性医疗。要尊重患者的自主权，执行患者的生前预嘱。生前预嘱是指人们在健康或意识清楚时，先行考虑自己在濒临死亡或处于不可逆转的昏迷状态下，由谁替自己做决定，接受哪种方式的治疗，并签署相应文件。目前，美国、中国台湾、中国香港等地普遍推行生前预嘱，让患者自己选择生存和死亡的方式，尽量少些痛苦，平静而自然地离去。北京目前已经有"生前预嘱推广协会"和"选择与尊严"等公益网站。

3. 提供解除临终痛苦和不适的办法 目的是减缓病痛症状，提升患者的心理和精神状态，让生命的最后一程走得完满而有尊严。

缓和医疗既不让末期患者等死，也不建议他们在追求"治愈"和"好转"的虚假希望中苦苦挣扎，而是要在最小伤害和最大尊重的前提下，让他们的最后时日尽量舒适、宁静和有尊严，减少"活受罪"，"走"得温暖。医生除了要"提供解除临终痛苦和不适症状的办法"外，还要向患者家属提出多项建议和要求：如多抽时间陪患者度过最后时刻；让患者说出希望在什么地方离世；听患者谈人生，记录他们的音容笑貌；协助患者弥补人生的遗憾；帮他们回顾人生，肯定他们过去的成就等。

三、临终关怀的伦理意义

1. 使人们的死亡观念发生变化 死是每种有生之物的最终结局，是人类无法抗拒与回避的问题。千百年来，人们一思及此、一念及此便会恐惧不安，甚至万念俱灰，从而做出一些异常或反常的行为。现代人在人生状态上要远远高于古人，但由于特别关注生，无暇对死做深度思考，因而在死亡的问题上产生了极大困惑与恐惧，这就使现代人的生活品质难以得到真正提高。临终关怀的开展一方面可以使人们直面死亡，而不是一味回避，在心理上不畏惧死，从而享有"生"的欢欣和"死"的尊严；另一方面也使人们可以正常地思考有关死亡的各类问题，为面对他人（如患者和自己的亲人），尤其是自我生命的终点做好心理与生理上的准备，从而既幸福地"生"，亦坦然地"死"，最后则能超越死亡，获得生命的永生与不朽。这种死亡观念的变化体现了生命神圣、质量和价值的统一。

2. 临终关怀是人道主义的深化和升华 随着人们物质文明和精神文明需要的日益提高，人们对临终问题益发关注。每个人都希望生得顺利、活得幸福、死得安详。当患者处于治疗无效的疾病末期或其他状况下的濒死阶段时，临终前这一阶段特别需要精神的照护和亲人的关怀。过去医院对无法救治的患者往往拒之门外，或仅仅是延长其痛苦的生命，不会想到给予真正的关心和照顾，对患者家属的痛苦常常忽视。临终关怀的出现改变了这种状况，使临终患者能够感受到自己生命的尊严，感受到自己生命的价值，体验到人道主义的温暖，在关爱和舒适的环境中有尊严地离开人间，同时使患者家属也得到心灵上的慰藉。

3. 临终关怀是社会文明的进步，符合社会的道德要求 临终关怀所倡导的关爱思想，正吸引着社会上愈来愈多的个人和团体关注并参与这项事业，同时付出自己的钱物、时间及感情，为临终患者及家属提供全面的关怀，使临终患者的家属、亲朋好友给患者以更多的照顾和爱心，让愈来愈多的临终患者感受到人间的温暖。同时，从事临终关怀的医务人员长期围绕临终患者而工作，在环境影响和较高的道德要求下，其道德水平也会得以提高，并影响整个医疗从业人员的道德水平。因此可以说，临终关怀促进了社会文明，或者说是人类文明进步的表现。

4. 临终关怀可以节约卫生资源，符合公益论 医学技术的提高使医务人员维持临终患者濒死状态、延缓死亡成为可能，但它不仅增加了临终患者的痛苦，而且加重了患者家属的经济和心理负担，浪费了大量的卫生资源。临终关怀不是侧重对患者无意义的抢救，而是提供缓解性和支持性的安宁照顾，不会刻意提前或推后患者的死亡时间，而是尽可能让患者减少痛苦，坦然地走向人生终点，这无疑有助于节约卫生资源。

第二节　安乐死伦理

安乐死作为一种备受争议的死亡方式，已成为一个国际问题。在患者处于极度痛苦的情况下，医生是否应该对其施行安乐死、实施安乐死应该遵循哪些伦理原则，学界存在不同的观点。

一、概述

安乐死（euthanasia）是指对无法救治的患者停止治疗或使用药物，让患者无痛苦地死去。安乐死一词源于希腊文 Euthanasia，由美好和死亡两个字组成，原意是"快乐的死亡"或"尊严的死亡"，舒适或无痛苦地死亡、安然去世，中文直译为"安乐死"，意思为"幸福"的死亡。它包括两层含义，一是安乐的无痛苦死亡；二是无痛致死术。

（一）安乐死的分类

通常将安乐死分为积极安乐死和消极安乐死两大类。积极（主动的）安乐死是指采取促使患者死亡的措施，结束其生命，如当患者无法忍受疾病终末期的折磨时采取某些措施帮助或促使其死亡。消极（被动的）安乐死，即对抢救中的患者如垂危患者不给予或撤除治疗措施，任其死亡。

根据患者是否处于垂危状态，还可分为垂危患者的安乐死和非垂危患者的安乐死。垂危患者的安乐死，是指对病情已至垂危阶段的患者施行的安乐死。这里安乐死不过是使死亡时间稍稍提前了一些。非垂危患者的安乐死，是指对尚未处于垂危阶段的患者施行的安乐死。若不进行安乐死，患者可以存活相当长的时间，并且不一定自觉痛苦，但其生活质量是低下的。例如，畸形或发育不全的婴幼儿或患不治之症但尚未处于垂危阶段的患者，以及植物人等。

（二）安乐死的历史

安乐死的理论和实践有很长的历史。斯巴达人为了保持健康与活力，曾处死有缺陷的新生儿。亚里士多德曾在其著作中表示支持这种做法。柏拉图在《理想国》一书中赞成把自杀作为解除无法治疗的痛苦的一种办法。毕达哥拉斯等许多哲人、学者、政治家都认为，在道德上对老人与虚弱者实施自愿的安乐死是合理的。

人类社会在生产力水平低下、生活资料不足以养活所有的社会成员的情况下，安乐死减少了无力生产自己必需生活资料的成员，减轻了社会负担，这在当时有可能是适宜的。当人类社会进入生产力水平比较高的阶段后，这种安乐死便不普遍了。16 世纪后人本主义兴起，其从天赋人权的基本思想出发，不提倡安乐死。但也有学者从社会效益和理性思考出发，提出了安乐死的主张。如培根在《新亚特兰提斯》（又名《新大西洋》）一书中，主张实行自愿的安乐死。休谟支持安乐死。其认为如果人类可以设法延长生命，那么同理，人类也可以缩短生命。但总的来说，关于安乐死的讨论，相对沉寂了一段时间。

安乐死的再次提出，并大力宣传和广泛推行是在 20 世纪 30 年代的纳粹德国。纳粹分子在安乐死的借口下，实行种族灭绝政策。其罪行使人们在讨论安乐死和优生学问题时不能不有所忌讳。

1935 年英国成立了第一个自愿安乐死合法化委员会。3 年后，美国成立了同样的委员会。1976 年以后，法国、丹麦、挪威、瑞典、比利时、日本，甚至在天主教信徒很多的意大利、法国和西班牙也出现了自愿实行安乐死协会。这些民间组织的宗旨在于使安乐死合法化。英、美的安乐死协会还曾起草过妥善防止发生谋杀、欺骗、操之过急的提案。他们的提案均被国家和地方立法机构一一否决。

（三）安乐死的立法现状

1993 年 2 月 9 日，荷兰议会通过了默认安乐死的法律。1999 年 8 月 10 日荷兰通过的最新修正案规定，凡 16 岁以上的人，若患绝症到生命末期均可自行决定是否接受安乐死，12～15 岁的青少年要求必须经其父母同意。2001 年 4 月 10 日，荷兰通过《安乐死与协助下的自杀法》，成为世界上第一个正式承认安乐死合法化的国家。

继荷兰之后，2001 年 10 月比利时参议院批准了安乐死法案：允许医生在特殊情况下，可以帮助患绝症的患者安乐死。比利时成为继荷兰之后第二个使安乐死合法化的国家。2014 年 2 月 13 日比利时众议院通过了一项"让重症患儿享有安乐死权利"的法案。比利时成为全球首个对安乐死合法年龄不设限的国家。

在英国，近年来要求安乐死合法化的呼声越来越高。1993 年 2 月 4 日，英国最高法院裁定了英国第一例安乐死案件，同意了一位年仅 21 岁患者的父母和医生的申请，停止为他输入营养液。1996 年 4 月 24 日，又裁定允许为 53 岁的珍妮特·约翰逊太太（已成为植物人 4 年多）实施安乐死。1998 年，英国《泰晤士报》报道，尽管安乐死还不合法，但英国已有 2.7 万人在医生的帮助下以安乐死的方式结束了生命。

多数德国人也赞成安乐死。1994 年德国一家民意测验所对 1004 名德国人进行的调查显示，83% 的人赞成安乐死。

1992 年 10 月 1 日，丹麦通过了停止延长无药可救的患者的生命法律，受到了很多人的欢迎，4 个月内就有 4.5 万人立下遗嘱，表示愿意在必要时接受安乐死。

以色列 1998 年也实行了首例经法院批准的安乐死。耶路撒冷一家医院的医生为一名 49 岁身患绝症的男性患者注射了致命剂量的麻醉剂。

1996 年 5 月 25 日，澳大利亚北部地区议会通过了《晚期患者权利法》，从而使安乐死在该地区合法化。不过该法案一出台就受到澳大利亚医学会、官方和土著人的强烈反对，1997 年澳大利亚参议院迫于压力不得不通过禁止安乐死法案，致使仅存半年的北方地区安乐死法案遭到废弃。

美国各州对安乐死的立法不尽相同。从总体上看，有些州反对安乐死，认为不管法律上还是道德上都是不能接受的，而有些州已经认定特殊情况下的安乐死是合法的，当然在安乐死的确认方面有着严格的程序。美国 20 世纪 70 年代以来，有判例开始明确承认被动安乐死，同时对主动安乐死持宽容态度。1976 年，加利福尼亚州州长签署了《自然死亡法》（Natural Death Act），这也是美国第一部成文的被动安乐死法。1977 年以来，美国有 38 个州通过了《死亡权利法案》，但直至今日，美国法律和医疗专业人士仍然对安乐死持极为谨慎的态度，甚至公开反对安乐死，安乐死在美国大部分地区仍属非法行为。只有俄勒冈州于 1994 年通过了一项法律，允许内科医生在特定条件下协助患者自杀。不过就美国民众而言，美国最新的民意测验显示，现今在包括医生在内的美国公众中，支持安乐死的已占多数。

1976 年，日本东京举行了"安乐死国际会议"。其在宣言中强调，要尊重人"生的意义"和

"庄严之死"。可以说，日本是世界上第一个有条件承认安乐死的国家。1995 年 3 月 28 日，日本横滨地方法院判处一名姓德永的医生"谋杀晚期癌症患者"。地方法院列出四种允许"仁慈杀死（安乐死）"的条件：①患者遭受不可忍受的肉体痛苦。②患者不可避免地即将死亡。③所有可能减轻其痛苦的医疗手段都已尝试过，不可能有其他办法挽救其生命或减轻其痛苦。④患者清楚表达了缩短生命的意愿。横滨地方法院裁定，德永医生的行为没有符合上述条件，因为患者虽然将在几天内死亡，却没有清楚表达自己正遭受肉体痛苦，或主动表达接受安乐死的意愿。德永医生的行为不可视为实施"安乐死"，因此判其入狱两年，缓期执行。

2000 年 10 月 26 日，瑞士苏黎世市政府通过决定，自 2001 年 1 月 1 日起允许为养老院中选择以安乐死方式自行结束生命的老人提供协助。不过这一规定本身所涉及的只是苏黎世二三十家养老院。

在法国，安乐死一直被视为禁区。《刑法》明确规定：主动帮助别人死亡视为与谋杀同罪，最高刑期可判无期。但减少临终患者痛苦的大辩论此前一直未停止过。2005 年 4 月 13 日，法国参议院通过了 2004 年 11 月底国民议会表决赞成的《临终患者死亡权法》。该法案强调，继续进行固执和不合理的治疗是不可取的。法案规定，医生尊重患者提出的终止治疗的选择，哪怕采用会带来可能加速死亡的镇痛药物，医生不承担任何责任。《临终患者死亡权法》实际上并未突破"安乐死属非法行为"的司法瓶颈，不过或许不久的将来安乐死会在法国解禁。

2016 年 4 月 14 日，加拿大联邦政府向国会递交了允许医助死亡，即安乐死的法案。加拿大司法部长乔迪称，该法案将允许能够负责的成年人在难以忍受重病、不治之症带来的痛苦的情况下，选择平静地离开，而不再等待死亡、痛苦和恐惧。

改革开放以后，安乐死的观念传入我国，并很快成为人们普遍关注的热门话题。1987 年 4 月，在第六届全国人大第五次会议上，王群等 32 名代表建议制定《安乐死条例》。这标志着安乐死的立法问题从那时起被提到立法机关的议事范围之内。

1986 年，中国发生首例安乐死案件。夏素文自 1984 年以来便患有肝硬化腹水。1986 年 6 月 23 日，因病情恶化，神志不清，被子女送进陕西省汉中市传染病医院治疗。至 6 月 27 日下午，病情明显加重，患者痛苦烦躁，继而昏迷不醒。子女要求医生为其母亲实施安乐死。医院对患者家属的这一要求开始不同意，但在患者子女的再三要求下，医生给患者注射了 100 多毫升的复方冬眠灵。事前，在处方上写明了家属要求"安乐死"，并由患者儿子王明成签了名。夏素文在 6 月 29 日凌晨 5 时死亡。汉中市公安局以故意杀人罪逮捕了两名当事医生和死者的小儿子、小女儿，后因案情特殊曾一度改为取保候审。此案时隔 3 年半后于 1990 年 3 月 15 日正式开庭审理，但由于法庭辩论存在明显分歧，故仍未能得出明确的结论。1991 年 5 月 17 日，陕西省汉中市人民法院对此案做出一审判决：两被告蒲连升、王明成的行为属于剥夺公民生命权利的故意行为，但情节显著轻微，社会危害不大，不构成犯罪，依法宣告两被告人无罪。汉中市人民检察院对此判决提出抗诉，认为被告人非法剥夺公民生命的所谓"促死"行为，其主观故意和社会危害性是明显的。鉴于本案的特殊性及蒲连升和王明成两人的行为动机，应对其从轻或减轻处罚，但做无罪判决是没有法律根据的。1992 年 6 月 25 日，二审法院对此案做出终审裁定：维持原判，依法宣告蒲连升、王明成两被告人无罪。

在为身患绝症的母亲实施了安乐死 17 年后，我国首例安乐死案主要当事人之一王明成因患晚期胃癌不堪病痛折磨于 2003 年 6 月 6 日提出为自己实施安乐死。王明成在向医院提出安乐死的请求时，同时表示愿将自己的器官无偿捐献出来。接到王明成的安乐死书面申请后，医院明确表示，在没有明确法律规定的情况下，不可能为王明成实施安乐死。两个月后，王明成离开人世。

目前，安乐死及其立法问题在我国越来越受到公众的关注和赞同，受到学术界、法律界的重视。

二、安乐死的伦理争议

由于安乐死涉及不同的人或群体，包括安乐死者本人、医务人员、安乐死者亲属及其他需要医疗救助者。由于各方的社会身份、社会角色、责任和义务不同，世界观、人生观和价值观不同，导致不同的人或群体具有不同的安乐死观念，大致存在以下五方面的伦理争议。

（一）生命神圣论与生命质量论之争

生命神圣论与生命质量论之争是安乐死中首要的伦理争议。

生命神圣论否认安乐死具有伦理价值，认为人的生命"神圣不可侵犯"，任何人不得违背神的意愿而随意结束生命，包括自己的生命和任何他人的生命，即"人活着不是一种选择，而是一种义务"。由于西方的宗教传统，生命神圣论的观点颇为流行。

生命质量论则肯定安乐死具有伦理价值。它突出强调人权和人的社会价值的重要性，认为人具有社会属性，因此一方面人必须保证最低限度的生命质量才有必要继续存活；另一方面人具有社会价值，当社会价值被破坏时，人的生命质量就失去了意义，人有选择结束自己生命的自由。生命是宝贵的，生命的质量也同样应该是宝贵的。接受死亡是因为我们认识到，一个人的生命在时间上不是永恒的。当患者有质量和意义的生命已经不再成为可能、死亡已经不可避免的时候，出于对患者利益的考虑，以及对患者自主权的尊重，为了解除患者的痛苦，为了满足患者尊严死亡的愿望，接受死亡，甚至加速死亡过程，这无疑是合乎道德的，至少"因为它是作为对当事人的一种慈爱行为来结束其生命的"。有质量的生命才是神圣的。

（二）救死扶伤原则与减轻痛苦原则之争

救死扶伤原则自古以来都是医家的根本行为准则和职业道德。在被奉为医务人员操守准则的《希波克拉底宣言》中就明确表示："我绝不会对要求我的任何人给予死亡的药物，也不会给任何人指出同样死亡的阴谋途径。"成立于1947年的世界医学协会在充分肯定该誓言的基础上，制定了日内瓦法规，强调医生必须以保护生命为己任。因此，恪守救死扶伤原则的人们认为安乐死违背救死扶伤原则，是变相剥夺他人生命、有悖于医生的职业道德的行为。医学的目的是治疗疾病、挽救生命、与死亡做斗争，所以我们绝不能选择死。安乐死是选择了死亡，它有悖于医学的目的、医生的基本义务和医生的人道主义职责。

减轻痛苦原则也是医学伦理实践中的一条重要原则，认为医生的职责除了治愈疾病还包括为患者减轻痛苦。安乐死的支持者认为，为患者治疗疾病是为了减轻痛苦，当患者患有不可治愈的疾病并遭受极其痛苦的折磨时，使其结束痛苦、无痛死亡亦是减轻痛苦，是人道的行为。因此任由那些身患无法治愈的疾病而又面临死亡的患者饱受病痛与医疗手段的折磨，医生却无动于衷，这才是不人道的，才是有悖于医生职业道德的。因而现代医生的职责不仅在于"挽救生命"，还在于采取一切必要措施减轻或免除患者的痛苦，以表现对患者的深层伦理关怀。当死亡成为一个不可避免的结局时，创造一个安详的死亡环境，包括用姑息疗法和心理治疗将疼痛和痛苦缓解到最低程度，出于对患者的利益考虑，尊重患者的自主意愿，让患者无痛苦地、有尊严地死亡，同样也是医学的目的之一。而且"选择死亡"和在不可避免的情况下"接受死亡"是迥然不同的两个概念。

（三）是否有利于医学进步之争

反对安乐死的一方认为，安乐死阻碍了医学的进步。该观点所关注的是，安乐死的实践和安乐死的合法化可能会导致医生过早地把患者判定为"不治之症"而放弃积极抢救，从而妨碍医学的进步，而且社会之所以能够推进医学的研究和发展，部分是因为经历了不可逆疾病和不可忍受的痛苦的蹂躏。

支持安乐死的一方就此做出反驳。首先，现代医学的进展，尤其对疑难病证的防治主要是靠基础医学的突破，而不是经验的积累。即使一部分临终患者忍受了疾病带来的疼痛而要求安乐死，但如果这种疾病的恐怖性对医学界和社会的影响仍然是深刻和显著的，其他患这种疾病或疼痛的患者并不要求安乐死，那么安乐死就不可能阻碍医学的研究和进步。况且，在医学研究领域，仍有一批医生和学者专门研究老年医学，以及对临终患者的照顾问题。可见，阻碍医学进步的说法是很难站住脚的。其次，如果一个有清醒意识和行为能力的临终患者强烈要求在医生的帮助下尽早离去，而我们却以可能阻碍医学进步为由拒绝患者当前迫切的需求，等于以牺牲患者的利益为前提发展现代医学，这在道德上是无法接受的。

（四）资源浪费与合理分配之争

在安乐死的争论中资源分配一直是争论的一个焦点。反对安乐死的人认为，虽然社会的人、财、物等资源非常有限，但如果以"节约资源"为名为患有不可治愈病证者或植物人实施安乐死，则可能导致对人的功利化理解，而且每个人都是社会的组成部分，因而每个人理当享受基本的生存权利，以"节约资源"为名，对不可治愈者或植物人实施安乐死，是强制性地剥夺了他们的基本生存权利，恰恰破坏了社会公正。安乐死的支持者则认为，社会的人、财、物等资源十分有限，将大量资源用于救治那些患有不治之症的人，或者用于维持植物人及重残儿童的生命，实质上是一种医疗资源的浪费，破坏了社会公正，而允许患有不可治愈病证或植物人等采取安乐死则能节约一部分医疗资源，将其用于更需要医疗救助的人。

（五）尊重人权与情境选择之争

20 世纪 70 年代以来，有些学者将自愿安乐死限于承受难以忍受痛苦、自愿谋求死亡的绝症患者，认为患者拥有选择安乐死的权利，因此必须尊重他们的安乐死意愿，这样才能体现对患者的伦理关怀。也有学者出于境遇伦理学考虑，认为人总是处于一定的情境或境遇之中，并从这种情境或境遇出发做出自己的伦理决策，从而对患者的安乐死意愿的真实性提出诸种质疑：第一，每一个人都有活下去的权利，活着总比死要好。第二，自愿难以确定，一个患者在疼痛发作或因服用药物而精神恍惚或抑郁时表示的意愿是否可以算数？很可能在疼痛缓解或意识清醒时又放弃他的安乐死请求。第三，患者受到绝症诊断的影响，有了某种绝望的愿望，如果这种诊断是错误的，又将意味着什么？因此，应当谨慎对待安乐死，不可轻易肯定其价值，也不能武断地否定其价值。

三、安乐死的伦理原则

（一）患者利益原则

安乐死的根本出发点是考虑为患者解除痛苦，考虑患者的特殊性，最根本的是对患者的好处或损害进行评价。患者利益原则是安乐死辩护中最为重要的原则。从患者的最佳利益出发是安乐死中在道德上唯一应考虑的问题。在医学安乐死中，患者的最佳利益是可以得到确定的。

对于最佳利益，患者具有无可争辩的自主权。患者最了解自己的生命价值和人生意义。一个有行为能力的理性人，他能够在其个人偏好、信念和价值观的基础上，根据特定情形下所获得的信息而设定和追求其人生价值。当医学干预与其本人"好的"人生相冲突时，患者有权拒绝这样的干预，并且有权做出加速结束生命的决定，有权要求医生为其决定提供人道的医学帮助。尊重患者自主权，实际就是尊重其意愿，维护其尊严。

允许一个人安乐死，在道德上是基于对临终患者本身的利益和安宁进行考虑，是基于对患者意愿及其人生价值的尊重，而不是基于有利于他人或社会的考虑。这是最为关键的一点。

（二）公正原则

公正就是"给每个人以其所应得"，使每个人各自获取其应有物。它要求尊重每一个社会成员所享有的权利。因为共同道德原则是共同体的生活原则，其包含的权利是共同体每个成员都享有的权利。这些权利受到尊重，则社会成员就会得到公正的对待。从患者利益出发也是公正原则所要求的。如果一个人处在无可救药而又痛苦万分难以忍受的情况下，想结束这一切，但他的愿望却要受到压制，他的权利得不到尊重，这就不是合乎情理的公正。

（三）正当程序原则

实施安乐死的行为在满足法定实施条件的前提下，必须严格按照程序操作。在程序设计上，有四个关键内容：一是患者的申请；二是医师的诊断；三是患者与医师协议的达成；四是医师实施安乐死的行为。贯穿始终的是特定机构的主持和监督。相关特定机构的第三者的中立姿态在此程序中必须得到充分的展现。

第三节　死亡伦理

死亡是每个人的最终归宿，而摆脱死亡达到永生则是人类的梦想。如何判定死亡、如何对待死亡是医生无法回避的问题，也是医学伦理学的问题之一。

一、概述

死亡是生命之旅的终点。随着时代的发展与进步，人们对死亡的认识和态度在发生着改变，对死亡问题的研究成为医学伦理学的一个重要内容。

（一）概念

现代医学所讨论的死亡，生理学概念有"心脏死亡"和"脑死亡"。"心脏死亡"是传统意义上对死亡的理解，指心肺功能不可逆地终止。"脑死亡"是指作为整体的大脑功能的不可逆终止。近些年，"心脏和肺脏功能的永久性停止"一直是确定死亡的传统标准。虽然诸如瞳孔散大、机体对刺激无反应等这些脑死亡现象也能够观察到，也是传统判断死亡的重要标准，但由于心脏和肺脏功能停止所致的死亡现象最容易被人们观察到（呼吸和脉搏停止），所以临床中最常使用的还是心肺标准。随着医学技术的进步，人们发现，一个脑部广泛受损甚至全部受损的患者仍然可以靠机械装置支持其心脏功能和维持其躯体的生物活性。这引起了人们在死亡概念上的极度困惑，迫使人们对死亡的概念和标准重新进行思考。

（二）死亡标准的历史演变

长期以来，死亡标准一直是医学、法学、哲学和伦理学研究的焦点。在远古时代，原始人通过日常观察和狩猎，形成了人死亡是心脏停止跳动的概念。传统判断一个人的死亡，常用的临床标准是心跳停止，自主呼吸停止，血压为零，瞳孔扩散，反射消失，即常说的"心脏死亡"（heart death）。1951 年美国著名的《布莱克法律辞典》给死亡下的定义是："血液循环的完全停止，呼吸、脉搏的停止。"

1959 年，"脑死亡"的概念首先在法国出现。法语中 coma depasse 一词的字面意思是"超昏迷"（beyond coma）。这个词是法国精神病学家们创造的一个术语，是指脑结构遭受大面积不可逆损害的患者所处的一种状态。这些患者对刺激完全没有反应，也没有自主呼吸。其大脑表层和深层都测不到生物电活动。如果将他们身上的呼吸器撤除，其心跳只能维持短短的一小会儿。

1968 年，美国哈佛大学医学院死亡审查特别委员会主席毕契尔（Henry Beecher）医生主持召开会议，研讨死亡判定标准问题。在其后发表的报告中，对死亡的定义和标准给出了新的概念，也被称为"哈佛标准"，即"在 24 小时或 72 小时的观察时间内持续满足不可逆的深度昏迷，患者无自主呼吸，脑干反射消失，脑电波消失（平坦）"。该委员会的提议对人们重新准确理解"死亡"具有实质性的影响。同年，由世界卫生组织建立的国际医学科学组织委员会规定，死亡标准为：对环境失去一切反应；完全没有反射和肌肉活动；停止自主呼吸；动脉压骤降和脑电图平直。其基本内容就是哈佛标准。1971 年美国提出脑干死亡就是脑死亡的概念。1976 年英国皇家医学会制定了英国脑死亡标准，提出脑干死亡就是脑死亡。

从 1970 年开始，脑死亡的定义引起了成文法的改变，在此后的 10 年间得到了确立。从 1981 年美国通过脑死亡法至今，世界上已有 30 多个国家立法承认脑死亡标准，全球发达国家几乎无一例外地确认了脑死亡或脑细胞完全死亡是判断人死亡的科学标准，并通过了《脑死亡法》。

二、脑死亡标准的伦理争议

（一）支持脑死亡标准的理由

1. 脑死亡标准比传统心肺死亡标准更科学　原因在于：大脑是人体的中枢器官和中心控制系统，具有统领性；呼吸机、重症监护和心脏移植的发展，使传统的死亡标准受到质疑，心肺死亡不再等于死亡；脑细胞的不可再生性和脑移植技术的缺乏决定了脑的不可替代性。

2. 脑死亡标准有利于节约医疗卫生资源　其不仅有利于医疗资源的合理分配，也有利于减轻患者家属的经济负担。我国的医疗资源非常紧缺，把稀缺的资源用在完全没有复苏可能的脑死亡患者身上可以说是极大的浪费。救治脑死亡患者，除了仪器设备监护外，还要使用救治器械和药物，这些都是资源的极大浪费，不符合社会公益原则。

3. 脑死亡标准有利于器官移植事业的发展　器官移植技术的开展给人们带来了生的希望，但也存在很大难题：器官来源稀少、器官质量得不到保证。脑死亡诊断标准的确立有望解决这一难题。因为脑死亡患者尚存在呼吸和心跳，如果他们自愿捐献器官，将会大大提高器官移植的成活率。

（二）反对脑死亡标准的理由

1. 医学角度的反对理由

（1）迄今为止，科学家对脑的研究还不够全面，还未彻底揭示脑的奥秘。我们有理由相信：

随着时代的发展，科学家若干年后一定能够攻克脑部疑难杂症。那时脑死亡具有可逆性，脑死亡不再等于死亡。

（2）若采用脑死亡标准，脑死亡患者将失去医治的机会，医疗事业将停滞不前，这无异于扼杀医疗科技发展的希望。

（3）各国脑死亡诊断标准不一，人们担心脑死亡被误诊。

2. 中国的传统文化无法接受脑死亡标准 有学者认为，死亡承载了五千年文化，不是纯粹的科学问题。孝敬老人是中华民族的传统美德，中国人极重感情，让其接受呼吸心跳犹存的脑死亡非常困难。他们常用"尸骨未寒"这句话来反对脑死亡标准。

3. 脑死亡标准与部分宗教观点相悖 有人指出，死亡是上帝的职权，人类没有资格宣判死亡。人类制定死亡标准属于越权行为。还有的宗教教义明确规定："一个人只有在吸入最后一口气才死。"由此可见，脑死亡标准与一些宗教精神背道而驰。

三、脑死亡标准争议的伦理价值取向

虽然脑死亡标准的争议双方都能列出数条理由以支持各自的观点，但归根到底是双方的伦理价值取向不同。不同的人崇尚不同的价值标准，从不同的角度、运用不同的伦理标准衡量脑死亡标准，从而得出截然相反的结论。

（一）支持脑死亡标准的伦理价值取向

支持脑死亡标准的理由主要有四条。

1. 脑死亡标准比传统心肺死亡标准更科学。

2. 脑死亡标准有利于节省医疗资源，有利于减轻家属负担。

3. 脑死亡标准有利于器官移植事业的发展，缓解器官严重缺乏的不足。

4. 脑死亡标准维护了死者的尊严。除第一条理由属于事实争议外，其余三条理由无一例外地运用了"功利主义"标准，体现了"最大多数人的最大幸福"这一价值取向。

"功利主义"又称"后果主义"，即行为的后果决定行为的正确与否。也就是说，在评价一个行为时，以这一行为所造成后果的好坏作为标准。功利主义者认为，"快乐"或"幸福"是人们首先应当追求的"善"，任何行为的选择都应该以增加快乐或减少痛苦为前提。此谓功利原则。根据功利原则，脑死亡标准支持者分析道：脑死亡不可逆，脑死亡必然导致死亡。一个依靠呼吸机维持呼吸的脑死亡者只是维持毫无意义的生物学生命，纯粹是浪费卫生资源，与此同时给家庭和社会带来了沉重的经济负担。如果实施脑死亡标准，不但可以避免以上恶果，而且会增加更多利益。首先，脑死亡标准可以促进器官移植事业的发展。因为脑死亡者还有呼吸，有血流，其器官较传统心肺死亡者的器官更具生命活性，这便大大增加了器官移植的成活率，给许多人带来生的希望。其次，实施脑死亡标准有助于维护死者尊严。在脑死亡者身上插满管子有损死者的形象。故而实施脑死亡标准百利而无一害。根据功利原则，人们应当选择脑死亡标准。

具体到死亡标准，脑死亡患者没有生还的希望，如果沿用传统的死亡标准只会占用和浪费大量的卫生资源，这不符合社会公益原则。因为我们的资源本来就很紧缺，将有限的资源毫无意义地耗费在脑死亡者身上，对其他社会大众而言不公平。因此，为了社会大众利益，应该选择脑死亡标准。

（二）反对脑死亡标准的伦理价值取向

反对脑死亡标准的理由有四个方面，即医学因素、文化因素、宗教因素和伦理因素。这里重点关注第四点，即脑死亡标准违背人道主义原则。其所体现的伦理价值取向是义务论和个人主义。

1. 义务论 义务论又称"非后果主义"。不考量行为的后果，只关注行为本身是否具有道德价值。义务论反对后果主义把行为结果作为评价一个行为的唯一依据。义务论的立场是：行为本身就具有内在的道德价值，无论其后果如何。换言之，一个行为在道德上正确与否，在于它是否符合某种或某些义务或规则的限制，而与这个行为的结果无关。也就是说，如果一个行为具有道德价值，人们就应当毫不犹豫地去做，而不必考虑这个行为将会付出什么代价或导致什么后果。相反，如果一个行为本身违反了道德规则，即使这个行为可能带来很大的好处，人们也应该拒绝为之。不伤害、不杀人是义务论最基本的道德规则。义务论认为，在医疗领域，全力维护患者的生命健康是每个医务人员的基本义务。面对脑死亡患者，医务人员同样负有竭力抢救的义务，不得拒绝或停止救治。实施脑死亡标准意味着拒绝或停止救治脑死亡者，这无异于剥夺其生存机会，无异于宣判其死刑。这不符合不伤害原则。无论实施脑死亡标准会给我们带来多大好处，如节约医疗卫生资源或减轻亲属和社会负担或有利于器官移植事业的发展，但都不足以成为评判实施脑死亡标准这一行为正确与否的标准。因为医务人员有救死扶伤的义务，放弃救治这一行为本身就是错误的。

2. 个人主义 个人主义要求将个体的利益放在首位。集体是个人的集合，只有维护好个体的权益，集体才有存在的价值。如果以集体利益为名剥夺个人利益，那么每个人的利益都将没有保障。因为对任何人来讲，其他人的组合都是集体。因此，个人利益应当优先考虑。个人主义还强调个体的自由意志，针对个体的切身利益，只要不涉及他人和社会，个体有权自由决定，任何人不得干涉。关于脑死亡标准，患者如果不愿进行脑死亡判定，应当尊重他的意愿（当然必须承担相应的医疗费用）。毕竟这是患者自己的事情。因此，不得强制实施脑死亡标准。

四、脑死亡标准的伦理意义

（一）科学地确定死亡，维护生命尊严

现代医学界已承认脑死亡标准比心脏死亡标准更科学，其作为一种诊断标准已被多数国家所承认。传统的心跳、呼吸停止不是判断死亡的绝对可靠的标准，以此标准确定的"死者"死而复生的实例很多。现代人工低温医学在体温降到 −196℃时，心跳、呼吸完全停止若干小时后，经过复温，生命活动是可以恢复的。而脑死亡则是绝对不可逆的。采用脑死亡标准既可以避免传统死亡标准的弊端，又可以减轻患者家属的等待和无望的痛苦，符合人的生命尊严的要求，更加尊重人的生命价值与尊严。

（二）有利于器官移植的开展

器官移植需要从尸体上取用活的器官，距离供体呼吸循环停止的时间越早，移植成活率就越高。而按照传统死亡标准，是不能从已经脑死亡而心跳、呼吸仍在机械维持下的尸体上摘取可供移植的器官的。同时，摘取心跳停止很久的患者的器官进行移植成活率是很低的，几乎等于零，这样就失去了器官移植的意义。当今西方国家可供移植的优质器官主要来自发生脑死亡而呼吸循

环尚能人为加以短期维持者。脑死亡标准的实施可使脑死亡患者为挽救他人生命、提高他人生命质量做出最后的贡献。这意味着用一个已失去社会学意义且不久将失去生物学意义的生命去换取另一个完整的生命。目前，我国器官移植的供体严重短缺，很大程度上影响了我国器官移植技术的进展。多数器官移植专家认为，目前我国的器官移植在技术和设备上与西方发达国家差不多，但由于供体非常缺乏，直接制约了我国器官移植事业的发展。而脑死亡有利于摘取活器官，有助于器官移植的开展。

（三）有利于减少卫生资源浪费，维护社会公益

医学高新技术的广泛应用，使人工维持心跳、呼吸成为现实。濒临死亡的人在数日内会消耗大量的卫生资源，若无节制地延长其过程，社会和家庭都会存在很大压力，浪费惊人的医疗费用，使有限的卫生资源雪上加霜。脑死亡标准的确立可以让人们不再毫无意义地维护大脑已经不可逆死亡的死者，从而节约本就缺乏的卫生资源，减轻社会和家庭的沉重负担，使卫生资源的使用更为合理，更符合医学伦理学中的公益原则，能够更好地维护社会公益。

五、尸体料理与伦理要求

尸体善后指患者死亡之后的善后处理，包括尸体料理、尸体解剖、对家属的安慰、死后一些现实的认识、居丧期的照顾等。患者死亡后，尸体需要进行一系列的料理程序。尸体料理不仅是一种必要的医学护理学操作手段，也涉及死者、亲属、家庭、医院，以及心理、社会、宗教、民俗等多方面问题。

在医院，医护人员应当重视尸体的料理工作，因为这不仅是对死者的尊重，也是对生者的支持与安慰。

（一）尸体料理的程序

1. 尸体料理的准备 在医院，如果患者死去，医生会对死者做出死亡诊断，填写死亡通知单，通知亲属及有关单位。护理人员会先做好尸体料理准备工作，包括环境准备和用物准备。环境准备过程中，会说服死者家属不要在病房大声啼哭，以免影响其他患者的情绪，家属也应主动配合，暂时抑制心中的哀痛，协助护理人员料理尸体，并做好用物准备，在病房包括尸体鉴别卡、包尸单、药棉、擦洗用具等。

2. 擦洗清洁尸体 尸体的清洁方法视具体情况而定。一般是先撤去治疗用物，如撤去输液管、氧气管等，然后擦净尸体。让死者平卧，两手放在身旁，双目应紧闭。若有假牙应尽量戴好以维持死者面部容貌。如果嘴闭合不上，可在颌下放一小枕垫之类的东西使其闭合。要将死者的头发梳好，将面颈部的污渍清洗干净，若有伤口应更换清洁敷料。若尸体太脏应用清水擦洗干净。对腔隙如鼻、耳、口腔、肛门、阴道等仍可能流血或仍有液体渗出的地方，用棉球、凡士林纱布等堵塞，注意避免堵塞过多而影响容貌。必要时请化妆师为死者美容，以尽量保持其生前容貌，给生者留下好的记忆。

3. 给死者穿寿衣 在病房，医护人员会撤去盖被，给死者穿好衣服，再用被单包裹尸体。包裹尸体时，被单两头盖好头、脚，两边整齐地包好包紧，用绷带束紧肩、腰、小腿部分，并将尸体鉴别卡用大头针别在包尸单上，然后用平车送至太平间。也可先穿寿衣再送至太平间。

4. 做好死者的善后服务 死者的善后服务包括尸体的火化、安排丧葬仪式等，有时需要医护人员或殡葬人员协助完成。死者送往火化场火化后，房间应做好清洁消毒工作。如果是传染病

患者，更要消毒隔离，以避免传染。

由于对死者善后处理及道德要求重视不够，往往将这项工作与医疗相分离。根据现代生物－心理－社会医学模式，这项工作是医疗服务的一部分，它不仅关系到死者的尊严和生命的神圣，而且关系到死者家属和亲友，特别是配偶和子女的身心健康。因此，出于医学目的，做好死者的善后服务成为医学伦理的一部分。

（二）尸体料理的伦理要求

当患者经抢救无效，医生做出死亡诊断之后，医护人员应进行及时的尸体料理。其目的是使尸体清洁无味、五官端正、容貌安详、肢体舒展、位置恰当、易于鉴别。良好的尸体料理不仅是对死者的尊重和家属的安慰，更体现出医护人员的人道主义情怀。尸体善后的伦理要求主要体现在以下几方面。

1. 态度端正，一丝不苟 在进行尸体善后时，医护人员应表情严肃，对死者持尊重态度，不能随便摆弄尸体，任意暴露尸体，要一丝不苟地按操作规程进行料理，既不能畏缩不前，也不能嬉闹乱语。动作要敏捷果断，抓紧时间，以防尸体僵硬造成料理困难。

2. 保护病友，对社会负责 为防止死亡对其他患者产生恶性刺激，一般让患者在抢救室或单间病房度过临终阶段，以便之后的尸体料理；或者采用屏风遮挡其他患者的视线。对因传染病死去的患者必须按规定料理尸体，严格做好各方面的清洁消毒，或焚烧，以防疾病传播，危害社会。

3. 遗嘱遗物妥善处理 患者死亡之际大多有医护人员在场，对死者的遗嘱、遗物必须尽心保管好。尊重死者的隐私，不能乱讲遗嘱内容，清点遗物时要有两名以上医护人员或家属在场，死者遗物要及时转交，并认真记录。

（三）对死者家属慰藉的伦理要求

患者死后，其家属往往会因过度哀痛和悲伤而造成精神心理方面的障碍，甚至诱发其他疾病。有研究显示，丧失至亲者在一年居丧期的死亡率比年龄、性别相同的其他人群要高出 10 倍，所以对死者家属的慰藉具有较高的道德要求。

1. 陪伴与聆听 患者去世后，家属心情悲痛，对他们来说，最需要的是倾诉内心的悲伤与痛苦，表达内心的悲伤情绪。通常倾诉与哭泣是死者家属内心情绪疏解的最好方式。医护人员要善于倾听，帮助他们排解内心的悲伤与痛苦。

2. 协助完成葬礼 葬礼是家属表达内心悲痛的一种方式。根据死者遗愿和家属要求，医护人员应协助家属完成葬礼，并通过仪式表达对死者的尊敬。

【思考题】

1. 试述临终关怀的伦理意义。
2. 你支持还是反对安乐死，为什么？
3. 详述安乐死的伦理原则。
4. 简述脑死亡的伦理意义。

扫一扫，查阅本章数字资源，含PPT、音视频、图片等

医学新技术的发明与应用，使许多本来难以恢复健康的患者得以康复，使许多患有不治之症的患者有了生的希望和可能。但与此同时，器官移植、胚胎干细胞、克隆、基因治疗等医学新技术也带来了诸多的伦理问题与争论。所以如何看待医学新技术的产生、如何对医学新技术行为进行有效控制，已经成为国内外医学界广泛关注的一个重要话题。

第一节　器官移植技术的伦理问题

作为现代医学新技术的象征，器官移植技术已成为脏器功能衰竭终末期的有效治疗手段，使许多患者的生命质量得到明显改善。但器官移植不是简单的一项医疗技术，在其临床应用过程中会引发一些伦理问题。

一、器官移植的概念与分类

（一）器官移植的概念

器官移植（organ transplantation）有广义与狭义之分，狭义的器官移植，是指摘取人体器官捐献人具有特定功能的心脏、肺脏、肝脏、肾脏或者胰腺等器官的全部或者部分，将其植入接受人身体，其目的是代替因致命性疾病而导致功能不可逆丧失的器官。广义的器官移植还包括细胞移植、组织移植和人工器官移植等。

（二）器官移植的分类

在临床上，人们习惯将提供器官的个体称为器官供体，将接受器官的患者称为器官受体。根据不同的标准器官供体和受体可以进行不同的分类，根据物种是否相同，器官移植可分为同种移植和异种移植二类。

1. 同种移植　同种移植是指同一物种内个体内部或个体之间的移植，一般是指人与人之间器官的移植，是临床最常见的移植类型。

2. 异种移植　异种移植是指不同种属间的移植。以前人们认为不同的物种之间是不可能进行移植的，但随着生物医学技术的进步，不同的物种之间也可以进行器官移植。例如，将黑猩猩的心或狒狒的肝移植给人类，这在医疗技术上已经实现，但在伦理问题上则存在较大争议。

同种移植中，根据器官供体与受体是否为同一个体，又可分为自体移植与异体移植。

（1）自体移植　自体移植是将自身组织或器官从一个部位移植到另一部位，例如皮肤移植。

这种移植的好处是不会发生免疫排斥反应，生理功能恢复效果好。这种移植一般没有伦理争议。

（2）异体移植　异体移植是指同一物种不同个体之间的组织器官移植。一般特指人类个体之间的器官移植。例如，患者甲出现了严重的肾衰竭，正好此时患者乙死亡，但肾脏功能良好；根据器官移植条例等法律规定，在捐受双方或家属表示同意的条件下，最终将乙的肾脏移植给甲，这种移植就叫异体移植。

二、器官移植的发展

人类进行器官移植的想法古已有之，但使这种想法变成现实只有短短的一百多年时间。19世纪末，人们开始进行器官移植的动物实验。由于外科技术的限制，器官移植实验屡遭失败。1902年，法国人卡雷尔（Carrel）突破技术瓶颈，发明了血管的"三线缝合"法，解决了器官移植中血管修补和重建的技术难题。后来受系统免疫排斥问题的困扰，器官移植的临床试验一直没有取得新的进展。直到1954年，美国的约瑟夫·莫雷（Joseph Murray）成功地在一对同卵双胞胎兄弟间完成了肾移植，并使患者获得了长期存活。这例手术也成为医学史上首例获得成功的器官移植手术，开创了器官移植史上一个重要的里程碑。

此后，1963年美国的施塔基（Starge）首次开展异体肝移植，同年哈代（Hardy）首次开展异体肺移植。1967年，南非的巴纳德（Barnard）实施同种异体心脏移植获得成功。同年，美国的Kelly首次开展同种异体胰腺移植获得成功。1970年，瑞士山德士药厂的研究人员从土壤样品里分离出一种新的真菌菌株——环孢素。环孢素是免疫抑制剂，可以用于同种异体器官移植时异体移植物的排异反应，环孢素的出现使人体器官移植进入了一个黄金时代。之后，很多免疫制剂被陆续开发出来并被应用于临床治疗，加速了器官移植的发展。迄今为止，人类已完成除大脑以外所有器官的移植。

我国器官移植始于20世纪60年代，发展较快。1960年第一例肾脏移植成功；1978年第一例肝脏和第一例心脏移植成功。20世纪80年代后，我国又相继开展了胰腺、脾、肾上腺、骨髓、胸腺、睾丸和心肺等双器官的联合移植。近年来，我国器官移植在同种和异种移植的实验研究、保存灌注液的创制与应用、现代移植免疫与检测，以及新的免疫抑制药物的临床验证等方面都取得了长足进步。自2016年开始，我国公民逝世后人体器官捐献量已连续五年居全球第二位，亚洲第一位。仅2022年前十个月，我国完成了器官移植手术17100余例。

三、器官来源的伦理问题

根据器官移植的供体不同，器官移植可分为活体器官移植、尸体器官移植、胎儿器官移植、异种器官移植、克隆器官移植和人工器官移植，无论哪种器官移植都存在诸多伦理问题。

（一）活体器官移植中的伦理问题

活体器官的主要来源是亲属活体供体和非亲属活体供体。狭义的器官移植，即心脏、肺脏、肝脏、肾脏或者胰腺等器官的移植，依据我国《器官移植条例》的规定，活体器官只能来源于亲属供体。亲属活体供体包括有直接血缘关系的亲属间的供体和非血缘亲属供体，即活体器官接受人的配偶、有证据证明与活体器官接受人存在因帮扶等形成亲情关系的人员。广义的器官移植供体不限于亲属之间，非亲属关系的人也可以成为活体供体。医学实践证明，亲属活体供体提供的器官具有组织配型好、术后排斥少、存活率高等优点。非亲属活体供体是指没有血缘关系的活体供体，比较复杂，要看利他的动机。若利他动机是捐献，这种行为在伦理道德上是值得肯定的；

若利他动机是金钱，由于我国法律规定禁止器官买卖，这种行为在实践中就是器官买卖，是一种犯罪行为。

活体器官移植面临的主要伦理问题是：为挽救患者的生命，让一个健康的个体接受一项复杂的大手术，使供体失去重要器官或组织，还要面临并发症甚至可能失去生命的威胁。因此，活体器官捐献必须经过严格的风险/受益比分析。如果弊大于利，对活体捐献要加以严格的限制，甚至禁止实施。与此同时，要保护活体器官捐献者的知情同意权真正得以实现。由于活体器官的供体与受体通常为家庭成员关系，在家庭压力下，供体往往难以作出真实的意思表示，有可能为了迎合其他成员的要求而被迫作出牺牲。因此，如何保证供体的知情同意权是活体器官移植面临的又一个重大伦理问题。

国际器官移植学会前主席、英国剑桥大学教授罗伊·卡内提出了活体器官捐献中尚待解决的几个伦理问题，值得国内医学界思考。第一，活体亲属器官的捐献必须考虑"捐献极限"。也就是说，一位活体器官供体最多可以捐献多少种器官，或一个器官的多大部分？从伦理学的角度看，医疗部门可以接受一个人捐献一个以上器官，但对捐献者的健康是否会造成损害，必须做出认真、严格的判断。另外，如果一位器官接受者移植屡遭失败，那么这位患者最多可以从多少位亲属那里获得多少个器官？这样的极限如何界定？第二，父母捐献器官给子女容易接受，而子女捐献器官给父母则应该慎重。因为子女比父母有更长的人生道路，其健康状况更重要。只有在迫不得已的情况下，才允许子代捐献器官给亲代。第三，非亲属活体器官捐献更应慎重，因为由此极易导致活体器官买卖。

（二）尸体器官移植中的伦理问题

从目前世界范围来看，尸体器官是构成器官移植的主要来源。尸体器官移植不存在为了一个人的健康而损害另一个人健康的道德难题，其风险/受益比也比较明确。但是从切断血管到植入、接通血管期间，供移植的器官必须始终保持活力。正因为如此，就存在一个及时摘取器官的问题，所以不可避免地引发了伦理争议。此外，还存在为了缓解移植器官供求严重失衡的现状，鼓励尸体捐献（合理补偿和激励措施）是否能得到伦理的有力支持的问题。

在尸体器官移植过程中，必须贯彻知情同意原则。也就是说，如果死者生前明确表示死后保持遗体完整，不愿捐献器官，则不能摘取死者的器官；否则就违反了医学伦理道德，也是违法的。

目前，在知情同意基础上获得可供移植的尸体器官有两个基本办法。

1. 自愿捐献　自愿捐献是指器官的捐献完全以捐献人的意愿为依据。捐献人及其家属明确表示愿意捐献器官供移植时，方可摘取器官供移植。受传统观念的影响，国人对于捐出亲属或自己的遗体在感情上很难接受，这在一定程度上制约了器官移植的发展。自愿捐献是一种利他主义的行为，也是获取器官的伦理争议最小的方式，国际社会普遍认可、鼓励和褒奖这种行为，包括美国、荷兰、英国等许多国家为促进自愿捐献做了许多工作。例如，在驾驶执照上注明是否愿意死后捐献器官等。英国从1972年开始发起题为"我愿死后帮助某些人活着"的器官捐献活动，每年散发约550万张器官捐献卡。卡片背面是捐献的各种器官名称。该卡片一经填写就生效，不必再询问其家属的意见。1997年8月31日，英国前王妃戴安娜因车祸去世，在医生确认她脑死亡后，按照她生前的意愿，医生摘取了她的器官，分别捐献给8个人。我国相关法律法规采用的是自愿捐献的方式，遵循自愿、无偿的原则，同时大力宣传、推动自愿捐献器官的高尚的利他主义行为。

2. 推定同意　推定同意是指由国家推定所有公民都会同意在死后捐献器官，这种推定必须由国家立法机构通过法律认定。这就意味着，如果要否定推定同意，必须要由患者或其家属采取主动行为来撤销这种推定的同意，而不能等医务人员来征求他们的同意。那么谁有权推定同意呢？一般有两种情况：一是医师推定同意。指由政府授权的医务人员，只要死者生前未表示反对，医师就可推定其同意并摘取其器官，而不考虑亲属的意愿。例如，法国、瑞士、丹麦、奥地利、匈牙利、新加坡等国就采取了这种做法。二是亲属推定同意，即医师与死者亲属交涉，在明确家属无反对意见时才可摘取死者器官以供移植。例如，罗马尼亚、瑞典、芬兰、希腊、挪威等国的法律就采取了这种做法。

（三）胎儿器官移植中的伦理问题

胎儿器官移植是指利用不能存活或属淘汰的活胎或死胎作为器官进行的移植手术。胎儿器官移植因胚胎器官具有易得到、排斥反应弱、生长力强等优点，而成为器官移植较为理想的选择。在现代临床，胎儿器官、组织和细胞的移植已经成为治疗帕金森病、糖尿病、镰状细胞性贫血及某些癌症的重要医疗手段。由于胎儿器官或组织的移植在医学临床上的价值不容忽视，而且作为供体的胎儿有严格的限制性条件，因而无论在医学上还是在伦理上都需要慎重对待。

胎儿器官移植存在的伦理问题有：

（1）人工流产是否属于杀人　反对利用胎儿组织或器官治疗疾病的人认为，这样做就是鼓励人工流产，使人工流产成为"杀人"。在以儒家文化为主导的社会，很多人接受"人始于生"的论断，认为胎儿还不是人，所以人工流产现象较多。在一些西方国家，由于法律和伦理等原因，怀孕妇女中、晚期做人工流产是被严令禁止的。

（2）什么样的胚胎或胎儿可以进行人工流产　这个问题涉及胚胎或胎儿的社会地位与道德地位。在西方，能够获得可供移植的胎儿组织或器官只能来源于无脑儿。因为无脑儿在医学上不可能正常存活，所以可以避免相关的伦理争议。支持利用无脑儿的国家主要有德国、英国、日本、荷兰、加拿大等。在我国，关于胎儿供体比较集中的伦理争议焦点在于：淘汰性胎儿是否具有潜在的发展为人的可能性。普遍认为，作为供体的胎儿应局限于自然淘汰的和有严重先天缺陷的胎儿；禁止直接以治疗需求为理由而流产的胎儿作为供体；坚持淘汰在先然后利用，不可因急需供体而淘汰胎儿。

（3）为获得胎儿组织而怀孩子是否合理　一些妇女怀孕的目的就是为了流产后获得胎儿组织或器官。而这些组织或器官也许是用来帮助她的家庭成员治疗疾病，也许是作为商品出卖给他人。对于买卖胎儿的行为，很多国家都有明文规定，是被明令禁止的。对于前者，有两种不同意见：一种意见认为，如果一位妇女怀孩子是为了救治另一个孩子，其行为是可以原谅的；另一种意见认为，不能带着把胎儿流产掉的动机来怀孩子，这种做法是自私的。

2003 年，我国卫生部颁布的《人类辅助生殖技术和人类精子库伦理原则》规定：患者的配子和胚胎在未征得知情同意的情况下，不得进行任何处理，更不得进行买卖。2004 年，科技部和卫生部联合颁布的《人胚胎干细胞研究伦理指导原则》第七条规定：禁止买卖人类配子、受精卵、胚胎或胎儿组织。此外同时规定，使用流产胎儿的组织或器官应征得夫妇双方的同意，并经医院伦理委员会的审查和认可。这些规定显示了我国对待胎儿器官移植的谨慎态度。

（四）异种器官移植中的伦理

异种器官移植是指以某一物种的细胞、组织、器官作为移植物，移植到另一物种体内的移植技术。目前，异种器官移植手术尚处于动物实验阶段，距离临床应用还有较大距离。

未来异种器官移植面临的伦理问题有：

（1）违反了自然进化法则　不同物种间生物物质的混杂，实际上是与人类自然进化的法则相违背，所以有人认为异种器官移植肯定会贬低人类的尊严和价值。

（2）物种间感染问题的存在　物种与物种之间存在着诸多的生理差异，同一脏器的功能也有差别，因此存在物种间感染的问题。例如，把猪的器官移植给人，最担心的就是猪的病毒会不会传播给人。

（3）"混合人"的社会地位问题　异种器官移植后出现的"混合人"，会使他们在社会生活中感到不自在，有异类感，存在心理上的问题，而且会导致他们在婚姻、就业、保险等方面受到歧视。

（4）动物权利被保护的问题　以汤姆·里根（Tom Regan）为代表的动物权利主义者认为，动物享有与人一样的权利，反对以任何形式在人和动物间权衡利益的做法。

（五）人工器官移植中的伦理

人工器官也称人造器官，是采用高分子材料制成的仿人体器官功能的替代物。由于人体器官短缺，人们在人工器官的研制应用上做了巨大努力并取得了较大进展，现已制成并在临床试用的人工器官遍及身体各个部位，包括颅骨、硬脑膜、假牙、角膜、喉、食道、气管、肺、心瓣膜、肝脏、膀胱、肾、胆囊、胰腺、内分泌器、皮肤、肌腱、关节、韧带、乳房、阴茎、血管等。这些人造器官根据功能不同可分为单纯功能型（以物理功能为主），如肾、肺、关节；高级功能型（以化学功能为主），如肝、胰腺、胸腺。根据与人体结合的状态，可分为不与人体组织牢固结合的游离型，如起搏器、乳房；与人体组织牢固结合的组织结合型，如假牙、心瓣膜、血管。人工器官移植技术的崛起为器官功能衰竭患者带来了生机，但生物材料与人体组织相容性问题至今尚未得到很好的解决。

人工器官移植涉及的伦理问题主要有：

（1）违反了生物进化的规律　"物竞天择，适者生存"，这是生物进化的基本规律。人工器官的研制和临床应用，不仅从正面违背了自然淘汰的规律，而且转向生物－机械共存这一进化方向，其必将对人类的繁衍与生存、社会的进步与发展产生巨大影响，并由此派生出一系列其他的伦理问题。

（2）风险与收益比　进行人工器官移植治疗的患者，生命质量到底如何，这是一个不应忽视的社会伦理问题。如果这种治疗不仅不能使患者健康，反而会使其遭受长期病痛的折磨，就不符合生命伦理学的标准。另外，人工器官不排除其发生故障的可能，一旦发生，会带来致命性后果。

（3）投资与效益比　人工器官价格昂贵，花费巨大，且器官移植的效果有限。另外，人工器官不可能完全替代人体固有的器官或组织的全部功能。

四、受体选择的伦理问题

受体选择的伦理问题包括谁有资格接受这种昂贵的器官移植，对非器官移植适应证或康复潜力很小的患者实施器官移植是否合适，受体选择是否要考虑器官移植接受者的配合能力、应付能力和社会经济条件等。

一般意义上，受体的选择受人道主义和功利主义思想的制约。从人道主义的观点出发，应当尊重患者的生命权、尊重患者平等的医疗权利，受体的选择应着眼于患者病情的危重程度、需要救治的紧急程度等因素。从功利主义的观点分析，受体的选择原则应着眼于患者身体状况及手术成功的预期等因素。如将同一器官移植给一位年轻人比移植给一位老年人，无论是从成功的相对因素和预期寿命因素，还是将来对社会的贡献潜力来看都大得多。

目前，综合以上两种思想，临床上通用的受体选择标准有两个：一个是医学标准，一个是社会标准。

（一）医学标准

医学标准是指根据患者的病情和当时的医疗技术条件来筛选受体，主要从移植的必要性（迫切性）、成功的可能性和预期寿命的长短来考虑。

1. 医学标准需要考虑的禁忌证

（1）原发疾病：一般来说，身体各个器官病变引起功能衰竭后均可进行器官移植，如果是全身因素引起的该器官功能衰竭就应慎重采用移植术。

（2）全身严重感染和活动性结核病患者不能进行肾脏移植：因为免疫抑制药物和类固醇药物的应用，可使病灶快速扩散，从而造成严重后果。

（3）恶性肿瘤、顽固性心衰、慢性呼吸衰竭、凝血机制紊乱、精神病及肝炎等患者，禁忌进行器官移植。

2. 受体健康状况良好，除需要移植有病变的器官外，其他脏器功能良好，无其他并发症。

3. 受体年龄一般在 15~45 岁之间，4 岁以下、65 岁以上患者不宜进行器官移植。

4. 供体与受体间免疫相容性较高（组织配型良好），一般要求 ABO 血型相同和相配合，HLA 配型位点相配较多，交叉配合和淋巴毒试验为阴性。

5. 将受体病情的紧迫程度，作为是否进行器官移植的充要条件。

（二）社会标准

社会标准是指根据患者的社会价值、应付能力、经济条件等社会因素筛选器官移植的受体。其中，社会价值主要是看患者过去或未来对社会贡献的大小，但这种对社会价值的评估不是绝对的，有时操作起来非常困难。应付能力主要是指患者配合治疗的能力和心理应对能力等。患者配合治疗的能力在一定条件下是医务人员选择可否进行器官移植的重要标准，但也不能绝对化，因为患者配合治疗的能力水平与医患间的沟通、患者对疾病的理解等有关。心理应对能力侧重于患者自身的心理素质高低与家庭支持力度的大小。至于经济条件，主要是看患者家庭对手术及术后疗养费用的经济支付能力。

五、器官移植的伦理规范

（一）我国《人体器官移植条例》的相关规定

2007 年 3 月，国务院制定并通过了《人体器官移植条例》，这是我国首部人体器官移植的行政法规，对推动我国人体器官移植的规范性发展、保证医疗质量、维护公民的健康与合法权益具有重要的理论指导意义。该条例的主要内容：

（1）任何组织或者个人不得以任何形式买卖人体器官，不得从事与买卖人体器官有关的活动。

（2）人体器官捐献应当遵循自愿、无偿的原则。公民享有捐献或者不捐献其人体器官的权利；任何组织或者个人不得强迫、欺骗或者利诱他人捐献人体器官。

（3）捐献人体器官的公民应当具有完全民事行为能力。公民捐献其人体器官应当有书面形式的捐献意愿，对已经表示捐献其人体器官的意愿，有权予以撤销。公民生前表示不同意捐献其人体器官的，任何组织或者个人不得捐献、摘取该公民的人体器官；公民生前未表示不同意捐献其人体器官的，该公民死亡后，其配偶、成年子女、父母可以以书面形式共同表示同意捐献该公民人体器官的意愿。

（4）任何组织或者个人不得摘取未满 18 周岁公民的活体器官用于移植。

（5）活体器官的接受人限于活体器官捐献人的配偶、直系血亲或者三代以内旁系血亲，或者有证据证明与活体器官捐献人存在因帮扶等形成亲情关系的人员。

（6）医疗机构从事人体器官移植，应当依照《医疗机构管理条例》的规定，向所在地省、自治区、直辖市人民政府卫生主管部门申请办理人体器官移植诊疗科目登记。

（7）在摘取活体器官前或者尸体器官捐献人死亡前，负责人体器官移植的执业医师应当向所在医疗机构的人体器官移植技术临床应用与伦理委员会提出摘取人体器官审查申请。人体器官移植技术临床应用与伦理委员会不同意摘取人体器官的，医疗机构不得做出摘取人体器官的决定，医务人员不得摘取人体器官。

（8）摘取尸体器官，应当在依法判定尸体器官捐献人死亡后进行。从事人体器官移植的医务人员不得参与捐献人的死亡判定。

（9）从事人体器官移植的医疗机构及其医务人员应当尊重死者的尊严；对摘取器官完毕的尸体，应当进行符合伦理原则的医学处理，除用于移植的器官以外，应当恢复尸体原貌。

（10）从事人体器官移植的医务人员应当对人体器官捐献人、接受人和申请人体器官移植手术的患者的个人资料保密。

（二）人体器官移植的伦理原则

世界卫生组织在 1987 年 5 月 13 日第 40 届世界卫生大会上通过了 13 号决议，发布了 9 条《人体器官移植指导原则》。我国在 1997 年 10 月第九次全国医学伦理学学术年会上也提出了《器官移植的伦理原则》，2007 年，国务院《人体器官移植条例》出台，结合该条例体现的伦理原则，逐渐形成了比较成熟的、能有效指导我国人体器官移植的伦理原则。

1. 安全有效原则　应努力防止器官移植对供体和受体可能造成的伤害；摘除和移植器官都要考虑风险/受益比，使效益大大超过可能的伤害；对尸体器官捐献，要注意保护捐献人家属的感情和利益；对活体器官捐献，应当首先保护供体的利益，不能摘取供体唯一的、不可再生或不能分割的器官或组织；如果摘取两个器官中的一个，应当摘取功能较弱的那一个，如果捐赠的是唯一的器官，要确保捐赠的比例不会对供体的生命产生实质性的损害；胎儿组织或器官的获得要考虑维护妇女利益等。

2. 知情同意原则　任何人无权强迫、欺骗、诱使他人生前或死后捐赠器官或器官的一部分；在器官捐赠者决定进行捐赠之前，医务人员必须明确告知捐赠的意义、过程和后果，特别是活体捐赠者可能发生的并发症和意外；在捐赠者充分理解之后，捐赠者或死者的家属（或监护人）在知情同意书上签字或对活体捐赠者进行严格的术前检查后，才能正式摘取器官。

3. 保密原则　医务人员对器官捐赠者、接受者和申请人体器官移植的患者的个人信息和病情资料要严格保密，包括对捐赠者与接受者之间的关系、对接受者的雇主、保险公司，以及医药厂商等也不得随意泄露，除非事先征得他（她）们的同意或法律需要。

4. 公正原则 器官分配要保证公正、透明，要制定相应的医学和社会标准来分配器官，并由权威的伦理审查委员会做出最终的分配决定；应尽可能使最合适和最迫切需要器官移植的患者得到移植，避免只考虑社会地位高低和有无支付能力；优先满足国内的临床需求，禁止各种形式的跨国器官交易和"移植旅游"。

5. 互助原则 社会应考虑建立有效机制，鼓励器官捐献，使社会成员间可以彼此互助，让人们真正体会到将死亡亲人有用的器官捐献出来去救治他人，实际上是使亲人的生命在他人身上得到了延续，是功德无量的行为。

6. 禁止商业化原则 器官捐献必须是捐献者或其亲属自主决定并无偿捐献，器官买卖有损人的尊严和社会公正；器官商业化不能保证器官质量；器官商业化必然引发犯罪；器官商业化可能导致一些人因为金钱需要而一时冲动，出售自己的器官，做出日后后悔的非理性选择；器官商业化导致不具备条件的医疗机构以营利为目的开展器官移植手术，损害供体和受体的利益。

第二节 人胚胎干细胞研究与应用伦理

干细胞研究是当前生命科学研究的热点，尤其是人胚胎干细胞技术作为细胞治疗或组织器官替代治疗的先进方法，将给生物医学领域带来划时代的革命。但人胚胎干细胞研究与临床应用也受到传统道德与伦理学的约束，需要遵循相关的伦理道德规范。

一、概述

胚胎干细胞是在人胚胎发育早期——囊胚（受精后 5~7 天）中未分化的细胞，它具有不断自我复制和多向分化增殖的能力。

胚胎干细胞因具有无限增殖和多向分化潜能，在人类许多疾病的治疗方面有着广阔的应用前景。如在理论上，任何涉及正常细胞功能缺失的疾病都可通过移植由胚胎干细胞分化的特异性组织细胞进行治疗。目前，利用胚胎干细胞来源的组织细胞对帕金森病、脊髓损伤、严重遗传性免疫功能缺陷、心肌梗死和糖尿病的治疗已取得了重要进展。

二、人胚胎干细胞研究现状

1981 年，美国科学家 Evans 和 Kanfman 从小鼠胚胎分离出胚胎干细胞，从此开辟了哺乳动物胚胎干细胞研究的新纪元。1995 年，美国宣布对人类胚胎研究解禁，允许科学家利用政府资金研究尚未移植到母体中的胚胎，唯一的条件是要获得胚胎父母双方同意。1998 年美国《科学》杂志披露了两项成果：一是威斯康星大学的汤姆森教授从不孕症夫妇捐赠的多余胚胎中取得了人胚胎干细胞，在体外培养成功。二是霍普金斯大学的吉尔哈特教授从胎儿尸体的原始生殖组织中分离出了胚胎生殖细胞，建立了与胚胎干细胞功能相似的多能干细胞。2007 年 10 月，诺贝尔生理学或医学奖授予了卡佩基、埃文斯和史密斯三位科学家，以表彰他们发明基因打靶技术，并成功地应用于胚胎干细胞的研究领域。2007 年 11 月，美国和日本科学家分别宣布独立发现将普通皮肤细胞转化为诱导多能干细胞。2008 年 4 月，美国加州大学科学家将实验鼠皮肤细胞改造成多能干细胞，然后成功分化为心肌细胞、血管平滑肌细胞和造血细胞，为再生医学提供了新的希望。2009 年 7 月，英国纽卡斯尔大学宣布已成功将人类男性胚胎干细胞培育为成熟的精子。2009 年 7 月，两个独立的中国研究团队通过《自然》与《细胞·干细胞》期刊同时宣布小鼠多能干细胞也能孕育出活体生物。2011 年 12 月，英国伦敦大学国王学院宣布，该校研究人员培育出没有受动物原料污染的纯度极高的人类胚胎干细胞，并已交付给英国干细胞库，有需求者可直接从库中取用。

众多研究表明，利用人胚胎干细胞进行细胞移植是克服移植治疗中免疫排斥的最佳方案，对人胚胎干细胞进行基因重组、特定基因敲除或突变等目的性操作，有助于对人类基因功能的深入研究。

三、人胚胎干细胞研究的伦理问题

人胚胎干细胞研究的伦理问题在很大程度上依赖于胚胎的身份，其争论的焦点在于胚胎的道德地位。

（一）"胚胎是不是人"的伦理争论

人的生命从何时开始？胚胎是生物学生命，还是人类人格生命？对此，有人认为胚胎有与儿童和成人一样的道德地位，不能在实验研究中损坏它；即胚胎有权利去生活，不能为他人或社会的利益而牺牲。与此相反，有人认为，胚胎与儿童和成人不一样，它们没有人的心理活动，是与其他细胞一样的一簇细胞，不应对它的研究设立额外的伦理限制。

对胚胎是不是人的问题，一些宗教组织也提出了自己的看法或意见。例如，伊斯兰教认为，在胚胎被赋予灵魂之前，即受精后 40 天内，以治疗和研究为目的的胚胎使用是能够接受的。基督教新教认为，完整人的身份是逐渐形成的，因此在胚胎的早期可以用于科学研究。犹太教认为，子宫外的胚胎与配子相似，没有法律地位，除非通过植入使它们获得生命的潜力。但天主教的观点认为，在受精的那一刻，人已经产生了，因此胚胎应该是一个人，它有权获得生命，不能对胚胎进行治疗性或研究性目的的使用。由此可见，对于胚胎的地位及科学研究中使用胚胎的容许性在不同宗教信仰中存在着不同的立场。

从生物学的角度看，胚胎与其他细胞不同，它能够发育成与原来完全不同的复杂的功能性器官，这种区别也可以描述为胚胎的潜能，更进一步是成为一个人的潜能。所以，只要我们的伦理学观点倾向于人类生命的价值，那么人类胚胎在生物学中就具有独特的身份，其作为人类生命的来源就必须得到尊重。但以上观点的反对者认为，有成为某种事物的潜能并不等于就具有了该事物的身份。例如，卵子和精子是受精卵的组成部分，受精卵有发育成胚胎和胎儿的可能，但这并不意味着它们本身就具有受精卵或胎儿的身份，除非到达这个发育阶段。既然我们不能给予精子或卵子以胎儿的身份，那为什么要给予早期的胚胎以人的身份呢？更何况，源自体外受精的胚胎，如果不被植入子宫，那么就没有发育成人的潜能。

从法学和伦理学的角度看，目前主要有三种观点：第一种观点，属人说，认为胚胎有着与人相同的道德和法律地位；第二种观点，属物说，与属人说相反，认为胚胎是一簇细胞，是一种物；第三种观点，认为胚胎既不是人也不是物，而是介于人和物之间的一种实体，胚胎拥有人的遗传信息，具有发育成人的潜能，即便无法归于人的行列，也不能作为物来加以处理。第三种观点得到多数国家的认可。许多国家将出生作为人具有权利能力的起点，但同时也规定，胎儿出生时是活体的，对其利益的保护可追溯到其受孕之时。这说明，胚胎是被当作非人非物的特殊实体来看待的。

（二）人胚胎干细胞来源的伦理问题

2003 年，科学技术部和卫生部联合制定了《人胚胎干细胞研究伦理指导原则》。其中第 5 条规定，用于研究的人胚胎干细胞只能通过以下 4 种方式获得：第一种是利用体外受精多余的配子或囊胚；第二种是自然或自愿选择流产的胎儿细胞；第三种是体细胞核移植技术所获得的囊胚和单性分裂囊胚；第四种是自愿捐献的生殖细胞。在以上四种胚胎干细胞来源中都存在相关的伦理争论，因而有必要进行相关的伦理规范。

1. 胚胎干细胞的来源是利用体外受精多余的配子或囊胚 为了保证体外受精的成功率，临床上需要从不孕妇女体内一次取出较多卵子。具体方式是通过激素刺激排出更多的卵子，在体外与精子结合，形成多个胚胎。除去植入的受精卵，其余的都冷冻保存，以便再次植入时使用。如果将多余胚胎用于科学研究，将涉及一些伦理问题，主要包括胚胎的道德地位（胚胎是否是人），以及患者、医生、研究人员三者之间的利益或关系冲突等。对此问题，现在有一些较为成熟的指导原则：如果干细胞源于人类胚胎，必须是治疗不孕症剩余的胚胎，而不是专门为了研究而制造出来的胚胎；科研人员必须是没有涉及不孕症治疗的、在捐赠人捐赠胚胎的决定中没有起任何作用的，没有为胚胎的捐赠提供经济上或任何其他诱因的人员；剩余胚胎和胎儿组织的获得，必须经捐赠者的知情同意，而有些知情同意需要详细说明，包括捐献者不会得到捐赠之后任何有关胎儿组织或细胞试验的信息、一切有关该细胞的标识将被去除、捐赠者不会从该细胞研究中获得任何经济上的回报等。

2. 胚胎干细胞的来源是自然或自愿选择流产的胎儿细胞 要严格区别因身体原因、情感原因、社会原因而自然流产或者选择做流产手术的事件与提取干细胞科研活动之间存在的直接利益关系。同时，科学研究人员在征得流产胎儿的女性及其家庭成员的知情同意后，才可以从胎儿尸体上提取需要的干细胞进行基础研究或应用研究。考虑到孕妇的情感因素，研究人员在正式实施人工流产手术之前还要再次让孕妇确认同意。另外，医疗机构和科研人员要为实施人工流产手术的孕妇保守秘密，充分尊重妇女的隐私权等相关权利。最后，如果提取的胚胎干细胞有临床应用前景或者其他经济效益，也要充分地告知患者及家属，并给予适当的资金补偿或者物质补助。

3. 胚胎干细胞的来源是体细胞核移植技术所获得的囊胚和单性分裂囊胚 这种来源实质上就是克隆技术的应用，而通过克隆技术制造胚胎具有更尖锐的伦理争论。争论的焦点是能否区分治疗性克隆和生殖性克隆，以及胚胎的法律和伦理地位等问题。世界上大多数国家允许以治疗为目的的人体胚胎克隆试验，但反对进行生殖性克隆；认为生殖性克隆是出于生殖目的而使用克隆技术制造人类胚胎，这种技术存在克隆人的高度风险，而克隆人将直接涉及人的尊严、法律地位及家庭伦理等更为复杂的社会问题。除此之外，一些国家也反对治疗性克隆，认为治疗性克隆的效果在临床上并不明显，有存在滑向生殖性克隆的风险。

4. 胚胎干细胞的来源是自愿捐献的生殖细胞（包括精子和卵子）在体外受精形成的胚胎 在这种来源下，为了保证捐献人不处于特殊的压力和危险，也面临着如下问题：精子和卵子的取得方式是否符合伦理、促排卵方式的风险是否告知妇女、捐赠者的匿名问题、细胞库的保密和安全问题，以及获取组织的信息机密性和隐私权、实验剩余胚胎的保存与处置、商业问题和参加者报酬支付等问题。

（三）人胚胎干细胞应用的伦理问题

作为干细胞研究的重点，人胚胎干细胞研究除进行试验前的评估外，还要处理好以下基础性的伦理要求。

1. 加强各利益方之间的协商合作，处理好各种利益关系 首先，要加强科学家与临床医生之间的合作，使基础研究能够快速转化为临床试验，同时将临床试验中遇到的新问题及时反馈给实验室再做进一步研究。其次，胚胎干细胞技术的应用已经引起公众的高度关注，而公众的态度会直接影响到该技术研究的发展，所以要加强社会监督与对话，要在开放、透明的环境中允许公众发表自己的看法。第三，要加强研发单位、企业与政府之间的三方合作，努力做到在法律和伦理允许的条件下开展该项技术的科研、临床试验与应用，最终让广大患者受益。

2. 借鉴其他国家的先进经验，进一步完善国家相关法律法规　一些西方发达国家在胚胎干细胞技术应用管理方面积累了较为丰富的经验，我们有必要认真学习和借鉴其中一些既符合我们国情，又利于提高该技术应用效率的先进做法与经验，最终优化国家目前的胚胎干细胞应用管理办法。当然，新的管理办法除了要考虑社会秩序与经济效益等传统因素外，还必须坚持人类基本伦理原则，必须充分考虑社会文化发展的动态因素。

3. 改进宣传方式，帮助公众理解胚胎干细胞技术的应用　胚胎干细胞技术应用的目标，不仅在于将科学研究成果转化为临床应用，更重要的是要被患者和公众所接受。这是因为，一方面胚胎干细胞研究需要患者和公众参与到临床试验中；另一方面公众对该研究的参与和理解程度也会影响到政府和国家的经费投入。因此，如何向公众准确地表述胚胎干细胞治疗，帮助公众理解干细胞科学，从而在科学家、医生与患者、公众之间建立起信任关系，对于干细胞技术的健康发展具有重要意义。

4. 成立专家委员会，提高胚胎干细胞技术人员的伦理素质　胚胎干细胞治疗技术在科学研究和应用过程中存在不确定性因素，涉及复杂的伦理问题和多方利益，如果处理不当，就会引起严重的道德责任和利益冲突。因此，有必要成立国家层面的专业指导委员会，在应用技术与伦理道德两个方面，帮助技术人员提高伦理素质，进行严格的、规范化的操作，并指导他们远离不必要的利益冲突。

四、人胚胎干细胞研究的伦理要求

（一）我国《人胚胎干细胞研究伦理指导原则》

为了使我国生物医学领域人胚胎干细胞研究符合生命伦理规范，保证国际公认的生命伦理准则和我国的相关规定得到尊重和遵守，促进人胚胎干细胞研究的健康发展，2003年12月科学技术部和卫生部联合制定了《人胚胎干细胞研究伦理指导原则》，其主要内容如下：

（1）人胚胎干细胞包括人胚胎来源的干细胞、生殖细胞起源的干细胞和通过核移植所获得的干细胞。

（2）禁止进行生殖性克隆人的任何研究。

（3）用于研究的人胚胎干细胞只能通过下列方式获得：体外受精时多余的配子或囊胚；自然或自愿选择流产的胎儿细胞；体细胞核移植技术所获得的囊胚和单性分裂囊胚；自愿捐献的生殖细胞。

（4）进行人胚胎干细胞研究，必须遵守以下行为规范：利用体外受精、体细胞核移植、单性复制技术或遗传修饰获得的囊胚，其体外培养期限自受精或核移植开始不得超过14天；不得将前款中获得的已用于研究的人囊胚植入人或任何其他动物的生殖系统；不得将人的生殖细胞与其他物种的生殖细胞结合。

（5）禁止买卖人类配子、受精卵、胚胎或胎儿组织。

（6）进行人胚胎干细胞研究，必须认真贯彻知情同意与知情选择原则，签署知情同意书，保护受试者的隐私。其中，知情同意和知情选择是指研究人员应当在实验前，用准确、清晰、通俗的语言向受试者如实告知有关实验的预期目的和可能产生的后果和风险，获得他们的同意并签署知情同意书。

（7）从事人胚胎干细胞的研究单位应成立包括生物学、医学、法律或社会学等有关方面的研究和管理人员组成的伦理委员会，其职责是对人胚胎干细胞研究的伦理学及性学进行综合审查、咨询与监督。

2009 年 3 月，卫生部发布了《医学技术临床应用管理办法》。该办法规定：涉及重大伦理问题，且安全性、有效性尚需规范的临床试验研究，如果没有提出技术审核申请或者卫生行政部门决定不予登记的都不得应用于临床。按照这一规定，人胚胎干细胞技术应用于临床前也要进行严格的临床试验和审核审批。

（二）人胚胎干细胞研究的伦理原则

《人体胚胎干细胞研究伦理指导原则》中体现着以下要义：

1. 确保患者知情同意　在社会转型期，医患关系紧张，法律保护意识较弱，在实施知情同意过程中容易出现不规范的口头表述，给后续工作带来道德风险和法律责任。因此，在开展人类胚胎干细胞研究工作前，研究人员必须充分尊重和理解患者的个人权利，在受试者完全同意的前提下进行相关试验研究。

2. 不伤害患者　如果临床试验技术人员只关注人胚胎干细胞试验的技术和方法，忽视对受试者的合法权益进行保护，就可能对受试者造成伤害和权益侵犯。因此，在获取胚胎干细胞以及应用过程中，都要坚持对受试者的不伤害原则。不伤害原则也要应用在干细胞来源的捐赠者身上，即在提取脐带血、流产胎儿干细胞时，都应涉及对捐赠者实施严格的科学保护。

3. 风险与利益均衡化　人胚胎干细胞研究人员应该努力避免与资助者和从事干细胞研究机构之间的任何经济和非经济的利益冲突；在风险/受益比方面必须鉴定其风险，并设法使之最小化。同时，要认真审核与评估每个项目在科学上或医学上潜在的价值与利益，然后再决定采用与该科研项目相称的研究计划。

4. 保护隐私　在研究工作中，由于胚胎干细胞捐赠者与受赠者之间必须具备身份上的可追溯性，这使得研究人员和临床技术人员能够全面掌握患者的信息资料。为了避免工作人员对干细胞捐赠者与受赠者个人的隐私进行泄露，必须加强对干细胞研究工作的管理和监督，严格执行隐私保护原则。

5. 维护胚胎权利　胚胎权利原则也称为胚胎生命权利原则。大多数国家和地区坚持中间观点，认为人类胚胎在个体发展过程中具有一个独特的地位，它们应该被赋予一定的生命权利。但同时也认为，如果是为了医学科学的进步，为了挽救患者的生命，在政府有效的监管机制下，胚胎的生命权利也是可以被科学利用的。

6. 避免浪费　研究用的人类胚胎干细胞，大多是采用复制技术获取的，对于余下的胚胎自然要进行毁灭处理。但在社会现实条件下，人们对于胚胎干细胞的需求量日益增多，要想获得胚胎资源是较为困难的。因此，政府相关部门还要制定避免浪费政策，保证这些剩余的胚胎得到最大化程度的利用。

7. 禁止商业化　禁止买卖人类配子、受精卵、胚胎或胎儿组织。人胚胎干细胞严禁商业化，只能用于科学研究及符合法律政策规定的其他用途。

8. 进行伦理审查　为了对干细胞研究提供伦理保障，从事人胚胎干细胞的研究单位应成立包括生物学、医学、法律或社会学等有关方面的研究和管理人员组成的伦理委员会，对人胚胎干细胞研究的伦理学及性学进行综合审查、咨询与监督。

9. 保障临床安全 涉及重大伦理问题，且安全性、有效性尚需规范的临床试验研究，如果没有提出技术审核申请或者卫生行政部门决定不予登记的都不得应用于临床。人胚胎干细胞技术应用于临床前也要进行严格的临床试验和审核审批。

第三节　克隆技术与伦理

克隆技术是一项古老的生物技术，如植物的扦插嫁接、蚯蚓断体繁殖、细菌的培养等。20世纪中期以来，克隆技术有了突飞猛进的发展。特别是 1997 年 2 月英国罗斯林研究所成功克隆出一只绵羊"多莉"后，克隆、克隆技术成为生命科学领域中创新与发展的新亮点，引起了全世界的高度关注并引发了伦理争议。

一、概述

（一）克隆与克隆技术的含义

克隆是英文 Clone 的译音，它是指生物体通过无性繁殖方式，产生遗传性状与母体相似的"后代"。因此，克隆也可简称为复制。

克隆技术就是无性繁殖技术，是指在基因研究的基础上，以细胞融合的方式完成生物单一亲代的无性繁殖的技术。它具有两大特征：一是克隆与被克隆两代间遗传物质完全相同，即具有相同的基因型；二是可产生大量相同基因型的个体，即产生细胞群或个体群。克隆本来是低等生物的繁殖方式，但随着生命科学的发展，从理论上说，高等生物也都可以采用克隆这种无性繁殖技术繁衍自身。

（二）克隆技术的分类及其价值

克隆技术可以分为微生物克隆、植物克隆、DNA 克隆、动物克隆。

当前，人们一般把对人类自身的克隆分为治疗性克隆和生殖性克隆（克隆人）。治疗性克隆技术是指用体细胞核移植技术（somatic cell nuclear transfer, SCNT）建立胚胎多能干细胞系，从中提取胚胎干细胞，并在体外诱导其分化成患者所需要的特定细胞、组织乃至器官，再将之移植到发病部位，起到修复或替代患者的组织或器官的作用。治疗性克隆在临床上应用的优势在于：由于移植细胞组织的基因与患者的基因完全相同，因而不会产生通常器官移植中出现的免疫排斥反应。克隆人胚胎不仅使人胚胎干细胞来源更加丰富、持久，还有可能使人的组织器官的培养工业化和器官供应专一化。因此，治疗性克隆技术将给患者带来巨大的福音。而生殖性克隆以复制人为目的，与治疗性克隆在应用的目的上有着根本的区别。

二、克隆人的伦理问题

（一）克隆人

克隆人即生殖性克隆。它是指出于生殖目的使用克隆技术在实验室里制造人类胚胎，然后将胚胎植入妇女子宫发育成胎儿和婴儿的过程。克隆羊"多莉"的诞生，表明人类已突破克隆哺乳动物的技术障碍，使克隆人在技术上成为可能。由此也引起人们的担忧：被克隆出来的人，究竟是人还是一个由人类制造的产品？他（还是它）是否应当与正常人一样，拥有同等的社会权利和社会义务？克隆人会给人类进化带来何种影响？是否会干扰或阻断人类以后的进化过程并最终危及人类的存在？人类该如何对待那些被克隆出来的"人"？一旦人可以在实验室里被成批地复制出来，那么这个世界还有没有办法去约束和控制这些克隆"人"？人类社会现有的法律和制度会不会被完全颠覆等。这些担忧不仅使人们对克隆人产生怀疑，而且也由此引发了对克隆人的伦理争论。

（二）克隆人引发的伦理争论

目前，从国内外来看，由克隆人引发的伦理争论主要有两种观点：一种是"既要克隆技术，又支持克隆人"的支持观点；一种是"只要克隆技术，但反对克隆人"的反对观点。

1. 支持克隆人及其理由 美国纽约哈斯汀研究中心伦理学家丹尼尔·卡拉汉主张："在我们社会上有两种价值观允许人们在人类复制这件事上随心所欲，一个是绝对的个人权利，另一个是对完善生命的追求。"美国麻省理工学院生物工程教授约翰·布洛克认为："克隆人绝对是科学上了不起的进步，克隆技术必将创造21世纪的辉煌。"

支持克隆人的伦理理由有：克隆人是生殖技术的重大突破，对研究人的生命发生、发育、疾病机制意义重大；可以解决不孕不育夫妇想要自己后代的问题，人人享有生育权利；胚胎和人的克隆，有利于疾病治疗和器官的移植；可以"复活"故人，满足人们的情感表达；可以复制天才，实现人们的崇拜愿望。

2. 反对克隆人及其理由 "多莉"之父维尔穆特谴责克隆人"完全是一种犯罪行为"。洛克菲勒大学佩里教授认为："在动物克隆实验屡屡失败的今天，抢先进行克隆人的实验是不道德的。"各国政府和科学家也纷纷表达反对克隆人的做法。美国、英国、德国、法国、加拿大、意大利等国政府领导人都表态反对克隆人。欧洲理事会也认为："通过有意识地创造基因相同的人来进行对人类工具化的做法有悖于人类尊严。"我国政府在克隆人问题上的立场和态度是"四不政策"，即"在任何情况、任何场合、任何条件下都不赞成、不支持、不允许、不接受任何人以任何形式开展生殖性克隆人的实验"。

针对人们对生殖性克隆即克隆人有可能带来的严峻的伦理问题的担忧，1997年11月联合国教科文组织第29届会议通过的《世界人类基因组与人权宣言》中规定："基于相互尊重人的尊严、平等这一民主原则，不允许进行与人类尊严相违背的做法，比如生殖性克隆。"国际人类基因组组织（HUGO）1996年3月21日《关于遗传研究正当行为的声明》和HUGO伦理委员会1999年3月《关于克隆的声明》提出了"认识到人类基因组是人类共同遗产的一部分""坚持人权的国际规范""尊重参与者的价值、传统、文化和道德原则""承认和坚持人类的尊严和自由"等明确要求。2005年，第59届联合国大会批准通过的《联合国关于人类克隆宣言》，要求各国考虑禁止任何形式的克隆人。这些文件表达了目前国际上均反对进行克隆人研究的基本态度，也构成了制定相关伦理规范的基本框架。

反对克隆人的伦理理由如下。

第一，克隆人违反生物进化的自然发展规律。人类的诞生，是自然界进化发展的一个伟大飞跃。根据分子人类学研究的结果，人与猿开始分化，距今已有400多万年，人类在这漫长的生长繁衍过程中，能够适应复杂多变的环境，是自然选择的结果，是两性生殖长期进化的结果，也是人类靠自己智慧发展社会文化的结果。人类之所以能发展到如此高的文明程度，是由其自然发展规律形成的，因此，人类应珍惜并遵循自然发展规律。而克隆人是要把有性生殖倒退到无性生殖，它的遗传因子主要来自单一男性或女性的体细胞，是同一个人的生物复制品，破坏基因自由组合的多样性，因此人的人工无性生殖不存在任何进化意义，这种行为如果不加以阻止，必将给人类带来无穷的灾难。

第二，克隆人挑战人权和人的尊严。人具有自然人和社会人的双重属性，是生物、心理和社会的集合体。克隆人只在遗传性状上与原型人一致，而人的心理、行为、社会特征和特定人格是不能克隆和复制的。因此，克隆人是不完整的人，是一个丧失自我的人，是不被赋予人的权利和人的尊严的，这是对人的生命个体"独特基因型权利"的侵犯。如果只是把克隆人"物化"和"工具化"，这就严重违反了人权，危害到了人类的尊严。

第三，克隆人将扰乱社会、家庭的正常伦理定位。人类社会经过漫长发展演变，形成了一夫一妻制和以一夫一妻制为家庭的社会基本细胞。尽管当今世界出现了多样化家庭类型，但一夫一妻和子女所组成"核心家庭"，仍然是这个世界家庭的主要形式。特别是在我国，传统文化特别重视家庭血缘关系和伦理关系，使家庭这个社会细胞成为社会稳定的基石。

克隆人的出现将彻底搅乱代际关系和家庭伦理定位。克隆人过程中可以出现体细胞核供者、卵细胞供者及孕育者三位生物学父母，以及抚养者的社会学父母的多种选择。克隆者与被克隆者只是生物学上的复制，人类世代的传承也将被打破，家庭伦理关系含混不清，因为克隆人只具有与单亲一样的遗传性状。这也意味着只要有女性存在，人的生殖繁衍就可继续，即能提供成熟卵细胞和子宫，任何人包括女性本身的体细胞核均可生育，男性对人类的繁衍不再是必要的因素，这样就冲击了性伦理的传统，瓦解了人类性爱与生育密切结合的关系，一夫一妻的婚姻家庭社会规范将会有解体的危险。

第四，克隆人技术上的安全性在伦理上也难以确认。体细胞核移植的克隆技术涉及亚细胞水平的操作，这种亚细胞水平的操作与体外受精的细胞水平操作相比较，偶然损失核内遗传物质的风险显然远高于后者。克隆羊"多莉"是英国科学家经历了227次失败后才获得成功的一例。最后"多莉"患肥胖症并早衰而死亡。克隆哺乳动物的存活率很低，而克隆灵长类动物的存活率可能会更低。这证明运用克隆技术克隆高等哺乳动物的安全性并未解决。

人的克隆面临着更严峻的技术难关，就是体细胞核移植后如何重新编程（reprogramming）。在这些克隆技术关键问题尚未解决的情况下，有的人就贸然主张将克隆作为人类繁衍的一种方式，让有缺陷的克隆人出现在我们的社会，置人类安全于不顾，这种行为应受到伦理谴责，是绝对不能允许的。

第四节　基因诊疗伦理

人类基因研究包括人类基因组计划、基因诊断、基因治疗等。人类基因研究目前不仅涉及技术问题，而且还存在着极其复杂的伦理问题，需要加以认真思考与对待。

一、人类基因组计划与伦理

（一）基因的含义

基因（gene）是对具有遗传效应的特定核苷酸序列的总称，是染色体上具有遗传效应的DNA分子片段，是遗传物质在上下代之间传递遗传信息的基本单位。每一种生物都有不同数目和结构的染色体。人体共有23对染色体，每个染色体可能只含有一个DNA分子，而每一个DNA分子中包含有腺嘌呤核苷酸、胞嘧啶核苷酸、胸腺嘧啶苷酸和鸟嘌呤核苷酸四种核苷酸，分别用 A、C、T、G 表示。这四种核苷酸构成双螺旋结构。人类的遗传密码就储存在这双螺旋结构之中，按照不同的顺序排列组合，传递不同的遗传信息。

（二）人类基因组计划

人类基因组（hunman genome）是建立人体所需的化学密码，其基本组成是 DNA。

人类基因组计划（hunman genome project，HGP）由美国科学家于 1985 年提出，1990 年 10 月正式启动。美国、英国、法国、德国、日本和中国科学家共同参与了这一价值高达 30 亿美元的人类基因组计划。这一计划与"曼哈顿原子弹计划""阿波罗登月计划"并称为"三大科学计划"。人类基因组计划就是测定人类基因组的全部序列，从而解读所有遗传密码，揭示生命所有的奥秘。其基本宗旨是：人类基因组图谱涉及巨大的人类共同利益，因此应通过国际合作来完成人体基因组图谱的破译工作，并建立完整的遗传信息数据库，成果为人类所共有共享，仅对每一个具体基因具体作用的研究成果授予专利。其根本任务是发现基因组所携带的完整的遗传信息，并将这种信息用于提高人类生命质量。具体任务包括：完成对人类 DNA 的测序，包括遗传图谱、物理图谱、序列图谱和转录图谱的测序工作。人类基因组计划相关研究方向包括：机构基因组学研究、功能基因组学研究、医学基因组学研究、蛋白质组学研究、基因调控研究、生物信息学研究，以及相关伦理 – 法律 – 社会影响研究等。

开展人类基因组研究的意义在于：测定人类全部基因，从而在基因层面揭示人类生命发展演变的奥秘；把生物医学带入基因医学新时代；促进对功能基因组的研究，推动"模式生物基因组研究"的发展；带动基因工程和基因药物产业的发展；促进学科交叉和重组，推动生物信息学和基因信息学的发展。

（三）人类基因组计划中的伦理问题

从伦理角度来讲，假如人的器官乃至大脑被更换后，怎样界定人们之间彼此的区别呢？人们"传宗接代"的思想也将面临威胁，每一个当代的不完美的基因被替代更换后也许会孕育出一个质量高的孩子，但这个孩子是否还是与其祖辈、父辈"一脉相承"呢？人对生命的神圣感是建立在人对生命神秘感的基础之上的，生命的解密必将解除人对自己的神秘感，从而带来对生命神圣感的消失，人性能承受得了这种后果吗？以上种种问题的提出，使我们不得不意识到，基因技术的高速发展，越发显得我们在思想上、道德上的准备不够充分，以至于无法承受其所带来的伦理观念的冲击。所以，科学技术可以做到的，但从道德上说则是做不到的，甚至是不应该做的。我们并不反对科技突破带来的社会变化，我们所做的是在人类基因组计划的实施过程中必须严格遵守相应的伦理原则，只有这样，才有可能将这种变化带来的副作用及人类为此付出的代价降到最低限度。

（四）人类基因组计划中的伦理原则

在实施人类基因组计划中，应遵循一定的伦理原则，来规范人们的行为，以确保人类基因组计划朝着有利于人类社会进步的方向发展。

1. 不伤害原则　随着人类基因组计划的实施，获取每个人的基因信息将会越来越容易。基因信息一旦泄露可能会给个人、家庭甚至后代带来伤害：个人的基因缺陷可能会使家庭遭到歧视，少数民族可能由于某种基因缺陷而得不到公正的对待，后代可能因为上代人的基因缺陷而受到社会的歧视。不伤害原则就是指个人或集体的行为不应该对其他人或集体造成不必要的伤害。联合国教科文组织提出："从生物学、遗传学及医学的有关人类基因组的研究进展中所获益处，应在个人尊严与人权得到保障的条件下让人人受益。"所以，人类基因组计划，以及基因组知识的应用不仅不应给患者、受试者造成伤害，而且也不应该给利益相关者如家庭成员等造成伤害，应有利于他们，善待每一个人。在利益与危险均存在时应权衡利害得失，要趋利避害，对不可避免造成的损害要给予赔偿。

2. 知情同意原则　现代生命伦理学的基石是强调人的自主性和尊重人的独立人格。在人类基因组计划中，每位受试者的人权和自由都必须得到充分保障，绝不允许科学家以欺骗、威逼利诱等手段获取基因材料。这就要求在人类基因组计划中贯彻"知情同意"原则，让受试者充分知晓研究的性质、目标、研究方法、预期的好处、潜在危险及可能承受的不适与困难等，尊重受试者做出的有关遗传材料用途的任何选择，同时受试者也应该了解他们有权不参加这个研究，而且任何时候都可以撤销他或她的承诺。唯有如此，受试者的自由和人权才能得到保障。联合国教科文组织（HUGO）在《关于人类基因组与人权问题的世界宣言》中指出："在任何情况下，均应征得当事人预先同意。若当事人不同意，相关的认可或授权亦应依照法律和当事人的意愿而获得。"

3. 保护隐私原则　个人的基因图谱就是一个人生命的全部秘密，是否携带某些严重的致病基因？这些致病基因何时发病？性格中有哪些倾向性？虽然这些信息可能会有用，但它另外的一些后果可能会令人不安。人们最担心的是隐藏在基因组中的秘密被公开后而带来的一系列不利后果。如有些单位在雇佣员工时利用员工的基因信息对存在基因缺陷的人冷眼相待，可能患上某些疾病的高危人群被保险公司打入另册。应该承认，基因信息是个人最重要、最基本的隐私，一旦泄露或不规范使用，必将导致不良的社会后果。因此，必须坚持保护个人的基因隐私权的伦理原则。

1997年，联合国教科文组织第29次会议上一致通过了《人类基因组与人权问题的世界宣言》（以下简称《宣言》）。这是一部阐述由科学技术发展而带来的关于维护人类尊严问题的世界性文件。该《宣言》规定："为研究或其他任何目的而与个人有关的或存储处理的基因数据均应依法保密，遗传学资料依法律要求应被保守秘密。""任何人不应因其基因特征受到歧视，否则将会侵害或具有侵犯人权、基本自由及人类尊严的作用。"因此，随着人类基因组计划研究的进一步深入，明确人类基因信息是隐私，并给予相应的保护势在必行。

二、基因诊断与伦理

（一）概述

基因诊断（gene dingnosis）又称基因测试，是指运用分子生物学方法，确定个体的基因型，从而对一些遗传疾病进行诊断和预测。对遗传疾病的诊断，以往是依靠家系分析，以及酶和蛋白质的生化检测，现在可以用特定DNA探针与目的基因形成分子杂交的机制，也可以利用已知DNA顺序设计引物为目的基因进行PCR扩增，从DNA水平和mRNA的基因转录水平检测出遗传病等基因的存在或缺陷。

目前，基因诊断已应用于产前检测，可早期检测出严重遗传疾病，如唐氏综合征等；用于新生儿筛查，可及早查出红蛋白异常、血友病等；用于迟发性遗传疾病检测，如亨廷顿舞蹈症、阿尔茨海默病（老年痴呆症）等；用于复杂疾病的预诊，如家族性高胆固醇症、糖尿病等。

（二）基因诊断中的伦理问题

基因诊断是疾病病因学诊断的一大飞跃，其医学意义是巨大的，但基因诊断的问世和应用也产生了许多伦理问题。主要包括六个方面。

1. 对于身患绝症的患者做基因诊断是否符合医学伦理学要求。

2. 目前已经开始应用的基因诊断方法是否科学，其所测得的结果是否可靠。

3. 患者在诊断过程中出现的一系列心理问题，医院是否应负责任。

4. 基因诊断室规则是否确实严格遵守并足以证明或确保其诊断结果不会因误差而造成。

5. 诊断出遗传病以后，医生是否有义务为患者保密？如果医生泄密，则会影响患者的婚姻、工作和保险等；如果医生保密，则又会影响到患者配偶或未来孩子的利益。这一矛盾和冲突，使这一技术面临两难选择。

6. 被诊断为基因缺陷阳性的人如何得到法律保护，使他们不受人寿保险、招聘单位和社会的歧视？通过基因诊断查明的遗传病患者，在社会上会受到歧视，而那些只携带致病基因而不表现疾病症状的隐性遗传病者也同样会受到社会歧视，这显然是不公正的。

鉴于存在上述种种伦理问题，尽管基因诊断有许多潜在的益处，但是目前推广使用基因诊断方法是否合适的确值得商榷。对于基因诊断中所存在的伦理问题也应该采取适当的办法加以解决，在解决的过程中应遵循相应的伦理要求。

（三）基因诊断中的伦理要求

为了防止或避免基因诊断中损害患者的权益，在基因诊断中应遵守下列伦理要求。

1. 基因诊断和遗传咨询服务应注意公平公正。

2. 要尊重人权，尊重人格尊严，贯彻自愿原则，应将诊断目的、结果、后果、风险等相关情况如实告诉受检者。

3. 基因诊断前后应进行遗传咨询，检查结果发现某些特殊疾病，如有治疗和预防的方法，应毫不延迟地给予提供。

4. 检测结果应注意保密，保护受检测者的个人隐私，防止基因歧视，未经本人同意，不得披露给用人单位、保险公司、学校。

5. 产前基因诊断的目的仅仅是向夫妇和医师提供胎儿健康状况，并根据情况提出合理的建议，患病胎儿的处置应由母亲或夫妇最终决定。

6. 基因诊断不能应用于非医学目的的性别选择。

7. 基因诊断方法所获得的有关个人及其家族的信息具有重要的科学价值。

8. 从思想上正确认识基因诊断的意义，注重提高医务人员的素质，提高诊断方法的科学性与权威性。

三、基因治疗与伦理

（一）概述

基因治疗是指运用 DNA 重组技术设法修复患者细胞内有缺陷的基因，使细胞恢复正常功能而达到治疗疾病的目的，还可通过增加遗传物质的表达、重组、纠正缺失或异常的遗传功能，或干扰致病过程来预防疾病的生物医学技术。

基因治疗是 20 世纪的一项重大发现。近年来，随着基因工程技术的发展，基因治疗的概念也在不断扩大。广义的基因治疗是指一切把基因植入人体以达到治疗疾病、增强体质甚至改善人种目的的方法，包括体细胞基因治疗、生殖细胞基因治疗、增强基因工程和优生基因工程。我们所说的基因治疗通常是指生殖细胞基因治疗和体细胞基因治疗。生殖细胞基因治疗是将正常基因转移到患者的生殖细胞，使其发育成正常个体。这是根治遗传病的理想方法，但因技术困难和伦理学问题，目前多不考虑这种基因治疗途径。体细胞基因治疗是将正常基因转移到体细胞，使之表达基因产物，以达到治疗目的。

1985 年，美国公布了《基因疗法实验准则》，对人类基因治疗实行有条件的开禁。自此，人类基因治疗成为现实。目前，基因治疗已用于多种疾病，主要的是体细胞的基因治疗。利用此疗法对一些单基因遗传病已取得了一定疗效，现在研究的重点又逐渐扩展到多基因的疾病，如肿瘤、心血管疾病、神经系统疾病、自身免疫疾病、内分泌疾病及病毒感染疾病等。生殖细胞的基因治疗正在研究和实验之中。

在理论上，基因治疗是无任何毒副作用的疗法。作为医学界一项崭新的、划时代的变革，基因治疗已经引起全世界研究者的关注，由此带来的伦理问题也应引起高度重视。

（二）基因治疗中的伦理问题

由于基因治疗在当前主要是体细胞基因治疗，因此基因治疗中的伦理问题目前主要是体细胞基因治疗中的伦理问题，其伦理纷争体现在以下几个方面。

1. 基因治疗是否必要　反对者认为，基因治疗人为改变了人类遗传信息。从遗传学角度看，贸然改变经过亿万年进化所形成的遗传组成，容易诱发基因突变，可能会产生遗传上的不平衡，对人类的进化产生不利的影响。基因治疗使致病基因不再在人类群体中保持和繁衍，导致人类的遗传多样性程度被人为性降低。持续频繁地转入或剔除某些基因将会改变人类的遗传多样性，并有可能使后代成为某种疾病的易感者。长此以往，人类适应环境的能力将会大大降低。一旦人类的多样性降低到危险境地，那么人类这个物种本身的生存就有很大的不确定性，极容易灭亡。如此说来，基因治疗是一种违背自然规律的做法，其必要性也是值得商榷的。

2. 基因治疗的危险性　基因治疗的危险性问题不只是由于操作技术上尚不成熟，还有现实中的多种因素作用。有些医务人员缺乏敬畏生命的意识与道德责任感，受经济利益的驱使，不尊重科学自身的发展规律，不尊重患者的生命，把不成熟的基因治疗用于临床试验，从而造成对患者的伤害。这对人的生命价值产生了极大的冲击。

3. 基因治疗的公平性　目前，基因治疗的费用，普通民众是根本无法承受的。那么，有限的医疗资源应该如何分配成为十分敏感的社会伦理学问题。医学服务的最根本特点就在于它是一种社会公益性福利事业，其基本目的是治病救人，增进人类健康。但就实际情况看，只有少数"权贵"能享受起昂贵的基因治疗，普通民众则望尘莫及。这是否违背作为"仁术"的医学之初衷呢？这种高昂的投入给国家公正公平地分配卫生资源出了个难题。

4. 基因治疗的隐私权　遗传咨询与基因诊断是基因治疗的前提，这便涉及个人的隐私问题，而且由其所产生的不利影响已经超越了患者本人。一旦接受基因治疗用于临床试验，他人将很容易地了解患者在基因上存在的缺陷，对其产生歧视。这些歧视甚至可能延续到患者的后代身上。若泄露了患者的相关基因资料，被用作他用也是对患者的间接损害。

5. 基因治疗的知情同意权　通常在进行基因治疗之前，患者必须表达对治疗过程和可能后果的知情同意，无法表达的需由其监护人负责。但是坚持知情同意原则并不能保证在基因治疗的临床应用过程中彻底贯彻尊重患者原则，经济的、政治的、宗教的及情感的因素都可能使者做出违背其本人真实意愿的决定，患者有可能存在冒险试一试的念头。而医务及科技人员也可能因知识的不充分而误导患者的决定，甚至为了实验而欺骗患者。事实上，因为大多数患者对基因治疗究竟为何物并不了解，所以知情同意问题就表现得更为突出。

6. 基因治疗与人口的老龄化问题　基因治疗发展之后，对于目前无法医治的多数疾病可以得到根治，人类的平均寿命得以进一步增加。然而，个体过长的寿命将产生地球上人满为患的威胁，使本来不堪重负的环境更加雪上加霜，同时将导致上下几代人为本已紧张和稀缺的生活资源和生存空间而展开畸形竞争，从而加深了人与自然、人与人的矛盾。同时过长的寿命会冲击人类的价值体系。一个充满老年人口的国家在社会福利上的支出也会成为各国自身的不稳定因素。

（三）基因治疗的伦理要求

到目前为止，基因治疗已取得了巨大成就，但是其中的不少问题依然困扰着人们，为此人们提出了以下伦理要求。

1. 要科学、有效地利用基因治疗，服务于人类的健康发展　基因治疗在技术上还存在着许多问题，要控制和有效利用，不仅仅是依赖于技术上的进步，还有监管制度体系的合理、完整。为此许多学者建议：寻找新的目的基因和高效特异载体；通过基因调控进行更加精确的基因治疗，并使其与其他手段有机结合；国家应建立监督管理机制与伦理规范，健全相关的法律法规；科学家和医学工作者应该加强道德修养，掌握应有的伦理学知识。

2. 进行基因治疗的临床试验要充分考虑适宜的条件　对于满足何种条件的基因治疗适宜于进行临床试验，有关学者的建议是：已经对疾病相应的体细胞有了多年的研究，保证治疗细胞是安全、有效的；已经有足够多的动物实验证明该基因治疗是可靠的；患者对治疗表示知情同意，普通民众能够了解并赞成这种治疗；国家机构审核表明治疗符合现有的所有法律伦理规定。

3. 尊重受试者和患者的知情同意权　在临床试验和治疗中，应当遵守其中的若干社会伦理要求：尊重、不伤害、公正、有利。在基因治疗过程中坚持知情同意不仅是为了争取患者合作、提高治疗效果，而且更重要的是体现了对患者自主权的尊重，为此要做到：

严格遵守知情同意：就是对临床中出现的任何情况都要与患者进行沟通，及时提供信息，这不仅包括患者/受试者本人，还有提供异体细胞者。

规避利益冲突：当患者因医学专业知识上的不足或其他原因而拒绝接受治疗时，医生应该耐心劝说，陈述利弊，但绝不能采取强硬和诱骗的手段；不能为医学及个人的经济利益影响患者。严格做到知情同意、规避利益的冲突都是保护患者/受试者利益的必要手段。

后代有权利保护自己的基因不被人工操纵，后代有知情同意的权利。现代人类应尊重后代人的权利，拒绝对生殖细胞进行基因治疗。是否进行基因治疗，由他们成人之后自己决定。

4. 在基因治疗中为患者保守秘密　即对患者的基因信息严格加以保密，减免因工作失误而导致患者个人基因隐私的泄露。这样做的目的不仅仅是为了患者自身的利益，也是为了患者家庭和亲属的利益。医务人员有责任和义务确保患者基因信息不被未经授权的个人或团体获得，在此基础上才可以考虑其他相关事情。患者本人对自己的生物性状特征的资料有绝对的隐私权，对其如何处理完全由本人自主决定。任何人想要以不正当的目的和手段获取它都是违法的。但是如果在适当的范围内公布病情，能够使其他人受益比对本人带来的副作用大，可以在征得患者的同意后，在一定范围内适当解密，但应该十分谨慎，因这类解密常常会给患者带来婚姻、就业、保险等诸多负面影响。为了经济利益或单纯的科学研究目的，擅自采集、收集或买卖他人或某个群体的遗传物质信息的行为应予以禁止。由于对个人遗传物质的取得手段日益多样化，因此国家在保护公民的隐私权上应发挥主要作用，防范对个人隐私权的侵犯。

【思考题】

1. 简述器官移植的主要伦理问题。
2. 简述我国器官移植的伦理准则。
3. 简述人胚胎干细胞研究的伦理问题。
4. 克隆人是人吗？如何看待克隆技术的发展。
5. 是否可以用克隆技术解决不育夫妇繁衍后代的问题。
6. 如何评价基因治疗的价值。

第十四章
卫生事业管理与政策伦理

医学的目的是维护和促进人类健康，卫生事业管理与政策伦理正是为这一医学目的服务的。在具体实践中，无论是卫生政策的制定、卫生体制的改革，还是卫生资源的分配、医疗机构的管理，都涉及伦理问题。

第一节　卫生事业管理伦理

卫生事业管理是研究卫生事业发展的规律及其影响因素，用科学管理的理论和方法探索如何最大限度地保障人民健康的科学和实践。在卫生事业管理中弘扬医学伦理精神，遵守伦理规范，对于提高卫生事业管理的效能和促进卫生事业的发展具有极其重要的意义。

一、概述

（一）卫生事业管理的概念

卫生事业管理是国家和社会所采取的以防治疾病、维护和促进人群健康为目的的所有管理事务。卫生事业管理可分为宏观管理、中观管理和微观管理。其中，宏观管理以国家卫生事业发展方向和战略部署为主要对象，中观管理是对卫生系统和区域的管理，微观管理是对医疗卫生机构内部运行的管理。

（二）卫生事业管理的特点

1. 卫生事业管理是以政府为主导的社会管理活动　现代社会强调国家对公民健康负有责任，并为此构建出了卫生事业体系。由于这一体系涉及多种社会主体和结构要素，庞大且复杂，因此只有通过国家的力量才能有效的运转。所以，卫生事业管理是以政府为主导的管理活动，政府决定着卫生事业的组织形态、运行方式和发展方向。

2. 卫生事业管理以维护和增进人类的健康为宗旨　卫生事业管理是以医学实践为对象所展开的管理活动，而医学实践以人类的健康为目的的，这就决定了卫生事业管理必然要以维护和促进人类的健康为宗旨。因此，无论是设定卫生事业发展目标和发展路径，还是实施日常的医疗管理，都要围绕人类的健康实现来展开。

3. 卫生事业管理要充分体现社会公益性　我国卫生事业的性质是政府实行一定福利政策的社会公益事业。在社会主义市场经济体制下，我国的卫生事业是由国家、集体和个人共同投资、共同受益的公益事业，不以盈利为目的。同时，政府对卫生事业实行一定的福利政策，各级政府都应明确给予卫生事业合理的投入，并应随着经济的发展而不断提高投入的比例。卫生事业的这一性质决定了卫生事业管理必然要以广大人民群众的健康利益为目标，要做到积极开展疾病预防工作，充分保障低收入群体的健康利益，使人人获得应有的医疗保障。

4. 卫生事业管理具有系统性和复杂性　卫生事业是一个复杂、庞大的组织系统。在这个系统内部有着不同层级以及子系统，各层级和各子系统之间互相关联、互相制约，受到政治制度、经济基础、文化背景、人口状况、科技水平等因素的影响。这决定了卫生事业管理也具有系统性和复杂性，要求我们在管理过程中应当精心安排、合理实施、适时调整。

二、道德在卫生事业管理中的作用

卫生事业管理与道德密不可分。道德贯穿于卫生事业管理的各项工作和各个环节，渗透其全部活动过程之中。无论是卫生政策目标的确立还是医院管理任务的实施，都与价值观念、伦理规范和道德品质有关。良好的医德医风和卫生事业管理道德，对于卫生事业管理水平和管理效能的提高至关重要。

（一）道德是卫生事业管理的思想基础

在2016年8月19～20日召开的全国卫生与健康大会上，习近平总书记提出了新时期我国卫生与健康工作的新方针："要坚持正确的卫生与健康工作方针，以基层为重点，以改革创新为动力，预防为主，中西医并重，将健康融入所有政策，人民共建共享。"为人民健康服务、为社会主义现代化建设服务是卫生工作方针的核心，也是卫生工作的出发点和立足点。因此，卫生事业的最高原则就是对人民健康负责。这一原则恰好体现了全心全意为人民健康服务的医学道德宗旨。也可以说，医学道德与卫生事业的根本目标、根本指导思想是一致的。医学道德是卫生事业管理的思想基础，卫生事业管理者在想问题、做决策、办实事中始终必须牢记"救死扶伤，防病治病，实行社会主义人道主义，全心全意为人民身心健康服务"的医学道德宗旨。只有以医学道德为指导，才能坚持正确的卫生事业发展方向。

（二）道德是卫生事业管理的基本内容

卫生事业管理的直接对象是人、财、物，这些要素都与道德有关。例如，在医院管理中，医务人员只有以正确的医学道德观念为指导，才会真心诚意地为患者服务，发挥出自己最佳的医疗技术水平，合理地运用医学仪器设备和卫生资源，保证医疗质量和服务效益。所以医德医风和精神文明建设也是卫生事业管理的重要内容。卫生事业管理水平要提高，道德建设必须跟上，在人民健康要求日益提高、卫生事业管理现代化建设深入发展的今天，这一问题显得更为迫切。严格遵守各项道德要求，将为我们在卫生事业管理中调节好政府、社会人群、医务人员之间的利益和行为提供保障。

（三）道德是卫生事业管理的重要手段

卫生事业管理领域存在着大量的道德调节空间。现代管理越来越重视道德的作用，把道德作为管理的灵魂，认为道德是介于政府宏观调控和市场调节两者之间的第三种手段。在卫生事业管理中充分运用道德手段，有助于激发管理者和管理对象的内在动力，提高卫生人员遵纪守法的自觉性，协调医患关系，增强组织内部凝聚力，保持良好的工作秩序。

（四）道德是卫生事业管理的评价尺度

评价卫生事业的成就，要看是否坚持社会主义办医方向，医德医风是否有所改观；判断卫生事业改革的成败，也要看是否符合最广大人民的根本利益，是否做到了物质文明和精神文明"两手抓"；检验一所医院的卫生事业管理效能，离不开对医务人员道德状况的考察。医德医风指标在很大程度上反映出卫生事业管理的整体水平。随着人类文明的进步和医学事业的社会建制化，所有医学行为和卫生事业管理活动都要接受道德的审视。

三、卫生事业管理的伦理要求

卫生事业管理伦理是社会道德、医学道德在卫生事业管理实践中的特殊体现，是各级各类卫生事业管理人员处理与服务对象、同行、社会之间关系的行为规范的总和。其基本伦理要求为：

（一）医患利益兼顾，患者利益优先

卫生事业管理的中心任务之一，是处理好医患关系。卫生事业管理伦理要求把为人民健康服务作为一切管理工作的着眼点和落脚点，在维护患者利益的前提下，兼顾医者的利益，当医患利益发生矛盾时要把患者的利益放在第一位。

通常情况下，维护患者的利益与保障医者的利益是一致的。医务人员全心全意为患者服务，不仅会获得良好的声誉，也会带来医院经济效益的同步增长。医务人员具有良好的工作、生活环境，也可促使其更加敬业勤业。进一步说，要促进患者的利益，必须保障医务人员的合法权益；而医务人员合法权益的获得必须以维护患者利益为前提，卫生事业管理的目的之一就是要达到医患双方利益的平衡和协调。

由于种种原因，医患之间的利益矛盾客观存在，特别是在当今卫生事业投入不足、补偿机制不健全、医疗保障薄弱、卫生服务价格不尽合理的情况下，医患利益冲突时有发生。卫生事业管理伦理倡导医务人员发扬无私奉献的精神，践行医学人道主义，强调医者利益服从患者利益，坚决反对以医谋私、坑害患者利益的行为。

（二）经济效益与社会效益统一，社会效益优先

卫生事业具有产业性和生产性的基本属性，卫生事业的主体——医院是一个相对独立的经营实体。因此，研究卫生服务过程中的经济问题，加强经济管理和成本核算，合理筹资和分配资源，提高效益是卫生事业管理的重要任务。但卫生事业的本质属性是体现一定福利政策的社会公益事业，医疗服务具有不同于一般商品服务的特殊性，由此决定了卫生事业必须坚持全心全意为人民健康服务的根本宗旨，不以营利为目的，以社会效益作为卫生事业管理的出发点和归宿。

在市场经济的大环境下，卫生事业不能不讲经济效益，否则卫生事业必然失去自身生存发展的基础，无法满足人民群众的卫生保健需求。但追求经济效益不等于"一切向钱看"，靠开大处方、滥施检查等牟取暴利。卫生事业的性质和宗旨决定了必须优先考虑社会效益，以社会效益统帅经济效益，当两者发生矛盾时，经济效益让位于社会效益。事实上，社会效益中蕴含着巨大的经济效益，良好的社会信义是创造经济价值的无形资产。

（三）公平与效率并重，效率优先

在卫生事业管理中体现公平的原则，就是要寻求患者效益、医者利益和国家效益的均衡，保

障公民平等的生命健康权利，实现人人享有基本卫生保健的目标，消除社会人群在健康和卫生服务利用方面存在的不公平和不应有的社会差距。

在卫生事业管理中注重效率，是指加强科学决策和科学管理，高效分配和利用有限的卫生资源，加强区域卫生规划和卫生事业管理的宏观调控，完善医疗卫生机构的内部经营机制，改革人事和分配制度，采用现代化管理手段，重视卫生市场的开发研究，开源节流，实现卫生工作效益的最大化。总而言之，要努力达成公平与效率的共同实现。只有卫生事业的效率提高了，才有可能实现更好的公平。

（四）医疗与预防结合，预防优先

预防为主是新中国成立以来卫生工作的一贯方针，也是卫生事业管理的基本原则。以预防为先导，控制和消灭可能的致病因素，减少疾病，提高健康水平，提高生命质量和生活质量是最人道、最经济的维护健康的措施，也最符合广大人民群众的愿望，与医学目的是一致的。

卫生事业管理者必须充分认识预防工作的重要性和发展趋势。首先，在思想上牢固树立预防为主的观念，克服"重治轻防"的思想。其次，要把预防为主落实到卫生事业管理的各项工作中去，优先保证预防经费的投入，制定疾病防治规划和各项卫生法令、标准，建立和完善疾病控制和卫生监督体系，开展预防医学研究，发动全社会共同参与社会预防工作。再次，加强医疗机构的预防管理，预防医疗安全事故，预防院内感染，争取疾病早发现，早治疗，尽量避免后遗症、并发症，把防与治两者有机结合。

（五）数量和质量协调，质量优先

卫生事业管理要有一定的数量观，卫生服务的收入、物资消耗量、门急诊人次、住院人数、病床使用周转率、医院装备数量等都是卫生事业管理的重要参数，没有一定的数量，就难以保证管理的质量。

卫生服务质量是卫生事业的生命线，是卫生事业管理的永恒主题。卫生服务质量既包括卫生业务工作质量，也包括卫生行政工作质量；既包括医疗质量，也包括疾病预防、妇幼保健、医学教育、医学科研质量；既包括医疗技术、设备等硬件质量，也包括医德医风、政策法规等软件质量。卫生服务质量可以综合反映卫生事业管理的成绩，以及卫生系统的医学道德情况，是评价管理成效的重要指标。卫生服务质量的好坏，直接关系到人民群众的生命安危，关系到卫生事业的发展，关系到医务人员和行政管理人员的社会形象。现代卫生事业管理应当更多地强调内涵建设，通过不断优化管理，最终达到优化卫生服务质量。

医疗卫生事业关系着国家和民族的未来。要坚持医疗卫生事业的公益性质，加快医疗卫生事业改革与发展步伐，走具有中国特色的医疗卫生改革发展道路，不断提高卫生资源的配置效率和使用效率，最大限度地满足人民群众日益增长的医疗卫生服务和健康需求。要实现人人享有基本卫生保健服务的目标，就必须强化伦理在医疗卫生事业改革、卫生政策决策和现代医院管理中的作用，这是关系到我国卫生事业性质和发展方向的大问题。

第二节 卫生政策伦理

伦理问题在政策制定、政策实施及政策分析中占有突出的重要地位。卫生政策作为公共政策的重要组成部分，实施于卫生事业管理过程中，伦理的作用非常重要。

一、概述

世界卫生组织把卫生政策定义为:"改善卫生状况的目标、目标的重点,以及实现这些重点目标的主要方针。"卫生政策是典型的公共政策,是政府发展和管理卫生事业的重要手段,它的出发点和归宿直接指向人类的最根本利益,即健康。

卫生政策的决策主体通过特定的、具体的政策,包括与卫生事业有关的政府预算投入、基本建设投资、社会集资、机构经营、税收、信贷,以及服务和药品价格等方面的各项政策,公正、有效地配置卫生资源,以维护和增进公民健康。同时,卫生政策体现卫生事业的性质,决定公民享有卫生服务的福利水平,对维护和增进公民健康具有重要影响。

二、卫生政策制定的伦理基础

政策科学是一门关于选择的科学,而人们的选择行为是以价值判断为基础的。因而在卫生政策的制定上,尽管受多种因素的影响,但其中伦理价值的取向是一个不容忽视的重要因素。在制定卫生政策的过程中,决策者会面临着多项伦理选择。

(一)卫生政策制定的伦理选择

卫生政策的制定,是为所有成员的健康服务,还是为社会的某一部分成员服务;是对当代人的健康负责,还是要扩大到对后代的健康负责;只考虑提供基本医疗服务,还是选择与经济发展阶段相适应的更高阶段的医疗服务甚至是特需服务;仅仅是救助生命,还是在此基础上追求生命质量的提高,这些问题的选择,都基于决策者的伦理价值观。

(二)卫生政策实施的伦理选择

卫生资源是有限的,在有限的卫生资源的筹集、分配和使用上,不仅要考虑其经济性,而且要考虑其伦理性,如医院能否市场化?多大程度市场化?是优先发展初级卫生保健,还是优先发展高端技术?当人们在追求健康利益的过程中出现局部利益与整体利益、近期利益与长远利益、当代人利益与后代利益发生冲突的时候,如何选择?医院在经费不足的情况下,如何处理社会效益与经济效益,医院利益、医务人员利益与患者健康权益之间的矛盾?另外,在高新医学技术快速发展的今天,如何对技术应用进行有效的管理和规制,也涉及伦理价值判断问题,诸如安乐死是否该立法、代孕母亲是否该禁止等。事实上,在卫生政策的实施过程中,伦理的因素越来越重要,从某种意义上来说,伦理是卫生政策实施的保障。

(三)卫生政策评价、监督的伦理选择

任何卫生政策的实施都有其评价和反馈机制,如果卫生政策在实施过程中偏离了当初制定的伦理目标,或者出现了预料之外的损害后果,就应该发挥评价和监督机制的作用,促使其遵循正确的伦理标准,降低损害后果发生的可能性。否则不仅无法实现卫生政策当初制定的伦理目标,而且还会损害卫生制定和实施机构的公信力。

三、卫生政策的伦理原则

卫生事业发展的基本宗旨是人人享有、普遍受益。为了更好地实现这一宗旨,卫生政策应当遵照公益性原则、公正性原则、效率性原则和客观性原则。

（一）公益性原则

我国卫生事业的性质决定了公益性是卫生政策的首要伦理原则。医疗卫生政策的公益是指国家的医疗卫生政策是为谋求绝大多数人健康利益的一种公正性选择。卫生政策是否体现和维护最广大人民的利益，是公益性能否得到体现的标志。例如，我国基本医药政策要确保人人看得起病、用得起药。在城镇居民医药基本要求得到满足的情况下，国家医药政策的重点是解决广大农村、"老少边贫"地区人民的缺医少药问题。在经济和社会各项事业不断发展的今天，卫生政策如何照顾公共利益，保障人民共享发展成果，做到使每个人最大限度地享有健康权利，这是卫生政策的一项核心任务和基本准则。

（二）公正性原则

公正是制定卫生政策最基本的伦理道德准则。对于什么是"公正"，人们有着不同的解释。有的观点认为，人是平等的，因此利益分配也应该等同。而有的观点则认为，由于人是有各种差异的，因此应当不同等对待。实际上，公正主要是指利益分配的合理性。就卫生领域而言，这种利益分配应当一方面承认人人享有生命健康的权利，另一方面也要体现和照顾健康程度不同的患者对健康需求的差别性。因此，医疗卫生政策的公正是指每个社会成员的健康权利都能得到确认，健康利益均能得到合理保障。具体包括：①每个社会成员的基本尊严和基本权利（生命健康权）应得到维护。②每一个社会成员都享有平等的健康机会，从而使他们能够发挥出足够的健康潜力。③承认健康差别，实施正当的、合乎人道的救助。

（三）效率性原则

任何一项医药卫生政策都涉及人民利益关系的调整，都要受价值标准及伦理原则的指导。要使利益调整、资源分配获得最佳效果，就必须以效率原则为决策依据。这里的效率是指卫生政策应当充分兼顾到国家、集体与个人各方面的利益并实现利益总量最大化的尽快实现。只有承认和尊重各方面的利益，才能调动各方面的积极性，在维护公平的过程中体现和发挥效率。比如，构建基本医疗保险制度，采用国家、集体、个人共同担负的原则，既有利于打破大锅饭和平均主义，也有利于制约过度消费行为，促进卫生资源使用效率的提高。

（四）客观性原则

所谓客观性原则，是指在制定卫生政策的过程中要做到实事求是，一切从现实出发来制定符合国情的卫生政策。我国正处于社会主义初级阶段，卫生资源的投入还有很大的缺口，分配也不够均衡，医疗技术水平与人民群众的健康需求之间还存在着很大的差距。这要求我们在制定卫生政策的过程中充分考虑现实情况，制定出符合我国国情的卫生政策。在当前，要特别注意做到增加医疗资源的供应并合理分配资源、提高医疗技术水平和发展适宜技术、加强疾病防控和健康教育工作，努力实现社会成员之间的健康公平。

第三节　卫生资源分配伦理

随着社会经济和科技的发展，人们对健康的认识更加深刻，对卫生服务的要求也更高，如何让有限的卫生资源尽可能满足不断增长的卫生需求，是世界各国政府共同面对的难题，也是一个日益凸显的社会伦理问题。

一、卫生资源分配的含义与类型

卫生资源配置是指卫生行政部门或决策人员将国家和地方政府投入的与人民健康有关的卫生资源，根据需要与可能，按照一定原则，通过一定方式对各类卫生资源存量进行重组和转移，对卫生资源的增量进行合比例性与合目的性的分配和组合的行为活动。党的二十大指出促进优质医疗资源扩容和区域均衡布局，深化以公益性为导向的公立医院改革，规范民营医院发展，发展壮大医疗卫生队伍，把工作重点放在农村。强调医疗资源分配的重要性。具体包括卫生机构的设置，以及医院床位、卫生人力资源、卫生设备和卫生经费配置等。

二、卫生资源配置中的问题

卫生资源是卫生事业发展的基础条件。随着社会经济的快速发展和医学科学水平的不断提高，人们对生命质量和健康状况更加关注，社会卫生服务总需求快速增长。尽管我国政府高度重视卫生资源的开发利用，但卫生资源配置的总量、结构布局等均出现了不同程度的不平等和不合理。

（一）卫生资源结构布局存在优化空间

卫生总费用是指一个国家在一定时期内全社会卫生资源耗费的货币表现。卫生总费用主要来自三个方面：居民个人支出、公共财政支出和以企业为基础的社会支出。我国在近 20 年间，卫生费用总投入的增长速度快于国民经济的增长速度，卫生费用的分配结构仍可优化。主要表现在卫生资源城乡之间配置有待优化。城市高级别医院聚集了各种高精尖技术、高学历人才和先进的仪器与设备。相比之下，基层和社区卫生服务资源供给数量、规模、质量都存在不足现象。城市卫生资源配置出现的"倒三角"与居民卫生服务需求的"正三角"局面不相适应。另外，卫生资源结构方面还存在着诸多的不合理现象，如发达地区与落后地区的不均衡配置问题，基层及落后地区医疗机构技术人员的学历结构、年龄结构、职称结构也不尽合理。

（二）卫生资源利用效率存在提升空间

当前我国卫生资源利用存在效率未充分利用的问题，具体包括：一是结构效率低。城市卫生资源配置呈现"倒三角"的局面。市级以上医院成本较高，费用也较高，但提供的却是区级、社区等基层医院的服务，结构效率较低。另外，从卫生资源结构分析，一些情况下医生提供的是护士的工作、主任医师提供的是住院医师的工作，效率不高的问题存在。二是人员工作效率低，主要体现在卫生人力资源工作负荷大但工作效率并未随之提高，部分医院特别是基层医院的病床位的使用效率低，医院设备尤其大型设备的能力发挥不足，这些都体现出卫生资源利用的低效率和浪费。

（三）卫生资源的配置与疾病谱的变化适应度不足

随着老龄化社会进程的加快，以及环境污染等致病因素的变化，慢性非传染性疾病成为威胁我国居民的主要疾病。慢性非传染性疾病病程长、花费高，很多疾病是可以在社区得到解决的，而目前我国卫生资源的配置与其不相适应。例如，血压测量、血糖测试、慢性病患者常规开药、健康教育等都应在社区医疗机构得到解决，但由于种种原因，患者要去较高层级的医院就诊，甚至还要接受高额费用的重复检查、测试与治疗，这种资源配置方式不利于我国居民健康水平的提升。

三、卫生资源分配的伦理原则

卫生资源配置是否合理，与我国卫生事业的发展紧密相关。我国卫生资源的分配与使用需遵循以下伦理原则。

（一）合理配置原则

卫生资源的合理配置是指构成卫生资源的各种要素（人、财、物、信息、技术等）在某区域内为适应居民对不同层次卫生服务的需要和需求，采用资源组合形式，以使卫生资源实现充分、有效的利用。卫生资源的合理配置包括总量合理与结构合理。坚持这一原则的基本要求是：①把对个体的道德责任与对群体的道德责任统一起来。卫生资源配置不仅要对个体健康负责，而且要对群体健康负责；不仅要注意关爱生命，而且要强调生命的质量；不仅要关心当代人的健康，而且要重视下一代人的健康。②合理地分配与使用卫生资源是由社会主义制度的性质所决定的。人民群众当家做主的社会主义制度决定了人与人之间的关系是建立在平等基础之上的，由此也决定了人们在生存与健康的权利上的平等性。③合理分配和使用卫生资源是相对的。从理论上讲，人们在享受卫生资源的权利上应该是公正、合理的，但结合我国社会主义初级阶段的实际，必须承认人群之间、城乡之间、地区之间均存在着许多客观的差别，不允许也不可能搞绝对的平均主义，只能通过采取正确的政策措施，逐步缩小差别来维护这一原则。只有坚持合理配置的原则，使每一个人都获得均等享受卫生资源和健康救护的机会与权利，才能确保"人人享有卫生保健"这一目标的实现。

（二）资源优化配置原则

卫生资源的优化配置是指在卫生资源合理配置基础上，如何使卫生资源的配置产生最佳的功能和效益。也就是说，如果卫生资源的配置能够同时满足有效性和经济性，便是最优化配置状态。所谓有效性是指卫生机构所提供的卫生服务确实能解决患者健康问题，使患者得到良好的医疗照顾。所谓经济性是指卫生机构在提供卫生服务的过程中，尽可能地使人力、物力、技术、设备、信息等卫生资源得到高效利用，最大限度地减少闲置和浪费。

卫生资源的优化配置要求在效率和效益最佳的前提下，在效率与公平并重原则的基础上，把有限的卫生资源配置用到最需要、最能发挥效率并能取得最大社会效益的地方，最大限度地保持卫生资源的供需平衡。在促进卫生资源优化配置的过程中，要注意处理好整体效益与局部效益，既要注意维护患者的个体利益、医护人员自身利益和卫生部门的利益，同时又要维护和兼顾社会整体利益，做到个体与单位、部分与整体、局部与全局的统一。

（三）统筹全局、适当倾斜的原则

卫生资源配置应当统览全局，照顾各个方面和各个层面的利益需要。但与此同时，还要对某些方面和层面进行适当的利益倾斜。我国卫生工作方针强调"以农村为重点、预防为主"，在卫生资源配置中同样要遵循这一原则。首先，要以农村为重点，我国人口绝大多数分布在农村地区，广大农民是卫生服务的主要对象。而现实的情况是，农村地区的卫生基础十分薄弱。因此，将卫生资源向农村地区、老少边贫地区倾斜，保护和促进农民健康是充分体现卫生工作方针的措

施。其次，还要重点做好疾病预防工作。预防为主，目的在于强化全民疾病预防意识。《中共中央关于卫生改革与发展的决定》指出："各级政府对公共卫生和预防保健工作要全面负责，加强预防保健机构的建设，给予必要的投入，对重大疾病的预防和控制工作要保证必要的资金。"由此可见，在卫生资源配置中要考虑对农村和预防保健予以适当倾斜，这是符合我国现实国情的必然选择。

（四）可持续发展原则

卫生资源的合理分配与有效利用是为了推动卫生事业的可持续健康发展，逐步实现人们对健康需求的最大满足。卫生事业现代化的实现需要一个过程，我们要从长远着眼，科学论证、预测和展望卫生事业的未来发展及其社会贡献，正确处理好当前利益与长远利益、近期目标与长远目标的关系；正确处理好近期效果与长期效果的关系。一方面要防止短期化行为，反对片面强调近期目标和眼前利益，急功近利，忽视卫生事业的长远建设与发展，不顾及长远的社会后果；忽视对基础医学和高新医学技术的研究与利用，满足现状，只顾眼前。另一方面，也要杜绝不切实际的好大喜功行为，过分强调未来发展，脱离现实国情，盲目发展过高层次的医疗服务，大量引进高技术设备，而忽视基本医疗卫生条件的改善。

第四节　医院管理伦理

医学管理伦理在医院管理工作中起着指导、保证和"催化"作用，要搞好医院管理，就必须明确医院管理伦理的相关问题及其在整个医院管理工作中的地位和作用，明确医院管理工作中应遵循的伦理原则。

一、医院管理伦理的概念与作用

医院管理是按照医院工作的客观规律，运用现代化管理理论和方法，对医院的人、财、物、信息等资源进行计划、组织、指挥、协调和控制，充分发挥整体的运行功能，以取得最佳综合效益的管理过程。在医院管理中，医院管理伦理贯穿其中。

（一）医院管理伦理的概念

医院管理伦理是指医院管理过程中的道德现象、道德规律及道德标准的总和，又指根据医学伦理原则，分析、指导医院管理的思想和行为，使医院管理的目标、内容、方法、手段等符合伦理学的要求，更好地服务于人类健康的道德活动。它是医学管理学与医学伦理学的融合，贯穿于医院管理的整个过程，并影响医院管理目标的实现。

（二）医院管理伦理的作用

医院管理伦理在医院管理中有着非常重要的作用，它是实现医院管理目标的重要条件，是实施运营管理手段的内在动力，是医院管理内容的重要组成部分，是医院管理改革沿着正确方向发展的思想基础。

医院领导者的素质与道德伦理的关系甚密，即道德伦理影响着领导者素质，进而影响管理的效能。医院领导者的素质包括政治素质、科学文化素质、道德伦理素质、心理素质和身体素质。道德伦理素质是医院领导者的根本素质。医院领导者的道德伦理素质在诸多因素中具有重要的地位和作用。

二、医院管理伦理面临的挑战与对策

市场经济的利益导向在医疗领域的扭曲体现，导致医学人文精神的缺失。发挥伦理因素的作用，倡导文明行医，重塑医学人文精神，需要对医疗市场经济中的医院管理伦理建设进行方法论的思考，做到既面对市场，又超越市场。

（一）医院回归公益性的不懈努力

为了实现政府对公立医院的伦理定位，解决群众"看病难、看病贵"的问题，政府对公立医院回归公益性进行了不懈努力。毫无疑问，站在政府的立场上，公立医院可以回归公益性是毋庸置疑的，因为政府关于公立医院改革的一系列政策主张都基于这一点。例如，2016 年颁布实施的《推进医疗服务价格改革的意见》（发改价格〔2016〕1431 号）中在关于公立医院补偿机制的改革措施中明确提出："逐步将公立医院补偿由服务收费、药品加成收入和财政补助三个渠道改为服务收费和财政补助两个渠道。政府负责公立医院基本建设和大型设备购置、重点学科发展、符合国家规定的离退休人员费用和政策性亏损补偿等，对公立医院承担的公共卫生任务给予专项补助，保障政府指定的紧急救治、援外、支农、支边等公共服务经费，对中医院（民族医院）、传染病医院、职业病防治院、精神病医院、妇产医院和儿童医院等在投入政策上予以倾斜。"这些措施均需要政府的巨额投入，目的就是让公立医院回归公益性。

（二）医院筹资机制的伦理分析

公立医院要想生存和发展，就必须有足够的资金来源。在医疗卫生事业被定位为"政府实行一定福利政策的社会公益事业"的社会背景下，怎样看待公立医院的筹资机制，是一个值得探讨的伦理问题。

1. 公立医院以经营性收入作为筹资渠道 虽然医学事业以医学人道主义为职业价值核心，基本医疗卫生服务是政府福利事业，但目前在国家差额补偿前提下公立医院可能拥有的筹资渠道来看，经营性收入仍然是最主要的筹资渠道，也是最有保障的筹资渠道。从经营性收入的性质本身来说，公立医院作为不完全的市场经济主体，如果其经营活动本身是合法的，所提供的医疗服务符合国家规定的质量要求，技术水平能够满足人民群众的需要，人民群众在医疗保障制度的支持下能够支付得起，那么医院获得经营性收入就是正当的、合法的和合理的。事实上，允许公立医院同私立医院一样作为市场经济主体共同参与竞争，以及与私立医院直接展开竞争，有利于调动公立医院发展的积极性。所以说，公立医院以经营性收入作为筹资主要渠道具有一定的道德合理性。

2. 公立医院必须具有市场筹资能力 医疗服务的充分市场化将会使公立医院不再享有以前所享有的那些特权政策，例如，免税、享有政府拨款、优先获得政府补贴等。这就要求公立医院必须在医疗服务市场上自力更生，靠自己过硬的技术和硬件设备、优质的服务、更高的效率等来获得市场优势和生存空间。同时，这也会对公立医院作为市场经济主体的筹资能力提出更高的要求。因此，公立医院除了靠自身业务优势提供优质、高效的服务来获得业务收入外，还需要积极开辟其他筹资渠道，获得更多发展资金。这样的经营筹资在其本质上不违反医学伦理。

3. 公立医院获得市场筹资机会的根本 公立医院要想获得更多的筹资机会，必须苦练内功，即努力提高技术水平，提升自己的职业道德素养，向社会提供优质、高效的服务。唯有如此，才能提升公立医院在社会上的知名度和美誉度，才能赢得公众与社会的信任，才能获得社会医疗保险基金（为公众购买医疗服务）的订单，才可能获得慈善组织的捐款、政府贴息贷款等。总之，良好的职业道德素养、优质高效的服务是公立医院在市场中合理合法地获得筹资机会的根本。

三、医院管理伦理的要求

在医院管理中，方法是手段，伦理是方向。医院要加强伦理建设，提升医院管理的伦理要求，确保为人民群众提供安全、有效、方便、价廉的医疗卫生服务，满足人民群众的健康需求。

（一）坚持以患者为中心，追求患者利益至上

我国社会主义医学道德的基本原则是"防病治病，救死扶伤，实行社会主义人道主义，全心全意为人民身心健康服务"。

坚持以患者为中心，患者利益至上是我国社会主义医学道德的本质要求，更是医疗工作的本质属性。医院的功能是以患者和特定的人群为主要服务对象、以医学技术为手段、以满足人民群众对健康的需求为主要服务内容的。医疗服务的道德原则要求我们做到医患利益统一，患者利益至上。坚持以患者为中心，患者利益至上，要求做到一切从患者需求出发，在现实可能的医疗条件与切实可行的技术手段下，综合考虑治疗效果和患者情况，解除患者痛苦，让患者满意。将患者作为一个完整的社会人看待，用过硬的技术来减轻患者身体的病痛，用真诚的服务减缓患者沮丧无助的心理，用尊重的态度让患者感到与医务人员的同等地位，用人性化的关心为患者营造一个良好的就医环境。为此，医者要树立良好的服务理念和意识，加强职业道德和医德医风建设，充分体现尊重患者、关爱患者、方便患者、服务患者的人文精神。

（二）坚持公益性质，把社会效益放在首位

医院管理要坚持公益性质，端正办院方向，牢固树立为人民服务的宗旨，把社会效益放在首位。公益性具备三个特点：第一，公益性要求以社会利益最大化作为追求的目标，这就要求医疗机构要切实履行公共服务职能，对所有区域的所有人群平等提供基本医疗服务，特别保障弱势人群的就医权利。第二，医疗卫生机构不以其本身或其成员的利益为主要的追求目标，而是在确保医疗安全、提高医疗质量的前提下，主要追求提高医疗卫生服务的公平可及性、节约医疗支出、提高服务效率、提高医疗服务质量等社会目标，增进群众的满意度。第三，医疗收入主要用于医疗事业的发展。

（三）加强医疗质量管理，提供优质医疗服务

医疗质量管理是医院管理的核心内容和永恒的主题，是不断完善、持续改进的过程。医院要坚持以患者为中心，以提高患者满意度为最高目标，进行全员、全过程的全面质量管理。要建立健全医疗质量管理组织，严格执行相关的规章制度、技术操作规范、常规和标准，加强基础质量、环节质量和终末质量管理，建立和完善可追溯制度，以及监督评价和持续改进机制，提高医疗服务能力，为患者提供优质、安全的医疗服务，提高医院的核心竞争力。努力提高医院的管理水平，把持续改进医疗质量和保障医疗安全作为医院管理的核心内容。

（四）提高医疗服务水平，构建和谐医患关系

建构和谐的医患关系是医院管理的主要目的之一，而医疗服务水平是影响医患关系的关键所

在。良好的医疗服务水平除了要求医务人员具备必要的技术能力，还要求医疗服务环境优良，如安全舒适、配套完善、便捷可及等，另外还与医护人员的服务态度、沟通方式等相关。医院管理伦理要求在医院管理活动中不断提高医疗服务水平，从而构建和谐的医患关系。

（五）坚持以人为本，发挥人的主观能动性

人是医院管理的主要对象，所有的管理目标和行为都要落实到满足人的需要。在医院管理过程中要坚持做到以人为本，努力维护人的尊严，主要包括两个方面：一是对待患者要做到以人为本，全心全意为患者服务；二是对待医务人员要做到以人文本，尊重和爱护医务人员，努力促进医务人员的职业发展，满足其自我实现的理想等。

四、医院伦理委员会

医院伦理委员会（medical ethics council，MEC）是建立在医院中的由多学科人员组成、为发生在医疗实践和医学科研中的医学道德风险和伦理难题提供监督、审查、教育、咨询等的组织。

（一）医院伦理委员会的产生背景

生物医学技术的快速发展，使得临床实践对人的生命过程有了更为强大的干预能力，由此引发了一系列复杂的、前所未有的伦理学难题。同时，随着对科学至上主义的质疑和人文思想的回归，医学的技术性手段与人性化目的之间、市场经济的逐利性与医疗卫生事业的社会公益性之间、患者的自主性与医生的权威性之间、患者的权利意识与医生的角色意识之间呈现出诸多伦理矛盾，要求对医学活动进行伦理学指导、论证、约束和监督。解决这些问题的办法之一是开展对话和讨论，逐步统一认识，其中成立医院伦理委员会进行集体论证是一种有效的方式。

（二）医院伦理委员会的性质与构成

1. 医院管理委员会的性质　医院伦理委员会是医疗卫生机构中的特设机构，以解决医院管理中的各类伦理问题为目的的社会组织，不受所在机构的直接行政领导。其发挥作用的方式是通过委员会成员间的协商，对医学科研和医疗实践的伦理问题做出监督、批准或建议，并开展相关的咨询、培训与研究工作。医院伦理委员会的决定如果有法律规范的赋权，则具有一定的强制性，否则只具有建议的属性。

2. 医院伦理委员会的成员组成及规模　医院伦理委员会成员人数不得少于7人，成员包括医生、护士、医院管理人员、律师、伦理学者、社会工作者等。多学科人员参加委员会的工作，有利于从不同角度更全面地分析问题。成员有一定的任期，并保持相对稳定。委员会有自己的章程和工作细则，以及切实可行的工作制度和工作程序。委员会的活动通常采用定期与不定期结合的方式，根据需要召开医院伦理委员会的专科会议或全体会议。

（三）医院伦理委员会的职能

医院伦理委员会具有审查批准、教育培训、咨询服务、政策研究等多项职能。在当前，有的职能已经得到了有效发挥，如审查批准和教育培训职能，有的职能还待进一步加强，如咨询服务和政策研究职能。

1. 审查批准　在涉及人的医学试验及人工辅助生殖与器官移植等临床实践中，必须要经过伦理审查程序。伦理审查是医院伦理委员会的主要职能之一，目的是维护受试者和患者的利益，

将可能的伦理风险排除在外。例如，药物人体试验的伦理审查主要包括是否维护了受试者的知情权，研究方案和研究过程是否科学合理并且将风险损害降至最低，是否对可能的损害实施有效补偿等；对于人工辅助生殖技术主要审查是否做到了知情同意和保密，是否存在买卖胚胎和代孕等商业化行为；在器官移植中主要审查手术的安全性和合理性，是否存在器官买卖，是否做到了知情同意等。通过上述审查活动，能够最大限度地杜绝不道德行为的发生。

2. 教育培训 医院伦理委员会的另一项功能是对医学科研人员、医务人员、患者及社会公众进行医学伦理知识的教育和培训。医学伦理学是一门新兴的学科，由于当代医学教育忽视人文知识的传授，导致无论是医务人员还是普通民众对于医学伦理学的理论、规范和问题等缺少必要的知识。因此，医院伦理委员会还负担着教育和培训的功能，包括通过知识讲座、宣传资料和知识科普等方式，来提高医务人员和公众的医学道德理论水平，使他们遵守医学伦理规范，有能力对医学伦理问题进行甄别、分析和处理。

3. 咨询服务 医院伦理委员还具有咨询服务功能。在日常的医疗实践过程中，经常会出现医患之间的矛盾冲突和各种棘手的伦理难题，后者如是否应当实施人工流产，是否应当放弃治疗等。在解决这些问题方面，医院伦理委员会可以发挥积极的作用。医患矛盾主要源自双方价值观和利益要求上的差异，医院伦理委员作为中介，可以协调双方的分歧，提出双方可接受的解决方案。此外，针对临床实践中的伦理难题，伦理委员会也可以提供咨询服务，帮助医方和患方作出合理的医疗决定。

4. 政策研究 医院伦理委员还具有政策研究功能。现代医学技术的飞速发展，引发了一系列技术伦理难题，加之医院日常管理具有复杂多变性，因此需要不断调整各种政策、制度及规范等来满足现实的管理需要。医院伦理委员会的政策研究功能决定了其可以在进行理论研究的基础上，就相关问题提出政策、制度及规范方面的建议，供管理部门决策参考。这一职能对维护医院的有效运行和发展具有积极意义。

（四）医院伦理委员会的作用

1. 协调医患关系 医学知识的据有和医学技术的应用在很大程度上赋予了医生诊治的主导权，这与患者自主选择医疗方案、建立平等医患关系的要求形成了一定程度的对立。同时，在长期生物医学模式下形成的传统医患关系，也造成了医患沟通不畅的困境，出现了大量由于服务态度及沟通障碍导致的医患矛盾甚至纠纷。这些冲突绝大多数属伦理范畴，不能诉诸法律手段，一种良好的方法就是通过医院伦理委员会进行伦理咨询与调解，改善医患关系。

2. 解决医学高新技术应用带来的伦理难题 医学高新技术的运用，使生命及生命的价值、医学的目的和医务人员的责任等发生了深刻变化。医务人员面临着更多、更尖锐的道德两难选择。医院伦理委员会将在这些两难选择中为医务人员及相关者提供伦理咨询，使医学高新技术的应用更符合人类社会、患者及各方面的利益。

3. 维护各方的正当利益 医院改革带来了利益格局的变化，患者的利益、医务人员的利益、社会的利益、医学科学的利益之间出现了前所未有的交叉。医院伦理委员会将站在公正的立场上，有效地维护患者、受试者及社会公众的利益。医学是一个高风险的职业，没有对医务人员正当利益的保护，就会降低医务人员承担风险的能力，最终损害患者的利益。医院伦理委员会还应在保护患者、受试者及社会公众的利益的前提下，合理保护医务人员的正当利益。

4. 保证医院发展的正确方向 社会主义市场经济要求医院的发展不仅要体现社会效益，同时要具有与市场经济相适应的经营性。这种运行机制的改变带来了医院人事制度、分配制度、收费价格、服务方式等各方面的改变，同时导致人们价值观念的变化。那些金钱至上、唯利是图、以权谋私等观念对医院会产生不利影响。医院伦理委员会要依据医学伦理原则，对医院的战略决策、政策制定和医生的行为予以论证和把握，提出伦理咨询意见，确保医院发展的正确方向。

【思考题】

1. 公共卫生事业管理的伦理原则有哪些？
2. 公共卫生事业管理的具体内容是什么？
3. 什么是卫生政策，其制定的基础是什么？
4. 何谓医院管理伦理？医院管理伦理的基本问题是什么？
5. 何谓医院伦理委员会？医院伦理委员会的职能和作用是什么？

医学道德教育、修养与评价

医学道德教育、修养与评价属于医学道德实践的范畴，是医学伦理学的重要组成部分。要唤醒医学道德的本质，把医学伦理学基本原则和规范转化为医务人员的医学道德品行，医学道德教育、修养和评价是必要的途径。三者之间相互作用，互为影响，对于树立良好的医学道德作风、促进社会主义精神文明建设、构建社会主义和谐社会具有十分重要的意义。

第一节　医学道德教育

医学道德教育是医学道德实践的重要内容，是培养医学道德品质的外在条件，其贯穿于医学生学习和医务人员医疗实践的始终，有助于建立正确的医学道德关系、道德意识和道德行为，培养崇高的医学道德境界，培育德才兼备的医学人才。

一、概述

医学道德教育是医疗思想政治工作的组成部分，作为一种职业道德教育，其内容和形式比一般思想政治工作具有更强的专业性和实用性。其实践性、系统性和长期性的特点与医学本身的学科特性，以及医学教育的特点密切相关。

（一）医学道德教育的含义

医学道德教育，简称医德教育，是指通过有目的、有计划、有步骤的医学道德基础理论和基本知识的系统教育，培养和提高医务人员的医学道德品质，并在医疗实践中不断施加优良医德医风熏陶的活动。

医德教育是一种特殊的职业道德教育。其教育对象包括医学院校的在校学生、医疗机构的医务人员，以及卫生行政部门、医疗单位的领导和技术骨干等。医德教育的目的是通过系统和普及性的教育，对教育对象的品格进行塑造，逐渐将社会主义医德理论和规范转化为个人内在的医德信念，使其自觉养成良好的医德品质和行为习惯。

（二）医学道德教育的特点

医学道德教育作为职业道德教育的一部分，既具有职业道德教育的共性，又有其职业本身的特殊性。

1. 理论性与实践性相统一　理论是行动的指南，缺乏医德理论教育，医学生和医务人员的发展就会止步不前，跟不上社会和医学科学发展的步伐。医德教育具有很强的实践性，离开实践的医德规范是空洞的规范，离开医德规范的实践是盲目的实践。

2. 长期性与渐进性相统一　古人云："无恒德者，不可以做医。"医德教育是一项长期性的工作。良好的医德品质形成是一个由浅入深、不断积累、长期教育的过程。医德认识需要由浅至深，由片面到全面，医德情感和医德信念需要持续积累，不断增强，医德习惯更需要长期坚持，逐渐养成。而且，医德品质的形成过程，是一个从低到高、不断升华的过程，只有受教育者日积月累其善行，才能获得循序渐进的效果。

3. 整体性与层次性相统一　医德教育的过程体现的是医务人员在医德认知、情感、意志、信念和行为习惯等方面相互渗透、相互促进、整体发展的过程。这五个环节是整体性与层次性的统一。在教育过程中，受教育者认知提高的同时，也伴随着医德情感的加深和意志的增强；没有医德情感作动力，医德认知就会枯竭，意志难以坚定，信念难于确立；没有医德认知作指导，医德情感就会盲目，医德意志难免偏激，医德信念极有可能变成宗教式的信仰。同时，由于受教育者所受社会、学校和家庭教育的影响不同，医德教育应该因时因人施教，根据每个受教育者医德觉悟水平和修养状况的不同，以医德品质的不同层次为起点，进行针对性的教育。

4. 复杂性与多样性相统一　医疗工作的复杂性决定了医德教育的多样性。医疗实践活动会因不同受教育对象所处地区、环境、民族、宗教信仰、个人生活经验及社会习俗等存在差异而受到一定影响，因此医德教育的内容、手段和方法亦应做出相应调整。医德教育的内容要符合时代特色，注重其针对性和影响力，多渠道、多形式地开展医德教育。

二、医学道德教育的作用与过程

（一）医学道德教育的作用

医德教育作用表现得最直接、最经常的就是对医务人员人文素养和道德情操的培育，以促进医务人员优良品质的形成和高素质医学人才的培养。

1. 有助于夯实优秀医学人才的培养基础　医德教育是提高医务人员素质所不可或缺的，是医学院校培养合格医学人才的重要举措。医德教育告诉医学的实践者应做什么、不该做什么。医学生只有具备了良好的医德，才能真正发挥救死扶伤的医学人道主义精神，树立全心全意为患者服务的思想，真正成为保障人民群众身心健康的白衣天使。医德教育能帮助医学生认识医疗卫生事业的意义，培养其全心全意为患者服务的优秀职业品质。因此，医德教育是医学生岗前的基础教育，是培养德才兼备医学人才的重要基础。

2. 有助于强化良好的医德医风　医务人员的医德品质不是生来就有的，也不会自发形成，而是后天通过持续不懈的教育而形成的。实践证明，良好的医德教育能有效增强医务人员的医德意识，形成医疗单位良好的医德风尚，极大地促进医院工作，改善医患关系，不断提高医疗卫生保健质量。忽视医德教育，则容易滋长自私自利、见利忘义、遇事推诿、贪图安逸等不良风气，极不利于医院管理，也易导致医患关系恶化、医疗质量下降等问题的发生。

3. 有助于促进医学科学发展　医学科学在 20 世纪下半叶和 21 世纪初取得辉煌成就的同时，也产生了许多新的医学课题：如人类的生存环境日益恶化，癌症、烈性传染病、艾滋病、心血管疾病和糖尿病等逐年增加，每年会有千百万人失去生命。再者，随着医学科学的快速发展，在医学研究和应用中产生了许多医德和生命伦理问题，如人类辅助生殖技术和克隆技术应用的伦理问题、安乐死的伦理难题等。医学科研人员如不重视这些问题，其研究成果要么不被社会接受，要么危害人类的生存和发展。因此，医务人员要攻克医学难题、为医学科学的发展做出贡献，不仅要有广博的知识、精湛的医术、顽强的意志、团队精神，以及为医学发展献身的决心，还要有"以人为本"的人文情怀，较强的医德意识，以及分析、判断伦理问题或难题的能力，这些都需要通过医德教育加以实现。医德教育是医疗卫生机构和医学科研单位推进科学研究的重要措施。只有常抓不懈，才能为医学科学的发展提供不竭动力，为医学科学的顺利开展保驾护航。

（二）医学道德教育的过程

医德教育过程是认知、情感、意志、信念和行为习惯五大要素逐渐确立和形成的过程。换言之，即是通过知、情、意、信、行，从提高医德认识开始，进而培养医德情感，锻炼医德意志，树立医德信念，最终养成良好的医德行为习惯。

1. 提高医德认知　医德认知是医学生和医务人员对医德关系，以及调节这些关系的原则、规范和范畴的认识、理解和接受。认识是行动的先导。通过医德教育，强化医德理论、知识传授，使医学生和医务人员建立对医德学基本理论和方法的系统认知和应对能力，帮助其认清什么是社会主义医德的原则和内容，并能依此判断自己和他人的思想和言行的是与非、善与恶、美与丑、荣与辱。

2. 培养医德情感　医德情感是指医学生、医务人员对医疗卫生事业及医疗实践中对职业及对象的爱憎、喜恶态度及其在履行医德义务后的内心体验和自然流露。医德情感是行为的内在动力。通过医德情感教育，帮助医学生和医务人员树立救死扶伤的医学人道主义精神，激发其责任感和事业心，培养他们对医学事业和患者的深厚感情，从内心认同和感受医德的尊严和价值。心地善良、心路清晰、心灵平静的医德情感一旦形成，具有相对的稳定性，自然会促使医务人员在医疗实践中严格遵循医务工作的职业准则，积极践行医务工作职业规范，心系患者，不计个人得失，全心全意为患者服务。

3. 锻炼医德意志　意志是指医学生和医务人员为了履行医德义务而自觉克服内心障碍和外部困难的毅力和能力。意志是行为的杠杆，锻炼医学生和医务人员的医德意志是医德教育的关键环节。在医德实践中，因社会习惯势力、个人惰性，以及医疗卫生服务的特殊性等会遇到一些困难和曲折，面对市场经济的冲击，有的医学生和医务人员有可能陷入拜金主义和享乐主义当中，甚至出现错误的功利至上价值观和合理利己主义的价值取向。通过医德意志教育，促使医学生和医务人员树立正确"三观"，达到一定的医德境界，自觉在医疗实践中排除困难，知难而进，锲而不舍，始终不渝地承担医学道德责任，履行医学道德义务。

4. 树立医德信念　医德信念是指医学生和医务人员对已形成的医德认识的真诚信仰和发自内心的强烈责任感。它在医德的"知、情、意、行"中处于核心地位，是医德品质结构中的主导内容，是推动医学生、医务人员产生医德行为的动力，也是医德认识转化为行为的中心环节。树立医德信念，有助于医学生和医务人员坚定医学道德意志和坚持正确行为取向，其坚定性、稳定性和持久性的特点，能够促使医学生和医务人员自觉地、坚定不移地对医德言行进行自我监督、自我控制，在迷茫困惑时，不忘初心，坚韧不拔，百折不挠。

5. 养成良好的医德行为和习惯　医德行为是医学道德的外在表现，是医学生和医务人员在一定的医德认识、情感、信念和意志的共同作用下所表现出来的行为。医德习惯是指医务人员在日常工作中形成的一种经常性、持续性、无需施加任何意志力和外界监督的自然而然的行为习惯。医德行为习惯是医德教育的目的，是衡量医学生和医务人员水平高低和医德品质好坏的客观标准，也是医德教育的最终环节。通过医德教育，可以使医学生和医务人员自觉按照医德的基本原则和规范行事，自觉将良好的医德行为转变成医德习惯，坚定不移地以良好的医德行为履行医德责任。

从医德教育的整个过程看，五个环节相互促进，相互制约，相互渗透。提高认知是教育的前提和依据，培养医德情感和锻炼医德意志是必备的内在条件，确立信念是医德教育的核心和主导，养成良好的医德习惯是教育的目的。医德教育必须做到晓之以理、动之以情、炼之以志、导之以行、持之以恒，这样才能达到提高医学生和医务人员医德品质的目的。

三、医学道德教育的原则与方法

要使医学道德教育做到经常化、制度化、系统化，不断提高医务人员的职业道德素质，就必须坚持正确的医德教育原则，掌握正确的教育方法。

（一）医学道德教育的原则

医学道德教育的原则是人们在医德教育实践中总结和概括出来的，它反映了医学道德教育的客观规律，是实施医学道德教育所遵循的基本准则和要求，也是提高医学道德教育效果的重要保障。

1. 目的性原则　医学道德教育必须有明确的目标，否则就会迷失方向。我国社会主义医学道德教育的目的是培养具有高尚医德、全心全意为人民身心健康服务的医务工作者。在医学道德教育中要始终坚持这一原则。无论采取何种教育形式，目的都要有利于培养医学生和医务人员高尚的道德品质，有利于加强医德医风建设，从而更好地维护人民群众的身心健康。

2. 理论联系实际原则　也称知行统一原则或言行一致原则。理论是行动的指南，向医学生和医务人员传授医德理论、原则和规范，对其形成良好的医德品质是非常必要的。缺乏医德理论的教育，医学生和医务人员的行为就只能停滞不前，跟不上社会和医学科学发展的步伐。医学道德教育如果脱离了社会，离开了医学实践，也就失去了教育的目的，不能有的放矢地解决问题。因此，医德理论一定要与医德实践紧密结合。只有这样，医德认识才能深化和巩固，医德教育的目的才能得到真正实现。

3. 正面疏导原则　正面疏导原则是指在医德教育中，教育者从提高受教育者的医德认识入手，通过摆事实、讲道理，对受教育者进行正面的引导，为其医德品质的形成指明方向的教育原则。解决医学生、医务人员错误的医德认知和行为，不能采取压服的方法，而应遵守积极疏导的原则。教育者要以相通的思想感情为基础，坚持正面教育为主，找出问题，讲清道理，指明方向，耐心说服，帮助受教育者提高认识，克服消极因素，不断实现思想和行为的转化。

4. 因人施教原则　因人施教是教育学的普遍原则，医学道德教育也必须遵循这一原则。由于每个受教育者的年龄、文化程度、性格特点和工作性质不尽相同，因此医学道德教育不能停留在普遍教育上，必须有的放矢，因人施教。只有这样，才能取得良好的教育效果。

（二）医学道德教育的方法

医学道德教育方法是人们在实践中不断摸索出来的。好的教育方法可以收到事半功倍的效果。

1. 理论教育法　理论教育是对医学生和医务人员进行系统的医学道德理论教育。通过课堂讲授、专题报告、电化教学、案例分析、参观访问等形式，讲授医学道德的基本理论、基本原则和基本规范，提高医学生、医务人员的理论水平和认知能力，促使其自觉履行医德规范。

2. 榜样示范法　榜样示范法是运用人们对心目中道德楷模的崇拜心理和模仿天性，影响和引导医学生及医务人员向楷模学习的教育方法。学习古今中外医德高尚的榜样事迹，使医学生和医务人员在精神上受到感染和熏陶，产生学习和仿效的愿望和行为，从而促进其形成良好的医德品质。

3. 舆论扬抑法 舆论扬抑是指在医德教育中利用集体的舆论，肯定或否定在集体中出现的言行，促进医学生和医务人员控制、调节自己的医德行为。这是医德教育的重要方法，就是借助健康的集体舆论导向扬善抑恶，形成鲜明的是非、善恶观念，营造良好的医德医风氛围，促使医学生、医务人员自觉地接受医德教育，不断反省和调控自己的医德行为，提高医德责任感，培育医德高尚、医术精湛的医学生和医务人员，即以境育人。

4. 知行统一法 知行统一就是把医德教育与实践紧密结合起来，将理论知识运用于医疗实践，做到知行统一。通过理论联系实践，帮助医学生和医务人员全面掌握医学道德知识，培养良好的医德行为习惯。

5. 自我教育法 自我教育法是充分调动医学生和医务人员的积极性和创造性，鼓励通过主动学习、自我评价、自我反省等提高自身的医德认识和医德觉悟。

6. 自我约束法 自我约束法是指广大医务人员按照各项法律、法规、政策、规章、制度、标准和规范，严格自己执业行为，为患者提供优质、方便、快捷、满意的服务。只有全体人员做到自我约束，才能积极主动地弘扬无私奉献精神，从而从根本上促进医德医风建设。

第二节 医学道德修养

随着医学科学的快速发展和医药卫生体制改革的不断深化，研究医学道德修养、提高医务人员医学道德品质已成为医学道德学的一项重要课题。

一、概述

（一）医学道德修养的含义

医学道德修养是医务人员一项重要的医德实践活动，是医务人员在医德品质、情感、意志、习惯等方面按照一定的原则和规范进行自我改造、自我锻炼、自我培养的医德实践过程，以及在此基础上所要达到的医德境界。它可以分解为三层含义：一是动态的过程，即医务人员按照一定的道德原则和规范所进行的学习、体验、检查、反省等心理活动和客观的医疗实践活动过程；二是静态的结果，即经过长期的努力之后所形成的医德品质、情操和道德境界；三是指医务人员为人处世的态度，即对处理医患关系、医医关系、医社关系的认识态度。

（二）医学道德修养的内容

1. 形成医德意识 医德理论修养是医务人员的行为指南。医德认识是指人们对一定社会或阶级的医德理论原则和规范的了解和掌握，以及用以进行医德判断的医德经验。医德意识修养是医学道德修养的首要环节，它是指医务人员根据医德原则和规范的要求，通过个人的主观努力，在思想深处不断清除旧的医德意识，树立正确的医德信念，形成自觉的高尚的医德意识和高尚的医德行为。医德意识是形成医德品质的前提和基础。医德意识符合社会道德规范，是对社会医德要求的认同；反之，则会产生反社会医德要求的行为，形成不良医德品质。因此，医务人员必须加强医德原则、规范的学习，通过自我锻炼和改造，形成正确的医德意识。

2. 培养医德情感　医德情感是依据一定的医德认识，对现实生活中的各种医德行为所产生的尊崇或鄙弃、赞赏或批评、喜爱或厌恶的心理体验和态度倾向，是医务人员对善恶的情绪或态度。

3. 锻炼医德意志　医德意志是医务人员在履行义务、责任的过程中表现出来的，为克服各种困难和障碍而做出的行为决策和坚韧不拔的精神。没有医德意志，就不能依据医德认识对医德行为做出抉择，就不能始终保持高尚的医德情操。医疗过程中的种种诱惑使一些医务人员放弃了对医德意志的坚守。锻炼医德意志，是每一个医务人员保持人格、抵御各种不良诱惑、坚守医德原则的关键环节。

4. 选择医德行为　医德行为是医务人员在多种可能选择的具体情境中，根据一定的原则进行选择的行为，也是实现动机的手段。它包括目的的确立、动机的形成、手段的采取、计划的制定和实施等一系列环节。医德行为是医德意识、情感、意志的具体表现或外部标志。只有把医务人员的意识、情感、意志转化为行为，才能判断其医德品质如何。医德行为在体现行为者一定品质状况的同时，对其品质的形成起着巩固、增强的作用。

二、医学道德修养的意义与途径

医学道德修养的目的是使医务人员逐渐达到较高的医德境界，根本途径在于医学实践。医学实践既是修养的前提和基础，也是修养的目的和归宿，是推动医务人员不断进行修养的动力和检验修养成败的标准。

（一）医学道德修养的意义

医德修养与医德教育、医德评价相辅相成，是医务人员养成良好医德品质和实现人格提升的根本途径，是促进医疗卫生机构形成良好医德医风和医学精神文明建设的重要内容。

1. 有助于提高医务人员的医德素质　医务人员医德素质的提高，一靠外在的医德教育，二靠医务人员自身的医德修养。加强医德修养，有助于促进医务人员主动将医德原则和规范转化为内心信念，将他律转化为自律，加强自身的学习、锻炼、反省和改造，从而不断提高自身的道德水平和整体素质。一位合格的医务人员，除应具有扎实的医学专业知识、较高的文化素质和精湛的医疗技术外，还应具有高尚的医德，通过随时检查自己的行为是否符合医学道德要求，不断提高自身的道德修养和整体素质。

2. 有助于培养合格的医学人才　医德是合格的医学人才不可缺少的一个重要方面。在历史上，中外著名的医家都十分重视医德修养。唐代名医孙思邈在《备急千金要方·大医精诚》中提出，"大医"必须"精诚"。他指出，做医生首先要"诚"，即学医、行医的目的是为了仁爱救人，而不是名利。其次必须"精"，即要有精湛的医疗技术。医德是一个合格的医务人员必不可少的要素。医务人员要真正成为有理想、有道德、有纪律、有文化的合格人才，必须加强医德修养，提高综合素质。

3. 有助于提高医疗质量　医疗工作的每一个环节都与患者健康和生命息息相关，医务人员医德修养关系到患者的利益。医德修养良好的医务人员能够运用其知识和技术，精心为患者诊治，使患者得到有效的治疗。缺乏医德修养，就会贻误患者病情和抢救时机，延长病程，造成差错事故，甚至危及患者的生命。

4. 有助于形成良好的医德医风　良好医德医风的形成，有赖于每位医务人员医德修养的提高。患者由于医学知识缺乏，难以对医务人员的行为进行全面监督和评价。因此，医疗服务质量的优劣，主要取决于医务人员的医德修养水平。道德教育具有很强的感染性和从众性，医务人员强化自身的医德修养，必然会对其他科室、部门和医务人员产生一定的影响，进而促进一个单位良好医德医风的形成。

5. 有助于加强社会主义精神文明建设　医德医风既是社会主义精神文明的重要组成部分，又是社会主义精神文明建设的积极动力。医院是社会的一个窗口，医务人员医德修养水平的高低，对社会其他成员的道德认知有着很大的影响。提高医务人员的医德修养，自觉培养高尚的情操，是医德医风建设的关键，对于推动各行各业的职业道德建设、促进社会风气的良性循环、加强社会主义精神文明建设有着重要的意义。

（二）医学道德修养的途径

医务人员的医德修养需要结合医疗实践进行。医疗实践是产生高尚医德的基础，是检验医德修养的标准，是推动医德修养的动力，也是医德修养的目的。

1. 勤学理论　医务人员高尚的医德修养不是先天就具有的，也不是靠单纯的悟道思过、面壁静坐、钻研书本就能养成的，要提高医德修养水平，必须以辩证唯物主义的认识论为先导，以伦理学的原理为依据。要认真学习医德知识，掌握基本的医德规范，提高认识，同时了解社会发展和医学进步对医德建设的要求，将理论内化为意识，指导其医疗实践，从而提高自身的医德修养。

2. 躬亲实践　良好的医德修养，它只有在社会实践中才能得到提高。医务人员的医德修养一刻也离不开医疗实践活动，只有在与患者、医务人员之间的相互关系中才能对医疗行为进行道德判断。只有结合医疗实践，身体力行，才能分辨哪些行为合乎道德，才能不断修正不足，做到言行一致。

3. 内省慎独　"内省"和"慎独"是古今中国自我修养中的精华。"内省"即对自我内心的省视。是一种"自律"心理，也是一种自觉的自我反省精神。医务人员通过内省反思自己的言行举止、待人接物等方面的表现，进行自我评价、自我批评、自我调控、自我升华，达到自我完善。"慎独"是一种修养方法，也是道德修养所要达到的一种崇高境界。"慎独"强调道德主体内心信念的作用，是一种理性自律。是道德主体的自我立法和自觉自愿地自我监督与自我育德。通过"内省"和"慎独"，持之以恒，达到崇高的医学道德境界。

三、医学道德修养的境界

医德境界是指医务人员医德水平和觉悟高低的程度及道德情操的状况。目前，我国医务人员的医德境界主要有四种。

1. 极端自私的医德境界　这种医德境界是私有制的产物，其人生观是自私自利的个人主义，把私利当作神圣不可侵犯的东西，一切都以是否有利于私利为中心。其将医疗职业作为获得个人私利的手段，牟取私利的资本，对患者的态度完全取决于自己获得利益的多少。这种医德境界与社会主义医德义务的要求是相违背的。尽管这种人只是极少数，但危害很大，影响极坏，必须予以重点教育，促其转变。

2. 先私后公的医德境界　这种医德境界是非社会主义医德的体现，其往往把个人利益看得很重，服务态度不稳定，责任心和服务质量时好时坏。当患者、集体、社会利益与个人利益一致时，尚能考虑患者、集体和社会利益；当患者、集体和社会利益与个人利益发生矛盾时，就会把个人利益放在首位。这种境界的人在现阶段医务人员中占有一定比例，如不及时进行医德教育和引导，极易滑向极端自私的医德境界中。

3. 先公后私的医德境界　这种医德境界是社会主义医德的体现，也是我国现阶段大多数医务人员的医德境界。他们能够正确处理个人、集体和他人三者的利益。虽然也关心个人利益，但能做到以集体利益和他人利益为重，做到先集体、先他人，后个人。他们关心患者疾苦，对工作认真负责，愿意多做奉献而不计较报酬。这种医德境界的医务人员，只要坚持医德修养，就可以向高层次的医德境界转化。

4. 大公无私的医德境界　这是医德境界的最高层次，是共产主义医德的体现。虽然只是少数，但代表了医德修养发展的方向，具有榜样的示范和导向作用。他们以有利于患者、集体和社会利益为行为准则，对患者极端热忱，对工作极端负责，对技术精益求精，工作中全心全意为患者健康服务，时时、事事、处处体现出毫不利己、专门利人的精神，甚至为了患者、集体和国家的利益，毫不犹豫地做出自我牺牲。其高尚的医德行为达到了"慎独"的境界。

这四种医德境界是客观存在的，但并不是一成不变的，经过不断的医德教育和自身修养，医务人员的医德境界可以由较低层次上升到较高层次。如果放松教育和要求，则必然导致医德境界下滑，甚至出现违法违纪行为。

第三节　医学道德评价

医学道德评价是医德实践活动的重要形式，是促使医务人员形成正确的医德观念和高尚的医德品质的重要社会因素。它也是一种无形的精神力量，对于提高医德品质、形成高尚的医德风尚、促进医学科学发展和推进社会主义精神文明建设有着重要的意义。

一、概述

医德评价是人们依据医德理论、原则和规范对医疗卫生保健机构及医务人员的医德行为所做出的善恶评判。根据评价主体不同，医德评价分为社会评价和自我评价两种。社会评价是指患者和社会其他人员对医务人员行为、医疗卫生保健单位活动的道德评价。自我评价是医务人员与医疗卫生保健单位对自身医德行为作出的评价。

二、医学道德评价的作用与标准

（一）医学道德评价的作用

医德评价有利于医德原则和规范的实施，有利于医务人员树立正确的医德观念和医德品质的提高，有利于医学事业的发展。

1. 裁决作用　医德评价是维护医德原则和规范的权威，依据一定的医德原则和规范，对医务人员的行为进行善恶、荣辱的评判和裁决，促使医务人员自觉地拒恶从善。

2. 调节作用　医务人员受到社会舆论赞赏时会感到荣幸，受到批评时会感到痛苦；当自我评价问心无愧时会自豪欣慰，受良心谴责时则会感到无地自容。每一次心理上的荣幸或痛苦、自豪或不安都会对医务人员以后的医德行为产生调节作用。

3. 教育作用　医德评价是一种生动、具体的教育活动。通过评价，医务人员不仅能够明确自己的责任，掌握衡量行为善恶的标准，了解作为善恶依据的动机、效果及其相互关系，还能从中了解怎样克服某些医德缺陷，自觉选择符合医德的行为。

4. 促进作用 医德评价使医务人员个体和群体的医德水平得到提高，有利于促进良好医风的形成。而且，医务人员医德水平的提高，还有助于实现医疗技术与伦理的统一，有效解决了在医学科学发展中遇到的伦理难题，进而促进医学科学和医疗卫生事业的不断发展。

（二）医学道德评价的标准

医德评价标准是指衡量医疗机构和医务人员医疗行为善恶的尺度。由于评价主体所处的地域环境和受教育水平不同，以及个人道德认识和道德修养不同，导致对于同样的医疗行为在医德评价上存在很大差别。但是是与非、善与恶总是有一定客观标准的，这种客观标准是根据广大人民群众的健康利益和社会进步而确定的。目前，我国医德评价的客观标准主要有疗效标准、社会标准和科学标准。

1. 疗效标准 即医疗行为是否有利于患者的康复或疾患的缓解和根除。这是衡量医疗行为是否符合道德的重要标准，也是医德评价标准中最基本的尺度。

2. 社会标准 即医疗行为是否有利于人类生存环境的保护和改善。随着社会的进步和医学科学的发展，人们对医学的需求越来越高，这就要求医务人员的行为应着眼于社会进步和发展，有利于人类生存环境的保护和改善，既要重视疾病的治疗和预防，也要重视群众的卫生保健和人类的优生优育。

3. 科学标准 即医疗行为是否有利于医学科学的发展和进步。医学是保护人的生命、增进人类健康的科学。医学的发展对人们防病治病、促进健康起着重要作用。医务人员应该刻苦钻研业务，不畏艰险，不图名利，团结协作，大胆创新，不断攻克医学中的难题，促进医学科学的不断发展。

三、医学道德评价的依据与方式

评价医务人员行为时，必须坚持动机与效果、目的与手段的辩证统一，从实际出发，实事求是地进行分析。在医德评价中，社会舆论、传统习俗和内心信念是评价的整体，它们相互联系、相互补充和相互促进，共同起作用。

（一）医学道德评价的依据

医德评价的依据是指评价主体对照医德评价标准对医学行为或医学现象进行评价的若干根据。评价标准是评价实施的前提，评价依据是评价标准衡量对象的决定性因素。医德评价依据主要包括动机与效果、目的与手段的辩证统一。

1. 动机与效果的统一 医德动机是指医务人员在医疗活动之前的主观愿望和医疗活动过程中支配这一系列行为的动因，是行为的起点。医德效果是医疗行为所导致的客观结果，在医疗实践中最直接、最明显的表现是人们可以感知的客观事实，容易被人们所认识。医务人员的动机根据是否符合社会主义医德原则可分为医学动机和非医学动机。医学动机单纯为了防病治病，致力于医学发展，服务人民群众身体健康；非医学动机往往会出现谋图私利、追逐名利等不良倾向。

在医疗实践活动中，由于医务人员在个人医德修养、技术水平、工作作风等方面参差不齐，以至会出现动机良好而效果不佳，动机不同而效果一样，或者动机相同而效果各异等多种复杂情况，这就要求人们在评价医务人员的动机与效果时，必须深入分析整个医疗过程，避免片面强调动机或效果，必须坚持动机与效果的辩证统一，这样才能得出真正客观、真实、准确的评价。

2. 目的与手段的统一 医学目的是指医务人员在医疗实践活动中期望达到的目标。医学手段是指医务人员为达到某种目标所采取的方法和措施。在医疗实践活动中，要按照医德原则的要求，严格遵循有效性、最优性、一致性和社会性原则，确立正确的医学目的，选择适合、恰当的医疗手段。所选择的医疗手段必须经过科学实践证明是有效的、具有最佳效果的、与患者病情发展变化相一致的、没有不良社会后果的。进行医德评价时，要始终坚持目的与手段的高度统一。

（二）医学道德评价的方式

医学道德评价的方式主要包括社会舆论、传统习俗和内心信念。社会舆论、传统习俗是评价的客观形式，内心信念是评价的主观形式。

1. 社会舆论 社会舆论是指公众对某种社会现象、事件或行为的看法和态度，可分为正式社会舆论和非正式社会舆论两类。正式社会舆论在评价中最具权威性，非正式社会舆论在评价中的直接影响力也不容忽视。社会舆论是社会道德评价的主要方式，是一种精神力量，对于敦促医务人员履行医德义务具有特殊的作用。

2. 传统习俗 传统习俗是指人们在长期社会生活中逐步形成和沿袭下来的一种稳定的、习以为常的行为倾向。在种种传统习俗中，只有那些涉及患者健康利益、体现医务人员职业道德价值观念的习俗，才是医德评价时应该考虑的。传统习俗对医德行为具有很大的约束和评价作用。

3. 内心信念 内心信念是指人们对某种观念、原则和理想等所形成的真挚信仰。医务人员的内心信念是指发自内心地对医德原则、规范和理想的正确性和崇高性的笃信，以及由此而产生的实现医德义务的强烈责任感。它通过道德良心发挥自律作用，能促进医务人员自觉地进行善恶评价和行为选择。相对于社会舆论和传统习俗来说，内心信念是更为重要的医德评价力量。

在医德评价中，社会舆论、传统习俗和内心信念三种方式在医德评价中相辅相成，相互补充，相互促进。只有综合运用，才能在医德评价中发挥更好的作用。

第四节 医疗机构从业人员行为规范

一、医疗机构从业人员基本行为规范

卫生部、国家食品药品监督管理总局和国家中医药管理局于 2012 年 6 月 26 日正式颁布《医疗机构从业人员行为规范》，内容包括医疗机构从业人员基本行为规范和与职业相对应的分类行为规范。

（一）医疗机构从业人员基本行为规范的含义

医疗机构从业人员的基本行为规范是医学道德规范的内容之一，是依据一定的医学道德理论和原则而制定的。它是医学道德原则的具体体现和延伸，是社会对医疗机构从业人员的基本道德要求，具有引导、规范和约束的作用，对于进一步规范医疗服务行为、提高医疗服务水平、改善医疗服务质量、解决医疗服务中群众反映强烈的突出问题、提升医疗机构从业人员的职业素养、加强医疗机构管理、促进卫生事业科学发展都具有十分重要的意义。

（二）医疗机构从业人员基本行为规范的内容

1. 以人为本，践行宗旨 医疗机构从业人员要坚持救死扶伤、防病治病的宗旨，发扬"大医精诚"理念和人道主义精神，以患者为中心，全心全意为人民健康服务。

"天覆地载，万物悉备，莫贵于人"。以人为本是中国传统文化的核心，是党的卫生事业根本宗旨的体现。中医学"大医精诚"的文化精髓和道德内涵、西方医学"尊重生命"的人文思想和道德理念、革命战争年代锤炼而成的白求恩精神、新时期医学发展的创新理念和医务人员展现的特有精神内涵和良好风尚都是以人为本理念的生动诠释。

救死扶伤、防病治病是医务人员的基本宗旨，是医疗机构从业人员对患者生命和人类健康竭尽全力、认真负责、精心诊治和正确对待医学事业的基本准则。这一规范要求医疗机构从业人员明确自己所从事的医务职业在社会主义事业中的重要地位，把维护患者生命、增进人民健康看作最崇高的职责。它也是发展医疗卫生事业和维护人民健康利益的根本要求。白求恩大夫说过："一个医生、一个护士、一个护理员的责任是什么？只有一个责任，那责任就是使你的患者快乐，帮助他们恢复健康，恢复力量。"医疗机构从业人员在工作中要把患者利益放在首位，急患者之所急，想患者之所想，时刻为减轻患者病痛、挽救患者生命而努力工作。

2. 遵纪守法，依法执业 医疗机构从业人员要自觉遵守国家法律法规，遵守医疗卫生行业规章和纪律，严格执行所在医疗机构各项制度规定。

遵纪守法、依法执业是医疗机构从业人员不可突破的医德底线。这既是对医疗工作秩序的规范，也是对医疗职业严肃性的维护；既是对医疗机构从业人员工作的要求，更是对广大患者权益的保护。它要求广大医疗机构从业人员要认真学习医疗卫生相关法律法规与制度，不断提升法律意识，牢固树立社会主义法治观念，大力弘扬社会主义法治精神。

近年来，不少卫生法规的颁布，使规范卫生行业行为有法可依，如《医疗事故处理条例》《中华人民共和国执业医师法》《加强医疗卫生行风建设"九不准"》等是医务人员必须遵循的法律法规。医疗机构从业人员只有增强法律意识，养成学法、知法、守法、依法行医的良好素质，才能做到对工作负责、对患者生命健康负责，才能维护医疗机构和从业人员的正当权益和良好声誉。

3. 尊重患者，关爱生命 医疗机构从业人员要遵守医学伦理道德，尊重患者的各项权利，如尊重患者知情同意权和隐私权，为患者保守医疗秘密和健康隐私，维护患者的合法权益；尊重患者被救治的权利，不因种族、宗教、地域、贫富、地位、残疾、疾病等歧视患者。

尊重患者、关爱生命是医德最重要的思想基础和最突出的人文特征。这一规范要求医疗机构从业人员要敬畏生命、尊重生命、关爱生命，充分保障患者合法权益；要对所有的患者予以同样的关爱和尊重。"普同一等，同仁博爱"，无论患者地位高低、权力大小、容貌美丑、关系亲疏、经济状况好坏都必须一视同仁，平等对待。医疗机构从业人员对任何患者的正当愿望和合理要求，包括住院、会诊、转诊、转院等都要予以尊重，在力所能及和条件许可的情况下尽力给予满足。对患者要体贴、和气、谦逊，不得侮辱患者的人格，忽视患者的权利。

尊重患者、关爱生命是医疗机构从业人员处理医患关系时必须遵守的准则之一。有些人以"恩赐"之心对待患者，有些人无视患者的人格和权利，利用职权谋取私利，这些都是违背这一规范的，应当受到社会舆论的谴责，情节严重的应该受到法律制裁。

4. 优质服务，医患和谐 医疗机构从业人员要语言文明，举止端庄，认真践行医疗服务承诺，加强与患者的交流和沟通，自觉维护行业形象。"医以活人为心，视人之病犹己之病"。说明医疗机构从业人员既要有精湛的专业技术，更要有良好的服务意识和技巧。

在医疗过程中，医务人员的神态、表情、动作都会直接影响患者的情绪及求医行为。为此，要求医务人员态度和蔼可亲，举止稳重大方，遇到紧急情况沉着冷静、临危不乱。在装束上要与职业相适应，衣着应整洁、规范、朴素、大方。此外，语言对患者的心理有重要的影响作用，既可以治病也可以致病。希波克拉底指出：世界上有两种东西能够治病，一是对症的药物，二是良好的语言。医疗机构从业人员要运用礼貌的语言热情接待患者，同时讲究语言的艺术性，既简洁明了，又灵活委婉，增强患者的信心，促进疾病痊愈。

5. 廉洁自律，恪守医德　弘扬高尚医德，严格自律，不索取和非法收受患者财物，不利用执业之便牟取不正当利益；不收受医疗器械、药品、试剂等生产、经营企业或人员以各种名义、形式给予的回扣、提成，不参加其安排、组织或支付费用的营业性娱乐活动；不骗取、套取基本医疗保障资金或为他人骗取、套取提供便利；不违规参与医疗广告宣传和药品医疗器械促销，不倒卖号源。

"德不近佛者不可为医"！德业双修、德术并重是历代中外医家长期遵循的行医准则，也是医家为社会所尊崇的重要原因。

廉洁自律、恪守医德既是医疗机构从业人员全心全意为人民身心健康服务的重要体现，也是社会主义医德的主要规范。医疗机构从业人员手中的医药分配权、处方权、住院权是人民给的，理应为人民服务；其医疗技术只能是为人民服务的手段，而不能是牟取私利的筹码。当前，我国医疗卫生系统的医德医风主流是好的，绝大多数医务人员能够廉洁行医，尽职尽责地为患者服务。但也有个别人利用手中的处方权和诊治权等以权谋私、以医谋私，这不仅侵害患者利益，而且有损医务人员的形象，是医学界的耻辱，对于这些有悖医德的行为，应给予必要的处罚。

6. 严谨求实，精益求精　"医乃至精至微之事"。严谨求实、精益求精是指医疗机构从业人员具有强烈的求知欲望，不断学习，努力掌握最先进的专业知识和技能，以精湛的医术为人民身心健康服务。严谨求实、精益求精是医疗机构从业人员在工作中必须遵循的伦理准则。现代医学的发展日新月异，医学知识和技术正以惊人的速度推陈出新，医学的社会责任更加全面，医务人员如果没有广博的知识和精湛的技术，是无法提高医疗质量，取得良好疗效的。

严谨求实、精益求精是一个问题的两个方面。医疗机构从业人员要结合本职工作，不断汲取新理论和新技术，把握医学发展动态，在整个医疗过程中要以十分严谨的科学态度和高度负责的精神做到细致周密，一丝不苟，精心操作。医务人员要改变胸无大志、得过且过、因循守旧、不学无术的风气，杜绝粗心大意、敷衍塞责和学术不端行为。

7. 爱岗敬业，团结协作　医疗行业的每一个岗位都与人的生命健康息息相关，使命神圣而崇高。视职业为生命，爱岗敬业、忠诚职业是每一位医务人员应具备的一种品质，更是应遵守的基本职业操守。

团结协作是正确处理同行、同事间关系的行为准则。它要求医疗机构从业人员要互相尊重，互相信任，互相学习，密切配合，共同致力于医学的发展。医学是最能充分体现人类互助精神的领域。团结协作不仅是医学科学迅猛发展的需要，而且充分体现了社会主义集体主义的要求。

8. 乐于奉献，热心公益　"人命至重，有贵千金，一方济之，德逾于此"。乐于奉献就是把本职工作当成事业的理想来热爱和完成，努力做好每件事，认真善待每个人，将医术和医德紧密结合。乐于奉献是当代医疗机构从业人员高尚情操的具体展现，是白衣天使这一特殊职业的优秀特质之一，也是对"医乃仁术"这一光辉理念的继承和发扬光大。

随着医学技术的日益发展，许多医学问题已经成为关系人类自身命运的社会问题，医疗机构从业人员行为的社会效果更加突出，社会责任更为明显。人们期望医学不仅仅能治疗疾病，更能成为社会文明和人类幸福的重要支柱。这就要求医疗机构从业人员在做好常规医疗工作的同时，还要积极参加社会公益活动，积极参加抗灾救灾、突发性卫生事件，以及义诊、助残、支医、援外等社会公益性活动，主动开展公众健康教育和社区保健服务，促进及改善公众的健康状况，承担起更多的社会责任，以医者的仁爱之心助推社会文明的健康发展。

二、医师的行为规范

1. 遵循医学科学规律，不断更新医学理念和知识，保证医疗技术应用的科学性、合理性。

医学是涉及自然科学、社会科学和生命科学的综合学科，有其特定的内在规律。在行医过程中，医师要充分尊重医学科学规律，保证使用的医疗技术手段科学、合理，同时不断更新医学理念和知识，积极探索新的规律，使之为人类健康服务。

2. 规范行医，严格遵循临床诊疗和技术规范，使用适宜诊疗技术和药物，因病施治，合理医疗，不隐瞒、误导或夸大病情，不过度医疗。

规范行医是按照已制定的诊疗模式或操作规范，以及行业内公认的诊疗规范为患者提供检查、手术、治疗和护理等服务。

现代医学是知识、经验与科学技术的结合体，面对疾病，需要集合众人智慧，团结协作。规范行医强调尊重医学科学规律，保证医疗技术手段的科学、合理，降低医疗侵权发生的可能性，最大限度地保障患者的生命健康。规范行医要保证患者所接受的治疗标准、规范，减少随意性，加强风险控制，缩短住院周期，降低费用。

3. 学习掌握人文医学知识，提高人文素质，对患者实行人文关怀，真诚、耐心与患者沟通。

医师要做到"通天理、近人情，达国法"。通天理就是要掌握自然规律，疾病的发生、发展过程；近人情就是要了解并知晓人的思想、意识、情感和意愿；达国法就是要符合诊治原则、规范，以及技术路线、方法技巧，包括有关法令、政策。

良好的沟通可以使患者及亲属感受到尊重，理解医疗措施的目的和局限性，对有可能发生的医疗风险有充分的预判，从而有效降低医患纠纷风险，预防、化解医患矛盾。

4. 认真执行医疗文书书写与管理制度，规范书写、妥善保存病历材料，不隐匿、伪造或违规涂改、销毁医学文书及有关资料，不违规签署医学证明文件。

医疗文书是医务人员对患者诊疗过程的书面记载，在司法程序中也是一种书证。在发生医疗纠纷时，医疗文书是证明医疗行为是否正确的主要证据，大多数情况下甚至是唯一证据。如果没有依法书写、保管及提供复印复制的医疗文书，医疗机构将承担侵权责任。规范医疗文书的书写、保管等对保护医务人员自身利益、防范和妥善解决医患纠纷具有重要的法律意义。

5. 依法履行医疗质量安全事件、传染病疫情、药品不良反应、食源性疾病和涉嫌伤害事件或非正常死亡等法定报告职责。

法定报告可以提供及时、科学、有效的防治决策信息，便于指导医疗机构妥善处置相关事件，可以切实保障医疗安全，有效预防、控制和消除事件危害，保障公众身体健康与生命安全。

当出现医疗安全质量事件、传染病疫情、药品不良反应等情况时，第一时间准确报告是医师的基本义务和工作职责，是必须承担的社会责任。

6. 认真履行医师职责，积极救治，尽职尽责为患者服务，增强责任安全意识，努力防范和控制医疗责任差错事件。

医师的职责是救死扶伤，其核心是全心全意为人民服务。医师应具备良好的职业道德和精湛的医疗技术，发扬人道主义精神，履行防病治病、救死扶伤、保护人民健康的神圣使命。

7. 严格遵守医疗技术临床应用管理规范和单位内部规定的医师执业等级权限，不违规临床应用新的医疗技术。

医疗技术是在长期实践中对医学科学进行探索，经过不断筛选、校验，总结出的各种行之有效的方法，是临床实践过程中医师使用最为普遍的手段。

医疗技术一方面可以大幅提升医疗救治效率，另一方面也具有一定的风险，对于医疗技术的使用应遵守临床应用管理规范，尤其不可违规使用未经验证的新型医疗技术。

医疗机构要依据临床技能、从业时间等对执业医师进行分层授权，医师依据不同授权范围，开展相应的医疗活动。

8. 严格遵守药物和医疗技术临床试验有关规定，进行实验性临床医疗，应充分保障患者本人或其家属的知情同意权。

实验性医疗行为是医学发展的必经途径。实验性医疗的确立，体现了法律对其高风险的理解，表明法律层面充分认可其在医疗上存在的不确定性，说明实验性医疗在给人类带来进步的同时也存在一定的医疗风险。如果没有全面、规范的法律法规限制，也会极大侵害受试者的权益。

三、违反医疗机构从业人员行为规范的处理原则

根据有关党纪、政纪规定和医疗卫生行业规章制度，对违反行为规范的各级各类医疗机构从业人员均要严肃查处，严格追责。其处理实行纪律面前人人平等、公平、公正、公开原则和教育与惩处相结合的原则。

1. 所在单位视情节轻重，给予批评教育、通报批评、取消当年评优评职资格或缓聘、解职待聘、解聘。

2. 需要追究党纪、政纪责任的，由有关纪检监察部门按照党纪、政纪案件的调查处理程序办理。

3. 需要给予行政处罚的，由有关卫生行政部门依法给予警告、暂停执业或吊销执业证书。

4. 涉嫌犯罪的，移送司法机关依法处理。

【思考题】

1. 医德教育的过程、特点和方法有哪些？
2. 什么是医德评价？医德评价的标准和方式有哪些？
3. 医德修养的含义、途径是什么？
4. 医疗机构从业人员的基本行为规范是什么？

国内外医学伦理学资料选辑

大医精诚（节选）

学者必须博极医源，精勤不倦，不得道听途说，而言医道已了。深自误哉！

凡大医治病，必当安神定志，无欲无求，先发大慈恻隐之心，誓愿普救含灵之苦。若有疾厄来求救者，不得问其贵贱贫富，长幼妍媸，怨亲善友，华夷愚智，普同一等，皆如至亲之想。亦不得瞻前顾后，自虑吉凶，护惜身命。见彼苦恼，若己有之，深心凄怆，勿避险巇、昼夜、寒暑、饥渴、疲劳，一心赴救，无作功夫形迹之心，如此可为苍生大医；反此则是含灵巨贼……其有患疮痍、下痢，臭秽不可瞻视，人所恶见者，但发惭愧凄怜忧恤之意，不得起一念蒂芥之心，是吾之志也。

夫大医之体，欲得澄神内视，望之俨然，宽裕汪汪，不皎不昧。省病诊疾，至意深心；详察形候，纤毫勿失，处判针药，无得参差。虽曰病宜速救，要须临事不惑，惟当审谛覃思，不得于性命之上，率尔自逞俊快，邀射名誉，甚不仁矣！又到病家，纵绮罗满目，勿左右顾眄，丝竹凑耳，无得似有所娱；珍馐迭荐，食如无味，醽醁兼陈，看有若无……

夫为医之法，不得多语调笑，谈谑喧哗，道说是非，议论人物；炫耀声名，訾毁诸医，自矜己德；偶然治瘥一病，则昂头戴面，而有自许之貌，谓天下无双，此医人之膏肓也……医人不得恃己所长，专心经略财物；但作救苦之心。

（唐·孙思邈）

医家五戒十要

一戒：凡病家大小贫富人等，请观者便可往之，勿得迟延厌弃，欲往而不往，不为平易。药金毋论轻重有无，当尽力一例施与，自然阴骘日增，无伤方寸。

二戒：凡视妇女及孀尼僧人等，必候侍者在傍，然后入房诊视，倘傍无伴，不可自看。假有不便之患，更宜真诚窥睹，虽对内人不可谈，此因闺阃故也。

三戒：不得出脱病家珠珀珍贵等送家合药，以虚存假换，如果该用，令彼自制入之。倘服不效，自无疑谤，亦不是称赞彼家物色之好，凡此等非君子也。

四戒：凡救世者，不可行乐登山，携酒游玩，又不可片时离去家中。凡有抱病至者，必当亲视，用意发药，又要依经写出药帖，必不可杜撰药方，受人驳问。

五戒：凡娼妓及私伙家请看，亦当正己视如良家子女，不可他意儿戏，以取不正，视毕便回。贫窘者药金可璧，看回只可与药，不可再去，以希邪淫之报。

一要：先知儒理，然后方如医理，或内或外，勤读先古明医确论之书，须旦夕手不释卷，一一参明，融化机变，印之在心，慧之于目，凡临证时自无差谬矣。

二要：选买药品，必遵雷公炮炙，药有依方修合者，又有因病随时加减者，汤散宜近备，丸丹须预制，常药愈久愈灵，线药越陈越异，药不吝珍，终久必济。

三要：凡乡井同道之士，不可生轻侮傲慢之心，切要谦和谨慎，年尊者恭敬之，有学者师事之，骄傲者逊让之，不及者荐拔之，如此自无谤怨，信和为贵也。

四要：治家与治病同，人之不惜元气，斫丧太过，百病生焉，轻则支离身体，重则丧命。治家若不固根本而奢华，费用太过，轻则无积，重则贫窘。

五要：人之受命于天，不可负天之命。凡欲进取，当知彼心顺否，休认天道顺逆，凡顺取，人缘相庆。逆取，子孙不吉。为人何不轻利远害，以防还报之业也？

六要：凡里中亲友人情，除婚丧疾病庆贺外，其余家务，至于馈送往来之礼，不可求奇好胜。凡飧只可一鱼一菜，一则省费，二则惜禄，谓广求不如俭用。

七要：贫穷之家及游食僧道、衙门差役人等，凡来看病，不可要他药钱，只当奉药。再遇贫难者，当量力微赠，方为仁术，不然有药而无伙食者，命亦难保也。

八要：凡有所蓄，随其大小，便当置买产业以为根本，不可收买玩器及不紧物件，浪费钱财。又不可做入银会酒会，有妨生意，必当一例禁之，自绝谤怨。

九要：凡室中所用各种物具，俱精备齐整，不得临时缺少。又古今前贤书籍，及近时明公新刊医理词说，必寻参看，以资学问，此诚为医家之本务也。

十要：凡奉官衙所请，必要速去，无得怠缓，要诚意恭敬，告明病源，开具方药。病愈之后，不得图求匾礼，亦不得言说民情，至生罪戾。闲不近公，自当守法。

（明·陈实功）

希波克拉底誓言

仰赖医神阿波罗·埃斯克雷波斯及天地诸神为证，鄙人敬谨直誓，愿以自身能力及判断力所及，遵守此约。凡授我艺者，敬之如父母，作为终身同业伴侣，彼有急需，我接济之。视彼儿女，犹我兄弟。如欲受业，当免费并无条件传授之。凡我所知，无论口授书传，俱传之吾与吾师之子及发誓遵守此约之生徒，此外不传与他人。

我愿尽余之能力与判断力所及，遵守为病家谋利益之信条，并检束一切堕落和害人行为，我不得将危害药品给予他人，并不做该项之指导，虽有人请求亦必不与之。尤不为妇人施堕胎手术。我愿以此纯洁与神圣之精神，终身执行我职务。凡患结石者，我不施手术，此则有待于专家为之。

无论至于何处，遇男或女，贵人及奴婢，我之唯一目的，为病家谋幸福，并检点吾身，不做各种害人及恶劣行为，尤不做诱奸之事。凡我所见所闻，无论有无业务关系，我认为应守秘密者，我愿保守秘密。尚使我严守上述誓言时，请求神祇让我生命与医术能得无上光荣，我苟违誓，天地鬼神实共殛之。

纽伦堡法典

1. 受试者的自愿同意绝对必要。这意味着接受试验的人有同意的合法权利；应该处于有选择自由的地位，不受任何势力的干涉、欺瞒、蒙蔽、挟持、哄骗或者其他某种隐蔽形式的压制或强迫；对于试验的项目有充分的知识和理解，足以做出肯定决定之前，必须让他知道试验的性质、期限和目的；试验方法及采取的手段；可以预料得到的不便和危险，对其健康或可能参与实验的人的影响。确保同意的质量的义务和责任，落在每个发起、指导和从事这个实验的个人身上。这只是一种个人的义务和责任，并不是代表别人，自己却可以逍遥法外。

2. 实验应该收到对社会有利的富有成效的结果，用其他研究方法或手段是无法达到的，在性质上不是轻率和不必要的。

3. 实验应该立足于动物实验取得结果，对疾病的自然历史和别的问题有所了解的基础上，经过研究，参加实验的结果将证实原来的实验是正确的。

4. 实验进行必须力求避免在肉体上和精神上的痛苦和创伤。

5. 事先就有理由相信会发生死亡或残废的实验一律不得进行，除了实验的医生自己也成为受试者的实验不在此限。

6. 实验的危险性，不能超过实验所解决问题的人道主义的重要性。

7. 必须做好充分准备和有足够能力保护受试者排除哪怕是微之又微的创伤、残废和死亡的可能性。

8. 实验只能由科学上合格的人进行。进行实验的人员，在实验的每一阶段都需要有极高的技术和管理。

9. 当受试者在实验过程中，已经到达这样的肉体与精神状态，即继续进行已经不可能的时候，完全有停止实验的自由。

10. 在实验过程中，主持实验的科学工作者，如果他有充分理由相信即使操作是诚心诚意的，技术也是高超的，判断是审慎的，但是实验继续进行，受试者照样还要出现创伤、残废和死亡的时候，必须随时中断实验。

赫尔辛基宣言

一、前言

1. 世界医学会（WMA）制定《赫尔辛基宣言》，是作为关于涉及人类受试者的医学研究，包括对可确定的人体材料和数据的研究，有关伦理原则的一项声明。

《宣言》应整体阅读，其每一段落应在顾及所有其他相关段落的情况下方可运用。

2. 尽管《宣言》主要针对医生，世界医学会鼓励涉及人类受试者的医学研究的其他参与者接受这些原则。

3. 促进和保护患者的健康，包括那些参与医学研究的患者，是医生的责任。医生的知识和良心奉献于实现这一责任。

4. 世界医学会的《日内瓦宣言》用下列词语约束医生，我患者的健康为我最首先要考虑的。《国际医学伦理标准》宣告："医生在提供医护时应从患者的最佳利益出发。"

5. 医学进步是以最终必须包括涉及人类受试者的研究为基础的。应为那些在医学研究没有涉及的人口提供机会，使他们参与到研究之中。

6. 在涉及人类受试者的医学研究中，个体研究受试者的福祉必须高于所有其他利益。

7. 涉及人类受试者的医学研究的基本目的，是了解疾病起因、发展和影响，并改进预防、诊断和治疗干预措施（方法、操作和治疗）。即使对当前最佳干预措施也必须不断通过研究，对其安全、效力、功效、可及性和质量给予评估。

8. 在医学实践和医学研究中，大多干预措施具有危险，会造成负担。

9. 医学研究要符合促进尊重所有人类受试者、保护他们健康和权利的伦理标准。一些研究涉及的人口尤其脆弱，需要特别保护。这包括那些自己不能给予或拒绝同意意见的人口和那些有可能被强迫或受到不正当影响的人口。

10. 医生在开展涉及人类受试者的研究时应不仅考虑本国的伦理的、法律的和规定的规范和标准，也要考虑适用的国际规范和标准。国家的伦理的、法律的和规定的要求不应减少或排除本《宣言》制定的对研究受试者的任何保护条款。

二、所有医学研究的基本原则

11. 医生在医学研究中的责任是保护人体对象的生命、健康、隐私和尊严。

12. 涉及人体对象的医学研究必须遵守公认的科学原则，必须建立于十分熟悉科学文献和其他相关来源信息以及适当的实验室和动物实验的基础上。

13. 在进行可能影响环境的研究时必须相当的谨慎，必须保持用于研究的动物的安宁。

14. 涉及人体对象的每个实验步骤的设计和进行必须在实验方案中明确叙述。该方案应上报专门任命的道德审核委员会以考虑、评注、指导以及批准。该审核委员会应与科研工作者、赞助人或任何有不适当影响力的方面无关。这个独立的委员会应遵守本国的法律和规则。委员会有权利监督试验的进行。科研工作者有义务向委员会提供监督情况，尤其是严重的不良反应或事件。科研工作者还应向委员会为审核而上报有关经费、赞助方、单位之间从属关系、其他潜在的对实验对象可能造成的利益和动机冲突。

15. 研究方案应总是包含对道德上有所考虑的陈述，并表明符合该宣言所阐述的原则。

三、涉及人体对象的医学研究

16. 涉及人体对象的医学研究只能由科学上合格的人员来承担，并在一名临床上胜任的医务人员的监督下进行。合格的医务人员必须对人体对象负责，绝对与同意参加实验的实验对象无关。

17. 每个涉及人体对象的医学研究项目必须先对预计的风险和压力相对于预计的给实验对象或他人的好处进行仔细评估。这并不排除健康志愿者参加医学研究。所有课题的设计必须公布于众。

18. 如果医生觉得没有对潜在的风险进行恰当的评定和令人满意的处理，他们应避免参与涉及人体对象的研究项目。一旦发现潜在风险大于可能的好处或已得到有利结果的确切证据，医生应停止一切实验。

19. 只有当研究目的的重要性超过实验给对象所带来的风险和压力时，涉及人体对象的医学研究才得以进行。这对健康自愿的人体对象显得特别重要。

20. 医学研究只有当研究结果有可能造益于参与研究的人们时才是合理的。

四、参加研究的对象

21. 必须是自愿的，了解研究项目情况的。

22. 必须尊重实验对象捍卫正直诚实的权利。应尽可能地尊重对象的隐私和患者的机密，尽量减少课题给对象带来的体力和精神以及个性上的影响。

23. 对任何涉及人的研究来说，必须使每个潜在的对象充分了解研究的目的、方法、经费来源、任何可能的利益冲突、科研工作者与其他单位之间的从属关系、课题预计的好处以及潜在的风险和可能造成的痛苦。应让对象知道他们拒绝参加研究或无条件随时收回同意书的权利。在确信对象已了解研究情况后，医生才能获取对象自愿给予的尽可能是书面的同意。如果不能取得书面的同意，必须记载和（旁人）证实非书面同意。

24. 在为研究项目获取知情同意时，医生应特别谨慎对待是否对象与医生有依赖关系或被迫同意的问题。在这种情况下应由一位了解情况的不参与研究的完全独立的医生来获取对象所给的知情同意。

25. 对于一个法律不承认的、体力或精神上无能力同意的或未成年的法律不承认的研究对象来说，科研工作者必须按法律从合法代理人处获取知情同意。除非研究对于促进这些人的健康是必须的且只能在他们身上进行，不然的话研究不能使用这些团体。

26. 如果一个法律不承认的对象，比如未成年的儿童有能力决定是否参加研究，那么科研工作者除了应得到合法代理人的同意外必须获取对象自己的同意。

27. 如果得不到实验对象的包括委托书或预先的同意，那么只有当这些对象妨碍他人获取知情同意的体力、精神情况是研究所需对象的必要条件时有关研究才能进行。使用不能给予知情同意的实验对象时应在上报审核委员会有待批准的实验方案中说明具体的理由。实验方案里应说明将尽快从对象本人或合法代理人处获取他们的同意。

28. 作者和出版商都负有道德上的责任。发表研究结果时，保持研究结果的精确性是科研工作者的职责。否定的以及肯定（阳性）的结果都应发表或公之于众。经费来源、单位之间的从属关系和任何可能的利益冲突应在出版物中声明。不应发表违反此宣言中提出的原则的实验报告。

五、对与医疗保健相结合的医学研究的附加原则

29. 当研究带有潜在的预防、诊断或治疗价值时，医生可将医学研究与医疗保健相结合。当医学研究与医疗保健结合时就涉及附加的标准，以保护作为研究对象的患者。

30. 应在同目前最好的预防、诊断和治疗方法比较的基础上测试新方法的好处、风险、压力和有效性。这对于没有现存有效的预防、诊断和治疗方法的课题来说并不排除使用无效（对照）剂或不给予治疗。

31. 课题结束时应确保每个参加实验的患者能够利用课题所证实的最好的预防、诊断和治疗方法。

32. 医生应该完全告诉患者哪些医疗保健方面与科研有关。绝不能因为患者拒绝参与某一课题的研究而影响患者与医生的关系。

33. 当无现存有效的预防、诊断和治疗方法治疗患者时，若医生觉得有挽救生命、重新恢复健康或减轻痛苦的希望，那么在取得患者知情同意的情况下医生应该不受限制地使用尚未经证实的或是新的预防、诊断和治疗措施。若有可能这些措施应作为有关评价它们的安全性和功效的科研的目标。在所有情况下，应记录且合适地发表新的信息。该宣言其他的准则也应遵守。

医学生誓词

健康所系，性命相托。

当我步入神圣医学学府的时刻，谨庄严宣誓：

我志愿献身医学，热爱祖国，忠于人民，恪守医德，尊师守纪，刻苦钻研，孜孜不倦，精益求精，全面发展。

我决心竭尽全力除人类之病痛，助健康之完美，维护医术的圣洁和荣誉，救死扶伤，不辞艰辛，执着追求，为祖国医药卫生事业的发展和人类身心健康奋斗终生。

医疗机构从业人员行为规范（2012 年）（节选）

一、从业规范

1. 以人为本，践行宗旨。坚持救死扶伤、防病治病的宗旨，发扬大医精诚理念和人道主义精神，以患者为中心，全心全意为人民健康服务。

2. 遵纪守法，依法执业。自觉遵守国家法律法规，遵守医疗卫生行业规章和纪律，严格执行所在医疗机构各项制度规定。

3. 尊重患者，关爱生命。遵守医学伦理道德，尊重患者的知情同意权和隐私权，为患者保守医疗秘密和健康隐私，维护患者合法权益；尊重患者被救治的权利，不因种族、宗教、地域、贫富、地位、残疾、疾病等歧视患者。

4. 优质服务，医患和谐。言语文明，举止端庄，认真践行医疗服务承诺，加强与患者的交流与沟通，积极带头控烟，自觉维护行业形象。

5. 廉洁自律，恪守医德。弘扬高尚医德，严格自律，不索取和非法收受患者财物，不利用执业之便谋取不正当利益；不收受医疗器械、药品、试剂等生产、经营企业或人员以各种名义、形式给予的回扣、提成，不参加其安排、组织或支付费用的营业性娱乐活动；不骗取、套取基本医疗保障资金或为他人骗取、套取提供便利；不违规参与医疗广告宣传和药品医疗器械促销，不倒卖号源。

6. 严谨求实，精益求精。热爱学习，钻研业务，努力提高专业素养，诚实守信，抵制学术不端行为。

7. 爱岗敬业，团结协作。忠诚职业，尽职尽责，正确处理同行同事间关系，互相尊重，互相配合，和谐共事。

8. 乐于奉献，热心公益。积极参加上级安排的指令性医疗任务和社会公益性的扶贫、义诊、助残、支农、援外等活动，主动开展公众健康教育。

二、医师规范

9. 遵循医学科学规律，不断更新医学理念和知识，保证医疗技术应用的科学性、合理性。

10. 规范行医，严格遵循临床诊疗和技术规范，使用适宜诊疗技术和药物，因病施治，合理医疗，不隐瞒、误导或夸大病情，不过度医疗。

11. 学习掌握人文医学知识，提高人文素质，对患者实行人文关怀，真诚、耐心与患者沟通。

12. 认真执行医疗文书书写与管理制度，规范书写、妥善保存病历材料，不隐匿、伪造或违规涂改、销毁医学文书及有关资料，不违规签署医学证明文件。

13. 依法履行医疗质量安全事件、传染病疫情、药品不良反应、食源性疾病和涉嫌伤害事件或非正常死亡等法定报告职责。

14. 认真履行医师职责，积极救治，尽职尽责为患者服务，增强责任安全意识，努力防范和控制医疗责任差错事件。

15. 严格遵守医疗技术临床应用管理规范和单位内部规定的医师执业等级权限，不违规临床应用新的医疗技术。

16. 严格遵守药物和医疗技术临床试验有关规定，进行试验性临床医疗，应充分保障患者本人或其家属的知情同意权。

中国医师道德准则（2014 年）

引言

《中国医师道德准则》规范了医师的道德底线，促使医师把职业谋生手段升华为职业信仰；医师应遵从行业自律的要求，以医师职业为荣，笃行中国医师道德准则，赢得社会的尊重，让医学的文化得以传承和发扬。

一、基本准则

1. 坚持患者至上，给予患者充分尊重。

2. 敬畏生命，以悲悯之心给予患者恰当的关怀与照顾。

3. 不因任何因素影响自己的职业行为，拒绝参与或支持违背人道主义的行为。

4. 在临床实践、教学、研究、管理或宣传倡导中，承担符合公众利益的社会责任。

5. 终身学习，不断提高专业知识和技能。

6. 以公平、公正的原则分配医疗资源，使其发挥最大效益。

7. 维护职业荣耀与尊严，保持良好执业状态。

二、医师与患者

8. 不因患者年龄、性别、婚姻状况、政治关系、种族、宗教信仰、国籍、出身、身体或精神状况、性取向或经济地位等原因拒绝收治或歧视患者。

9. 耐心倾听患者陈述，建立相互尊重的合作式医患关系。

10. 以患者可以理解的语言或方式与之进行交流，并尽可能回答患者提出的问题。不以不实的宣传或不正当的手段误导、吸引患者。

11. 不以所学的医学知识和专业技术危害患者或置患者于不必要的风险处境。

12. 医师不应将手术、特殊检查和治疗前的知情同意视为免责或自我保护的举措，更不应流于形式或视为负担，而应重视与患者的沟通和宣教。

13. 医师享有对患者处方、治疗或转诊等技术决策的自主权，当患者利益可能受到损害而医师本人无力解决时，应主动通过相关途径寻求解决。

14. 选择适宜的医疗措施，对于经济困难的患者尽量给予医疗帮助或协助其寻找救助途径。

15. 追随医学进步，不断更新知识，通过自我提升，更好帮助患者。

16. 在医疗实践中，严格区分治疗行为与实验行为，恪守职业道德。

17. 正确评价自己的医疗能力，在个人技术有局限性时，应与同事商讨或寻求帮助，以求得到合理诊疗方案。

18. 在临床实践中应时刻关注可能威胁患者安全的危险因素，并积极向管理者提出危险预警和改进建议。

19. 在指导医学生临床诊疗活动中应避免给患者带来身心损害。

20. 慎重对待患者对于维持生命治疗的选择。尊重丧失能力患者在其丧失能力之前所表达的意愿，可通过生前遗嘱、替代同意等方式，最大限度地保护患者的权益。

21. 为患者保守秘密，避免在公共场合讨论或评论涉及患者隐私或有身份识别的信息。

22. 除信息公开可能对患者造成伤害而需要隐瞒信息的情况外，患者有权知道病历上与其相关的信息及健康状况，但病历上如涉及第三者的保密信息，医师则应征得第三者同意才可以告知患者。

23. 尊重患者的合理要求和选择，尊重其接受或拒绝任何医疗建议的权利。

24. 面对失去意识的急危患者，应寻求法定代理人的同意，在无法联系患者法定代理人时，医师可默认为患者同意，报经医疗机构管理者或授权负责人同意后施救。对自杀患者，也应挽救其生命。

25. 对行为能力受限的患者，应尽量让其在诊疗过程中参与决策。

26. 如果患者法定代理人或授权人禁止为患者提供必要的治疗时，医师有义务提出异议，如在危急时则以患者利益至上而从事医疗行为。

27. 发现患者涉嫌伤害事件或者非正常死亡时，应向有关部门报告，并应特别关注对未成年人、妇女和精神障碍者的人身保护。

28. 在宣告患者死亡时，要严格按照临床死亡标准和相关医疗程序施行。在患者死亡后，应当安慰家属，告知其善后事宜。

三、医师与同行

29. 医师应彼此尊重，相互信任和支持；正确对待中医、西医各自的理论与实践。

30. 公正、客观评价同行医师的品格和能力，不包庇和袒护同行，积极参与医疗技术鉴定和出庭作证等法律程序。

31. 医师不应相互诋毁，更不得以不正当方法妨碍患者对其他同行的信赖。

32. 医师应与同行相互学习与交流，并将自己的技术和知识无私地传授给年轻或下级医师。

四、医师与社会

33. 给予急需医疗帮助的人提供适当的医疗帮助并负有专业责任。

34. 对社会负有解释科学知识的专业责任，医师应成为公众健康的倡导者、健康知识的传播者和公众健康危险的警示者。

35. 要意识到团体、社会和环境在患者个人健康方面的重要影响因素。要在公共健康、健康教育、环境保护、生态平衡、社会福利以及相关立法等方面发挥积极作用。

36. 应确保所参与的项目研究符合科学和伦理道德要求。

五、医师与企业

37. 不得因医药企业的资助而进行有悖科学和伦理的研究，不能为个人利益推销任何医疗产品或进行学术推广。

38. 对于医药企业资助的研究，医师应该在公布、展示研究成果或宣教时声明资助事实。

39. 医师不得参与或接受影响医疗公正性的宴请、礼品、旅游、学习、考察或其他休闲社交活动，对于企业的公益资助、临床研究或学术推广应按规定申报和说明。

40. 应当抵制医药企业假借各种名义向医师推介的处方药品搭售、附赠等促销活动。

主要参考文献

[1] 唐代兴. 伦理学原理 [M]. 上海：上海三联书店，2018.

[2] 邱仁宗. 生命伦理学 [M]. 2版. 北京：中国人民大学出版社，2020.

[3] 王明旭，赵明杰. 医学伦理学 [M]. 5版. 北京：人民卫生出版社. 2018.

[4] 孙慕义，边林. 医学伦理学 [M]. 4版. 北京：高等教育出版社，2022.

[5] 翟晓梅，邱仁宗. 生命伦理学导论 [M]. 2版. 北京：清华大学出版社，2020.

[6] 樊民胜，张金钟. 医学伦理学 [M]. 北京：中国中医药出版社，2009.

[7] 张金钟，王晓燕主编. 医学伦理学 [M] 4版，北京：北京大学医学出版社，2019.

[8] 陈勰. 医学伦理学案例与实训教程 [M]. 杭州：浙江大学出版社. 2019.

[9] 徐传庚. 医学心理学 [M]. 第2版. 北京：中国中医药出版社. 2018.

[10] 张宏. 康复医学 [M]. 第10版. 北京：中国中医药出版社. 2017.

[11] 徐丛剑，严非. 医学社会学 [M]. 上海：复旦大学出版社，2020.

[12] 刘东梅. 医学伦理学 [M]. 4版. 北京：人民卫生出版社，2022.

[13] 张文宏. 医师考核培训规范教程（感染科分册）[M]. 上海：上海科学技术出版社，2018.

[14] ［美］格雷戈里 E·彭斯. 医学伦理学经典案例 [M]. 长沙：湖南科学技术出版社，2010.

[15] 李德玲，齐俊斌. 医学伦理学 [M]. 2版. 西安：西安交通大学出版社，2018.

[16] 邵永生. 医学人文：交叉与基础 [M]. 南京：东南大学出版社，2020.

[17] 张鹭鹭，王羽. 医院管理学 [M]. 2版. 北京：人民卫生出版社，2017.

[18] 蔡昱. 器官移植立法研究 [M]. 北京：法律出版社，2013.

[19] 胡晋红. 医院伦理委员会标准操作规程 [M]. 北京：化学工业出版社，2015.

[20] 李义庭. 中国机构伦理委员会建设 [M]. 北京：中国协和医科大学出版社，2013.

[21] 杜萍，路绪锋，李凤萍. 医院管理伦理 [M]. 上海：复旦大学出版社，2021.

[22] 李勇，田芳. 医学伦理学 [M]. 3版. 北京：科学出版社，2017.

[23] ［美］雅克·蒂洛，基思克·拉斯曼. 伦理学与生活 [M]. 北京：世界图书出版公司，2008.

[24] ［美］迈克尔·斯洛特. 从道德到美德 [M]. 南京：译林出版社，2017.

[25] ［新西兰］理查德·乔伊斯. 道德的演化 [M]. 南京：译林出版社，2017.

[26] ［美］汤姆·比彻姆，詹姆士·邱卓思. 生命医学伦理原则 [M]. 8版. 刘星译，北京：科学出版社，2022.

［27］美国精神医学学会．精神障碍诊断与统计手册［M］.5 版．张道龙，译．北京：北京大学出版社，2014.

［28］袁永飞，田林杰．"医学伦理学"生命三论审视、反省与融贯［J］.中国医学伦理学，2021，34（8）：913－922.

［29］周鸿艳，郝军燕，闫忠红．美育视域下医学伦理学课程美育教学的思考与研究［J］.中国医学伦理学，2022，35（7）：811－816.

［30］王云岭，曹永福．现代医学背景下的生命观［J］.科学与社会，2017，7（4）：71－82.

［31］林心杰．市场经济背景下医学人道主义发展的审视［J］.锦州医科大学学报（社会科学版），2021，19（6）：28－31.

［32］鲁英．论医学人道主义的发展及其对医德建设的启示［J］.医学与社会，2006，19（10）：27－29.

［33］詹姆斯·蔡德斯，范瑞平，等．关于生命伦理学四原则的对话［J］.中国医学伦理学，2020，33（11）：1295－1299.

［34］佚名．新世纪的医师专业精神——医师宣言［J］.中国医学伦理学，2006（6）：29，31.

［35］郑海，王志杰．构建和谐医医关系刍议［J］.医学与哲学（人文社会医学版），2010，31（6）：40－41.

［36］崔毅．从人文医学谈对医院管理的重要性［J］.管理观察，2019，31（6）：180－181.

［37］杨蕾．社区医疗服务可及性对居民健康的影响——基于城乡差异视角［J］.管理研究，2121（1）：15－31.

［38］李滨，马怡乐．老龄化社会临终关怀的国际经验比较［J］.护理学报，2022，29（11）：25－30.

［39］王蒙蒙，徐天梦，岳鹏．我国现行安宁疗护的相关政策梳理、挑战与建议［J］.医学与哲学，2020，41（14）：19－22.

［40］王卓，李莎莎．老龄化背景下安乐死合法性的考量——基于 20 世纪 80 年代以来中国安乐死研究的学术史［J］.自然辩证法通讯，2020，42（11）：58－67.

［41］关健．基因组时代分子遗传学检测应用涉及的法律和伦理问题［J］.中国医学伦理学，2018，31（3）：273－277.

［42］王洪奇，王德彦，林辉．基因诊断与基因治疗的伦理问题、基本原则与发展趋势［J］.自然辩证法通讯，2004，26（2）：104－109.

［43］朱玲，徐新杰，王焕玲，等．涉及人类遗传资源研究的医学伦理审查挑战与困境［J］.中国医学伦理学，2019，32（5）：586－590.

［44］龚波．论国家义务视野下患者器官移植权的实现［J］.辽宁大学学报（哲学社会科学版），2018，46（2）：97－105.

［45］朱姝尧，杨芳．民法典时代活体器官移植供体权利的法律保护［J］.南京中医药大学学报（社会科学版），2021，22（3）：187－193.

［46］杜萍，邱影悦，王璐颖．医院管理伦理原则探讨［J］.解放军医院管理杂志，2021，28（7）：659－660，664.

［47］张昊越，周庆，桑爱民．医院伦理审查委员会建设的新思考［J］.中国医学伦理学，2022，35（9）：986－989，1006.

［48］樊景辉，张文洁，苏健芬，等．基层医院伦理委员会建设存在问题及对策［J］．医学与哲学，2020，41（6）：29－31.

［49］刘璟洁．中国传统医学道德教育的当代价值与实现［J］．思想教育研究，2020（7）：136－140.

教材目录

注：凡标☆号者为"核心示范教材"。

（一）中医学类专业

序号	书 名	主 编		主编所在单位	
1	中国医学史	郭宏伟	徐江雁	黑龙江中医药大学	河南中医药大学
2	医古文	王育林	李亚军	北京中医药大学	陕西中医药大学
3	大学语文	黄作阵		北京中医药大学	
4	中医基础理论☆	郑洪新	杨 柱	辽宁中医药大学	贵州中医药大学
5	中医诊断学☆	李灿东	方朝义	福建中医药大学	河北中医药大学
6	中药学☆	钟赣生	杨柏灿	北京中医药大学	上海中医药大学
7	方剂学☆	李 冀	左铮云	黑龙江中医药大学	江西中医药大学
8	内经选读☆	翟双庆	黎敬波	北京中医药大学	广州中医药大学
9	伤寒论选读☆	王庆国	周春祥	北京中医药大学	南京中医药大学
10	金匮要略☆	范永升	姜德友	浙江中医药大学	黑龙江中医药大学
11	温病学☆	谷晓红	马 健	北京中医药大学	南京中医药大学
12	中医内科学☆	吴勉华	石 岩	南京中医药大学	辽宁中医药大学
13	中医外科学☆	陈红风		上海中医药大学	
14	中医妇科学☆	冯晓玲	张婷婷	黑龙江中医药大学	上海中医药大学
15	中医儿科学☆	赵 霞	李新民	南京中医药大学	天津中医药大学
16	中医骨伤科学☆	黄桂成	王拥军	南京中医药大学	上海中医药大学
17	中医眼科学	彭清华		湖南中医药大学	
18	中医耳鼻咽喉科学	刘 蓬		广州中医药大学	
19	中医急诊学☆	刘清泉	方邦江	首都医科大学	上海中医药大学
20	中医各家学说☆	尚 力	戴 铭	上海中医药大学	广西中医药大学
21	针灸学☆	梁繁荣	王 华	成都中医药大学	湖北中医药大学
22	推拿学☆	房 敏	王金贵	上海中医药大学	天津中医药大学
23	中医养生学	马烈光	章德林	成都中医药大学	江西中医药大学
24	中医药膳学	谢梦洲	朱天民	湖南中医药大学	成都中医药大学
25	中医食疗学	施洪飞	方 泓	南京中医药大学	上海中医药大学
26	中医气功学	章文春	魏玉龙	江西中医药大学	北京中医药大学
27	细胞生物学	赵宗江	高碧珍	北京中医药大学	福建中医药大学

序号	书名	主编		主编所在单位	
28	人体解剖学	邵水金		上海中医药大学	
29	组织学与胚胎学	周忠光	汪涛	黑龙江中医药大学	天津中医药大学
30	生物化学	唐炳华		北京中医药大学	
31	生理学	赵铁建	朱大诚	广西中医药大学	江西中医药大学
32	病理学	刘春英	高维娟	辽宁中医药大学	河北中医药大学
33	免疫学基础与病原生物学	袁嘉丽	刘永琦	云南中医药大学	甘肃中医药大学
34	预防医学	史周华		山东中医药大学	
35	药理学	张硕峰	方晓艳	北京中医药大学	河南中医药大学
36	诊断学	詹华奎		成都中医药大学	
37	医学影像学	侯键	许茂盛	成都中医药大学	浙江中医药大学
38	内科学	潘涛	戴爱国	南京中医药大学	湖南中医药大学
39	外科学	谢建兴		广州中医药大学	
40	中西医文献检索	林丹红	孙玲	福建中医药大学	湖北中医药大学
41	中医疫病学	张伯礼	吕文亮	天津中医药大学	湖北中医药大学
42	中医文化学	张其成	臧守虎	北京中医药大学	山东中医药大学
43	中医文献学	陈仁寿	宋咏梅	南京中医药大学	山东中医药大学
44	医学伦理学	崔瑞兰	赵丽	山东中医药大学	北京中医药大学
45	医学生物学	詹秀琴	许勇	南京中医药大学	成都中医药大学
46	中医全科医学概论	郭栋	严小军	山东中医药大学	江西中医药大学
47	卫生统计学	魏高文	徐刚	湖南中医药大学	江西中医药大学
48	中医老年病学	王飞	张学智	成都中医药大学	北京大学医学部
49	医学遗传学	赵丕文	卫爱武	北京中医药大学	河南中医药大学
50	针刀医学	郭长青		北京中医药大学	
51	腧穴解剖学	邵水金		上海中医药大学	
52	神经解剖学	孙红梅	申国明	北京中医药大学	安徽中医药大学
53	医学免疫学	高永翔	刘永琦	成都中医药大学	甘肃中医药大学
54	神经定位诊断学	王东岩		黑龙江中医药大学	
55	中医运气学	苏颖		长春中医药大学	
56	实验动物学	苗明三	王春田	河南中医药大学	辽宁中医药大学
57	中医医案学	姜德友	方祝元	黑龙江中医药大学	南京中医药大学
58	分子生物学	唐炳华	郑晓珂	北京中医药大学	河南中医药大学

（二）针灸推拿学专业

序号	书名	主编		主编所在单位	
59	局部解剖学	姜国华	李义凯	黑龙江中医药大学	南方医科大学
60	经络腧穴学☆	沈雪勇	刘存志	上海中医药大学	北京中医药大学
61	刺法灸法学☆	王富春	岳增辉	长春中医药大学	湖南中医药大学
62	针灸治疗学☆	高树中	冀来喜	山东中医药大学	山西中医药大学
63	各家针灸学说	高希言	王威	河南中医药大学	辽宁中医药大学
64	针灸医籍选读	常小荣	张建斌	湖南中医药大学	南京中医药大学
65	实验针灸学	郭义		天津中医药大学	

序号	书 名	主 编		主编所在单位	
66	推拿手法学☆	周运峰		河南中医药大学	
67	推拿功法学☆	吕立江		浙江中医药大学	
68	推拿治疗学☆	井夫杰	杨永刚	山东中医药大学	长春中医药大学
69	小儿推拿学	刘明军	邰先桃	长春中医药大学	云南中医药大学

（三）中西医临床医学专业

序号	书 名	主 编		主编所在单位	
70	中外医学史	王振国	徐建云	山东中医药大学	南京中医药大学
71	中西医结合内科学	陈志强	杨文明	河北中医药大学	安徽中医药大学
72	中西医结合外科学	何清湖		湖南中医药大学	
73	中西医结合妇产科学	杜惠兰		河北中医药大学	
74	中西医结合儿科学	王雪峰	郑 健	辽宁中医药大学	福建中医药大学
75	中西医结合骨伤科学	詹红生	刘 军	上海中医药大学	广州中医药大学
76	中西医结合眼科学	段俊国	毕宏生	成都中医药大学	山东中医药大学
77	中西医结合耳鼻咽喉科学	张勤修	陈文勇	成都中医药大学	广州中医药大学
78	中西医结合口腔科学	谭 劲		湖南中医药大学	
79	中药学	周祯祥	吴庆光	湖北中医药大学	广州中医药大学
80	中医基础理论	战丽彬	章文春	辽宁中医药大学	江西中医药大学
81	针灸推拿学	梁繁荣	刘明军	成都中医药大学	长春中医药大学
82	方剂学	李 冀	季旭明	黑龙江中医药大学	浙江中医药大学
83	医学心理学	李光英	张 斌	长春中医药大学	湖南中医药大学
84	中西医结合皮肤性病学	李 斌	陈达灿	上海中医药大学	广州中医药大学
85	诊断学	詹华奎	刘 潜	成都中医药大学	江西中医药大学
86	系统解剖学	武煜明	李新华	云南中医药大学	湖南中医药大学
87	生物化学	施 红	贾连群	福建中医药大学	辽宁中医药大学
88	中西医结合急救医学	方邦江	刘清泉	上海中医药大学	首都医科大学
89	中西医结合肛肠病学	何永恒		湖南中医药大学	
90	生理学	朱大诚	徐 颖	江西中医药大学	上海中医药大学
91	病理学	刘春英	姜希娟	辽宁中医药大学	天津中医药大学
92	中西医结合肿瘤学	程海波	贾立群	南京中医药大学	北京中医药大学
93	中西医结合传染病学	李素云	孙克伟	河南中医药大学	湖南中医药大学

（四）中药学类专业

序号	书 名	主 编		主编所在单位	
94	中医学基础	陈 晶	程海波	黑龙江中医药大学	南京中医药大学
95	高等数学	李秀昌	邵建华	长春中医药大学	上海中医药大学
96	中医药统计学	何 雁		江西中医药大学	
97	物理学	章新友	侯俊玲	江西中医药大学	北京中医药大学
98	无机化学	杨怀霞	吴培云	河南中医药大学	安徽中医药大学
99	有机化学	林 辉		广州中医药大学	
100	分析化学（上）（化学分析）	张 凌		江西中医药大学	

序号	书 名	主 编		主编所在单位	
101	分析化学（下）（仪器分析）	王淑美		广东药科大学	
102	物理化学	刘 雄	王颖莉	甘肃中医药大学	山西中医药大学
103	临床中药学☆	周祯祥	唐德才	湖北中医药大学	南京中医药大学
104	方剂学	贾 波	许二平	成都中医药大学	河南中医药大学
105	中药药剂学☆	杨 明		江西中医药大学	
106	中药鉴定学☆	康廷国	闫永红	辽宁中医药大学	北京中医药大学
107	中药药理学☆	彭 成		成都中医药大学	
108	中药拉丁语	李 峰	马 琳	山东中医药大学	天津中医药大学
109	药用植物学☆	刘春生	谷 巍	北京中医药大学	南京中医药大学
110	中药炮制学☆	钟凌云		江西中医药大学	
111	中药分析学☆	梁生旺	张 彤	广东药科大学	上海中医药大学
112	中药化学☆	匡海学	冯卫生	黑龙江中医药大学	河南中医药大学
113	中药制药工程原理与设备	周长征		山东中医药大学	
114	药事管理学☆	刘红宁		江西中医药大学	
115	本草典籍选读	彭代银	陈仁寿	安徽中医药大学	南京中医药大学
116	中药制药分离工程	朱卫丰		江西中医药大学	
117	中药制药设备与车间设计	李 正		天津中医药大学	
118	药用植物栽培学	张永清		山东中医药大学	
119	中药资源学	马云桐		成都中医药大学	
120	中药产品与开发	孟宪生		辽宁中医药大学	
121	中药加工与炮制学	王秋红		广东药科大学	
122	人体形态学	武煜明	游言文	云南中医药大学	河南中医药大学
123	生理学基础	于远望		陕西中医药大学	
124	病理学基础	王 谦		北京中医药大学	
125	解剖生理学	李新华	于远望	湖南中医药大学	陕西中医药大学
126	微生物学与免疫学	袁嘉丽	刘永琦	云南中医药大学	甘肃中医药大学
127	线性代数	李秀昌		长春中医药大学	
128	中药新药研发学	张永萍	王利胜	贵州中医药大学	广州中医药大学
129	中药安全与合理应用导论	张 冰		北京中医药大学	
130	中药商品学	闫永红	蒋桂华	北京中医药大学	成都中医药大学

（五）药学类专业

序号	书 名	主 编		主编所在单位	
131	药用高分子材料学	刘 文		贵州医科大学	
132	中成药学	张金莲	陈 军	江西中医药大学	南京中医药大学
133	制药工艺学	王 沛	赵 鹏	长春中医药大学	陕西中医药大学
134	生物药剂学与药物动力学	龚慕辛	贺福元	首都医科大学	湖南中医药大学
135	生药学	王喜军	陈随清	黑龙江中医药大学	河南中医药大学
136	药学文献检索	章新友	黄必胜	江西中医药大学	湖北中医药大学
137	天然药物化学	邱 峰	廖尚高	天津中医药大学	贵州医科大学
138	药物合成反应	李念光	方 方	南京中医药大学	安徽中医药大学

序号	书 名	主编		主编所在单位	
139	分子生药学	刘春生	袁 嫒	北京中医药大学	中国中医科学院
140	药用辅料学	王世宇	关志宇	成都中医药大学	江西中医药大学
141	物理药剂学	吴 清		北京中医药大学	
142	药剂学	李范珠	冯年平	浙江中医药大学	上海中医药大学
143	药物分析	俞 捷	姚卫峰	云南中医药大学	南京中医药大学

（六）护理学专业

序号	书 名	主 编		主编所在单位	
144	中医护理学基础	徐桂华	胡 慧	南京中医药大学	湖北中医药大学
145	护理学导论	穆 欣	马小琴	黑龙江中医药大学	浙江中医药大学
146	护理学基础	杨巧菊		河南中医药大学	
147	护理专业英语	刘红霞	刘 娅	北京中医药大学	湖北中医药大学
148	护理美学	余雨枫		成都中医药大学	
149	健康评估	阚丽君	张玉芳	黑龙江中医药大学	山东中医药大学
150	护理心理学	郝玉芳		北京中医药大学	
151	护理伦理学	崔瑞兰		山东中医药大学	
152	内科护理学	陈 燕	孙志岭	湖南中医药大学	南京中医药大学
153	外科护理学	陆静波	蔡恩丽	上海中医药大学	云南中医药大学
154	妇产科护理学	冯 进	王丽芹	湖南中医药大学	黑龙江中医药大学
155	儿科护理学	肖洪玲	陈偶英	安徽中医药大学	湖南中医药大学
156	五官科护理学	喻京生		湖南中医药大学	
157	老年护理学	王 燕	高 静	天津中医药大学	成都中医药大学
158	急救护理学	吕 静	卢根娣	长春中医药大学	上海中医药大学
159	康复护理学	陈锦秀	汤继芹	福建中医药大学	山东中医药大学
160	社区护理学	沈翠珍	王诗源	浙江中医药大学	山东中医药大学
161	中医临床护理学	裘秀月	刘建军	浙江中医药大学	江西中医药大学
162	护理管理学	全小明	柏亚妹	广州中医药大学	南京中医药大学
163	医学营养学	聂 宏	李艳玲	黑龙江中医药大学	天津中医药大学
164	安宁疗护	邸淑珍	陆静波	河北中医药大学	上海中医药大学
165	护理健康教育	王 芳		成都中医药大学	
166	护理教育学	聂 宏	杨巧菊	黑龙江中医药大学	河南中医药大学

（七）公共课

序号	书 名	主 编		主编所在单位	
167	中医学概论	储全根	胡志希	安徽中医药大学	湖南中医药大学
168	传统体育	吴志坤	邵玉萍	上海中医药大学	湖北中医药大学
169	科研思路与方法	刘 涛	商洪才	南京中医药大学	北京中医药大学
170	大学生职业发展规划	石作荣	李 玮	山东中医药大学	北京中医药大学
171	大学计算机基础教程	叶 青		江西中医药大学	
172	大学生就业指导	曹世奎	张光霁	长春中医药大学	浙江中医药大学

序号	书　名	主　编		主编所在单位	
173	医患沟通技能	王自润	殷　越	大同大学	黑龙江中医药大学
174	基础医学概论	刘黎青	朱大诚	山东中医药大学	江西中医药大学
175	国学经典导读	胡　真	王明强	湖北中医药大学	南京中医药大学
176	临床医学概论	潘　涛	付　滨	南京中医药大学	天津中医药大学
177	Visual Basic 程序设计教程	闫朝升	曹　慧	黑龙江中医药大学	山东中医药大学
178	SPSS 统计分析教程	刘仁权		北京中医药大学	
179	医学图形图像处理	章新友	孟昭鹏	江西中医药大学	天津中医药大学
180	医药数据库系统原理与应用	杜建强	胡孔法	江西中医药大学	南京中医药大学
181	医药数据管理与可视化分析	马星光		北京中医药大学	
182	中医药统计学与软件应用	史周华	何　雁	山东中医药大学	江西中医药大学

（八）中医骨伤科学专业

序号	书　名	主　编		主编所在单位	
183	中医骨伤科学基础	李　楠	李　刚	福建中医药大学	山东中医药大学
184	骨伤解剖学	侯德才	姜国华	辽宁中医药大学	黑龙江中医药大学
185	骨伤影像学	栾金红	郭会利	黑龙江中医药大学	河南中医药大学洛阳平乐正骨学院
186	中医正骨学	冷向阳	马　勇	长春中医药大学	南京中医药大学
187	中医筋伤学	周红海	于　栋	广西中医药大学	北京中医药大学
188	中医骨病学	徐展望	郑福增	山东中医药大学	河南中医药大学
189	创伤急救学	毕荣修	李无阴	山东中医药大学	河南中医药大学洛阳平乐正骨学院
190	骨伤手术学	童培建	曾意荣	浙江中医药大学	广州中医药大学

（九）中医养生学专业

序号	书　名	主　编		主编所在单位	
191	中医养生文献学	蒋力生	王　平	江西中医药大学	湖北中医药大学
192	中医治未病学概论	陈涤平		南京中医药大学	
193	中医饮食养生学	方　泓		上海中医药大学	
194	中医养生方法技术学	顾一煌	王金贵	南京中医药大学	天津中医药大学
195	中医养生学导论	马烈光	樊　旭	成都中医药大学	辽宁中医药大学
196	中医运动养生学	章文春	邬建卫	江西中医药大学	成都中医药大学

（十）管理学类专业

序号	书　名	主　编		主编所在单位	
197	卫生法学	田　侃	冯秀云	南京中医药大学	山东中医药大学
198	社会医学	王素珍	杨　义	江西中医药大学	成都中医药大学
199	管理学基础	徐爱军		南京中医药大学	
200	卫生经济学	陈永成	欧阳静	江西中医药大学	陕西中医药大学
201	医院管理学	王志伟	翟理祥	北京中医药大学	广东药科大学
202	医药人力资源管理	曹世奎		长春中医药大学	
203	公共关系学	关晓光		黑龙江中医药大学	